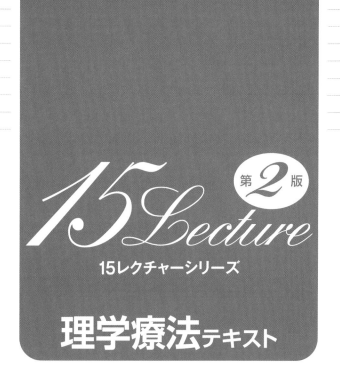

15Lecture

第2版

15レクチャーシリーズ

理学療法テキスト

運動器障害
理学療法学
I

総編集

石川 朗

責任編集

河村廣幸

中山書店

総編集 ———————	石川　朗	神戸大学生命・医学系保健学域
編集委員（五十音順）——	木村雅彦	杏林大学保健学部理学療法学科
	小林麻衣	晴陵リハビリテーション学院理学療法学科
	玉木　彰	兵庫医療大学大学院医療科学研究科
責任編集 ———————	河村廣幸	森ノ宮医療大学総合リハビリテーション学部理学療法学科
執筆（五十音順）———	加藤紀仁	緑風会病院リハビリテーション科
	河村廣幸	森ノ宮医療大学総合リハビリテーション学部理学療法学科
	田中暢一	ベルランド総合病院理学療法室
	都留貴志	市立吹田市民病院リハビリテーション科
	前田　薫	森ノ宮医療大学総合リハビリテーション学部理学療法学科
	三木屋良輔	森ノ宮医療大学総合リハビリテーション学部理学療法学科

刊行のことば

　本 15 レクチャーシリーズは，医療専門職を目指す学生と，その学生に教授する教員に向けて企画された教科書である．

　理学療法士，作業療法士，言語聴覚士，看護師などの医療専門職となるための教育システムには，養成期間として 4 年制と 3 年制課程，養成形態として大学，短期大学，専門学校が存在しており，混合型となっている．どのような教育システムにおいても，卒業時に一定水準の知識と技術を修得していることは不可欠であるが，それを実現するための環境や条件は必ずしも十分に整備されているとはいえない．

　これらの現状をふまえて 15 レクチャーシリーズでは，医療専門職を目指す学生が授業で使用する本を，医学書ではなく教科書として明確に位置づけた．

　学生諸君に対しては，各教科の基礎的な知識が，後に教授される応用的な知識へどのように関わっているのか理解しやすいよう，また臨床実習や医療専門職に就いた暁には，それらの知識と技術を活用し，さらに発展させていくことができるよう内容・構成を吟味した．一方，教員に対しては，オムニバスによる講義でも重複と漏れがないよう，さらに専門外の講義を担当する場合においても，一定水準以上の内容を教授できるように工夫を重ねた．

　具体的に本書の特徴として，以下の点をあげる．

・各教科の冒頭に，「学習主題」「学習目標」「学習項目」を明記したシラバスを掲載する．
・1 科目を 90 分 15 コマと想定し，90 分の授業で効率的に質の高い学習ができるよう 1 コマの情報量を吟味する．
・各レクチャーの冒頭に，「到達目標」「講義を理解するためのチェック項目とポイント」「講義終了後の確認事項」を記載する．
・各教科の最後には定期試験にも応用できる，模擬試験問題を掲載する．試験問題は国家試験に対応でき，さらに応用力も確認できる内容としている．

　15 レクチャーシリーズが，医療専門職を目指す学生とその学生たちに教授する教員に活用され，わが国における理学療法の一層の発展にわずかながらでも寄与することができたら，このうえない喜びである．

2010 年 9 月

総編集　石川　朗

序　文（第2版）

　2011年に『運動器障害理学療法学 I・II』が発刊されてから早10年が過ぎました. 第1版は幸いにも, 皆さまの思いがけないほどのご支持をいただき, 多くの大学, 専門学校において教科書として採用していただきました. この場を借りて, 採用校および読者の皆さまに深謝いたします.

　さて, 運動器障害においてはこの10年で思いのほか数多くの診療ガイドラインが改訂となり, 内容の変化も大きなものでした. そのため, 読者の皆さまより本書についても改訂版の発刊を促すご意見を数多く聞くようになりました.

　そこで今回, ガイドラインやそのほかの新しい知見を加え, 大幅に刷新した第2版を発刊する運びとなりました. 特に, 2020〜21年度は運動器障害の分野における改訂が目白押しで, 疾患によってはかなり広範囲におよぶアップデートを必要としました. 改訂作業はたいへんではありましたが, 最終校正に至るまで, 最新の情報を取り入れ続けたこともあり, 読者の皆さまに満足していただけるような仕上がりになったのではないかと思います. また, 多くの書籍にあるような, 改訂するごとに内容が充実した分, 難解になるようなことにならないよう十分に配慮いたしました.

　さらには, 第1版の序文で述べましたとおり運動器障害の理学療法は, 歴史的にも理学療法の基本的な考えや手技を多く含んでおり, 最初に読むべき技術書・教科書としての役割も担っています. 本書はよりその基本を色濃く残すよう意識して制作しています. 運動器障害理学療法の教科書であるという局所的な概念ではなく, 理学療法の基礎を学ぶための始まりの書籍として手に取っていただければと思います. それ以外にも, 図版はカラー化され, レイアウトもさまざまな工夫を施し, より読みやすくなったものと思います.

　この『運動器障害理学療法学　第2版』が, これから理学療法士に向けて第1歩を踏み出していく学生の皆さんのみならず, すでに臨床で活躍されている理学療法士の方々にも手に取っていただければ, その内容を十分役立てていただけるものと自負しております. 本書が, 理学療法士として先に進むための礎の一端を担うことができれば幸いに思います.

2021年7月

責任編集　河村廣幸

序　文（初版）

　一般の人たち，あるいは入学間もない学生がイメージする「リハビリテーション」といえば，運動器障害に対する理学療法ではないでしょうか．たとえば，牽引やホットパックなどを受け，足首に重りを巻いて膝関節を伸展させたり，滑車運動器で肩の可動域運動をしたりしている姿が目に浮かぶものと思います．さらには，腰痛や五十肩，リウマチ，骨折など疾患自体もイメージしやすく，また行われている運動療法や物理療法も馴染みがあるものが多いかと思います．そのため，本書の内容は学生諸氏が理学療法を理解する上でスムーズに入り込むことができるかと思います．しかしながら，じっくりと本書を眺めてもらえば解るかと思いますが，何となく一律に行われているようにみえる運動器障害の理学療法も，疾患や病態により緻密な論理に基づいて行われていたり，あるいは想像もしなかったほど深く考えられた理論から成り立っていたりします．本書では運動器疾患についてエキスパートの先生方に，運動器障害の理学療法について導入として理解しやすく，しかも読み進めていくうちに難なく高度な知識が身につくように書いていただきました．

　また，本書の構成は他の15レクチャーシリーズとはやや異なり，多くの項目については2レクチャーで完結するように構成しています．一般的な授業形態は，座学は座学のみ，実技は実技のみに片寄るため，初期のうちはなかなか理学療法の実際を理解しづらいかと思います．そこで，一つ目のレクチャーでは，疾患について理学療法を行うのに必要な整形外科的な情報を再学習した上で，理学療法評価治療へと話を続け，知識として理解してもらいます．二つ目のレクチャーでは，一つ目の座学として学習した疾患とその理学療法を，引き続き実技で実際に体験してもらえるように構成しました．これは，単なる机上の知識ではなく，理学療法士として実際に行動へ繋げることを意識してのものです．さらに実技の内容は，実際に行う上での注意点や，一般的な方法との違いなどを強調し，疾患あるいは障害固有の問題に対応できるようにしています．

　以上のように，内容的にはやや欲張ったものになったため，『運動器障害理学療法学』は1巻に収めきれず2巻構成となってしまいましたが，その分余裕をもった授業展開ができ，理解しやすいものとなったかと思います．

　本書が，学生諸氏の理学療法への理解を深め，そのおもしろさを甘受してもらえれば幸いに思います．

2011年8月

責任編集　河村廣幸

組織再生・修復（2）
実習：炎症の評価と治療
前田 薫 11

骨折と脱臼（1）
総論
加藤紀仁 21

4 骨折と脱臼（2）
実習：評価と治療

骨折と脱臼（3）
高齢者の四大骨折─橈骨遠位端骨折，上腕骨近位端骨折 　加藤紀仁　41

骨折と脱臼（4）
高齢者の四大骨折─大腿骨近位部骨折，脊椎圧迫骨折

加藤紀仁　51

骨折と脱臼（5）
実習：高齢者の四大骨折─評価と治療

加藤紀仁　63

変形性股・膝関節症（1）
総論
都留貴志　73

11 LECTURE　人工股・膝関節置換術（2）
実習：日常生活動作トレーニング　田中暢一　107

12 LECTURE 関節リウマチ（1）
総論

河村廣幸　119

13 関節リウマチ（2）
実習：評価と治療
河村廣幸　129

14 LECTURE 末梢神経損傷（1）
総論

末梢神経損傷（2）
実習：評価と治療
三木屋良輔　151

試験
TEST
河村廣幸　161

15レクチャーシリーズ　理学療法テキスト

運動器障害理学療法学Ⅰ・Ⅱ　第2版
シラバス

本書では，1～15を収載

一般目標	運動器障害に対する理学療法は，他の障害に対する理学療法と共通するものも多く，また，基本となるものも多い．そのため，この講義では基本的な手技について，その理論が理解でき，実際に手技が実行できるようになることを目標とする．構成としては，個々の運動器障害について簡単に説明し，その障害に対する評価と治療方法についての考え方を示し，次に実習として検査と治療手技が行えるようにしていく．また，手術に伴う理学療法に関しては，元来の運動器障害とは考えを新たにしなくてはならないため，別項として扱うこととした．

回数	学習主題	学習目標	学習項目
1	組織再生・修復（1）総論	筋肉，結合組織，神経，骨の組織修復について理解する．組織再生に伴う理学療法実施上の注意点を理解する	炎症過程，組織別の修復過程，修復過程にあわせた治療理論
2	組織再生・修復（2）実習：炎症の評価と治療	炎症の5徴候についての基本的な評価手技が実践できる	問診，視診，触診，周径測定，筋力，関節可動域検査，疼痛スケール，機能障害，炎症治療
3	骨折と脱臼（1）総論	骨折と脱臼の定義と病態，変形治癒，遷延治癒について理解する．骨折と脱臼の治療原理（保存的治療と観血的治療）について理解する	骨折の分類，骨折の治癒過程と合併症，治療法（外固定，内固定，創外固定），脱臼の分類，脱臼の治療
4	骨折と脱臼（2）実習：評価と治療	骨折と脱臼全般に通じる評価と治療について理解し実践できる	問診，視診，触診，関節可動域運動，筋力増強トレーニング，ADLトレーニング（杖，松葉杖）
5	骨折と脱臼（3）高齢者の四大骨折―橈骨遠位端骨折，上腕骨近位端骨折	高齢者の運動特性について理解する．橈骨遠位端骨折，上腕骨近位端骨折について理解する．代表的な保存的治療と観血的治療について理解する	高齢者の運動特性，橈骨遠位端骨折と上腕骨近位端骨折における発生機序，分類，保存的治療と観血的治療
6	骨折と脱臼（4）高齢者の四大骨折―大腿骨近位部骨折，脊椎圧迫骨折	大腿骨近位部骨折，脊椎圧迫骨折について理解する．代表的な保存的治療と観血的治療（人工骨頭や内固定）について理解する．脳卒中片麻痺と大腿骨近位部骨折の関係を理解する．骨折予防について理解する	大腿骨近位部骨折と脊椎圧迫骨折における発生機序，骨折の分類，基本的な手術（人工骨頭，CHS，ガンマネイルなど），脳卒中片麻痺と骨折の関係，骨折予防
7	骨折と脱臼（5）実習：高齢者の四大骨折―評価と治療	高齢者の四大骨折それぞれに対する評価と治療について実践できる．骨折予防トレーニングを実践できる	問診，視診，触診，バランス評価，健脚度，関節可動域運動，筋力増強トレーニング，ADLトレーニング，骨折予防トレーニング
8	変形性股・膝関節症（1）総論	変形性関節症の病態，基本的な整形外科的治療，理学療法の目的について理解する	変形性股関節症と変形性膝関節症における病態，分類，手術，X線学的評価，理学療法
9	変形性股・膝関節症（2）実習：評価と治療	変形性股・膝関節症および人工関節手術後に対する基本的な評価と治療手技が実践できる．各人工関節術後のリスク管理と評価，基本的治療ができる	問診，視診，形態測定，徒手筋力検査，物理療法，関節可動域運動，筋力増強トレーニング
10	人工股・膝関節置換術（1）総論	人工関節の適応，構造と機構について理解する．それぞれの手術における術所見読解のポイントがわかる．各人工関節術後のリスクについて理解する	人工骨頭置換術，人工股関節全置換術，人工膝関節全置換術の適応，構造と機構，術所見，人工関節術後の合併症
11	人工股・膝関節置換術（2）実習：日常生活動作トレーニング	人工関節術後のリスクを考慮した治療，日常生活指導ができる	ADLトレーニング，家庭での運動プログラム
12	関節リウマチ（1）総論	関節リウマチについて病態が理解できる．一般的な整形外科的治療，内科的治療について理解できる	関節リウマチ，悪性関節リウマチ，リウマチ類縁疾患，リウマチの進行過程と理学療法の関係
13	関節リウマチ（2）実習：評価と治療	関節に負荷をかけない評価，治療が行える．関節負荷を軽減する動作を実践できる	問診，視診，触診，関節可動域検査，徒手筋力検査，物理療法，関節可動域運動，筋力増強トレーニング，家庭での運動プログラム，ADL指導
14	末梢神経損傷（1）総論	末梢神経損傷の病態と損傷程度による回復過程が理解できる	セドンの分類，運動麻痺，感覚障害，自律神経機能異常，診断，手術療法
15	末梢神経損傷（2）実習：評価と治療	末梢神経損傷の回復過程に即した評価と治療が実践できる	徒手筋力検査，関節可動域検査，感覚検査，クロナキシー，神経・筋再教育，筋力増強トレーニング，関節可動域運動，装具療法

回数	学習主題	学習目標	学習項目
16	頸部疾患（1） 総論	代表的な頸部疾患の病態について理解する．神経根症と脊髄症の違いについて理解する	頸椎症，頸椎症性脊髄症，頸椎椎間板ヘルニア，後縦靱帯骨化症
17	頸部疾患（2） 実習：評価と治療	神経根症と脊髄症の症状に対する評価ができる．症状別に理学療法が実践できる	問診，視診，触診，感覚検査，疼痛検査，各種反射検査，スピードテスト，関節可動域検査，徒手筋力検査，筋力増強トレーニング，家庭での運動プログラム，ADLトレーニング
18	腰部疾患（1） 総論	腰部の構造と運動機構について理解できる．腰痛を伴う疾患について，その病態が理解できる	腰部の構造，腰部にかかる負荷．腰椎ヘルニア，腰部脊柱管狭窄症，腰椎分離症，腰椎すべり症，椎間関節症，いわゆる腰痛症，変形脊椎症，腰椎捻挫
19	腰部疾患（2） 実習：評価と治療	腰痛の評価から治療を選択できる．疾患別に治療が実施できる	問診，視診，触診，疼痛検査，関節可動域検査，徒手筋力検査，感覚検査，各種反射検査，関節可動域運動，ストレッチ，姿勢矯正運動，マニピュレーション，腰痛体操，ADLトレーニング，物理療法
20	脊椎手術（1） 総論	脊椎手術と対応する理学療法について理解する．術所見読解のポイントがわかる	髄核摘出術，開窓術，椎弓形成術，脊椎固定術
21	脊椎手術（2） 術後の評価と治療	術後の神経障害に対する評価と治療が理解できる．頸椎術後理学療法プログラムを実践できる	問診，視診，触診，関節可動域検査，徒手筋力検査，関節可動域運動，筋力増強トレーニング，自主トレーニング
22	肩関節周囲炎（1） 総論	肩関節の構造と機能が理解できる．肩関節周囲炎の病態が理解できる	肩の構造と機能，障害部位，肩峰下滑液包炎，腱板断裂，上腕二頭筋長頭腱炎，石灰沈着性腱板炎，狭義の五十肩（凍結肩）
23	肩関節周囲炎（2） 実習：評価と治療	肩関節周囲炎の評価ができる．肩関節周囲炎の種々の病態に対応した治療ができる	疼痛の評価，関節可動域検査，徒手筋力検査，物理療法，筋力増強トレーニング，関節可動域運動，棒体操ほか自主練習
24	肩の外傷（1） 総論	外傷による肩関節障害の病態が理解できる．整形外科的治療について理解できる	肩関節障害の発生機序，腱板断裂，外傷性肩関節脱臼，関節唇損傷，鏡視下手術
25	肩の外傷（2） 実習：評価と治療	肩の外傷の評価ができる．カフトレーニングを中心とする肩の外傷の治療が実践できる	問診，視診，触診，疼痛評価，関節可動域検査，有痛弧徴候，腱板機能評価，肩の装具，筋力増強（カフ）トレーニング，関節可動域運動
26	膝靱帯損傷と半月板損傷（1） 総論	膝関節損傷の発生機序と病態が理解できる．整形外科的治療について理解できる	前十字靱帯損傷，後十字靱帯損傷，内側側副靱帯損傷，半月板損傷
27	膝靱帯損傷と半月板損傷（2） 実習：評価	膝関節固有の障害に対する評価ができる	問診，視診，触診，筋力検査，不安定性テスト，特殊テスト，パフォーマンステスト
28	膝靱帯損傷と半月板損傷（3） 実習：治療	膝関節固有の障害に対する治療ができる	物理療法，関節可動域運動，筋力増強トレーニング，固有受容感覚トレーニング，スポーツトレーニング
29	足関節捻挫，アキレス腱損傷，ハムストリングの肉離れ（1） 総論	足関節捻挫，アキレス腱損傷，ハムストリングの肉離れについて病態が理解できる．整形外科的治療について理解できる	足関節捻挫，アキレス腱損傷，ハムストリングの肉離れの病態，保存療法，手術療法
30	足関節捻挫，アキレス腱損傷，ハムストリングの肉離れ（2） 実習：評価と治療	急性期から慢性期にかけての評価・治療が実践できる	問診，視診，触診，関節可動域検査，徒手筋力検査，RICE，テーピング，物理療法，筋力増強トレーニング，関節可動域運動

組織再生・修復（1）
総論

到達目標

- 組織再生および修復の一般的な過程を理解する．
- 組織再生および修復を促進・阻害する因子を理解する．
- 組織再生の過程における理学療法実施上の注意点を理解する．

この講義を理解するために

　この講義では，損傷された組織の再生と修復のしくみについて学びます．これらの知識は，組織の再生・修復の過程に応じた適切な治療とリスク管理のために必要です．再生・修復のしくみは，組織によって異なりますが，共通している部分も多くあります．その代表的なものは炎症の過程であり，これをよく理解することを第一の目標として学習しましょう．

　組織再生・修復を学ぶにあたり，以下の項目をあらかじめ学習しておきましょう．

　　□ 皮膚，靱帯，腱，骨，関節軟骨，骨格，筋，末梢神経の組織構造について学習しておく．
　　□ 血液循環の役割について学習しておく．
　　□ 血液の成分，特に白血球の種類とその役割について復習しておく．

講義を終えて確認すること

　　□ 各組織に共通する再生・修復過程を理解できた．
　　□ 各組織に特徴的な再生・修復過程を理解できた．
　　□ 組織の再生および修復を促進する要因を理解できた．
　　□ 組織の再生および修復を妨げる要因を理解できた．
　　□ 組織の修復過程に応じた治療上の注意点を理解できた．

講義

ここがポイント！
組織修復には再生と線維化がある．再生による治癒には完全治癒と不完全治癒がある．

MEMO
線維素（fibrin；フィブリン）
血液凝固にかかわる蛋白質であり，血液中では前駆体であるフィブリノーゲン（fibrinogen）として存在している．血液凝固の最終段階において，フィブリノーゲンからつくり出されたフィブリン・モノマーが重合して，フィブリン・ポリマーとなる．これがさらに結合して血液凝固を起こす．

MEMO
コラーゲン（collagen）
蛋白質の一つであり，身体の総蛋白質の約30％を占める．集まってコラーゲン（膠原）線維を形成する．

MEMO
炎症時に，腫脹とともに疼痛が生じることで局所の安静をとろうとするため，組織の損傷が進行するのを防ぐことにつながる．

1．組織の基本的な修復過程

組織が欠損したり壊死したりすると，その付近の細胞が増殖したり損傷部位へ遊走したりすることにより組織修復が行われる．組織修復は再生と線維化に分けられる．再生とは，元の細胞・組織が増殖することによって，失われた組織が補充されることである．一方，線維化は元のものとは異なる組織（線維）によって欠損部位が埋められるものをさす．再生によって組織が完全に元の状態に戻るものを完全治癒，戻りきらないものを不完全治癒という．

組織の修復過程は，一般的に，①損傷に伴う出血，②炎症，③増殖，④成熟および再造形（リモデリング），という経過をたどる．なお，隣り合う過程は重複して進行する．例えば，炎症が終息に近づくころには，増殖の過程が始まる（**図1**）[1]．

1）血腫

組織の損傷に伴って出血が起こると，その血液が貯留・停滞した部位が認められるようになる．これを血腫とよぶ．血腫のなかには線維素が含まれており，これが組織修復のための骨組みとしての役割を果たす．

2）炎症

炎症とは，細菌やウイルスに感染したり，有害な刺激によって細胞が破壊されたりしたときに，その原因を取り除いたり，壊死物を片づけたりするための生体防御反応の一つである．これによって，組織修復のための環境が整えられる．その反応に伴う副産物として，炎症の5徴候である局所の①発赤，②腫脹，③熱感，④疼痛，⑤機能障害，を生じる（**表1**）．

（1）炎症の過程（**図2**）

細胞が損傷されると，最初に周囲の細動脈が一過性に収縮し，組織が虚血状態になる（**図2a**）．これは細胞に損傷を引き起こす因子の拡散を防ぐ役割を果たす．次に血管拡張物質が産生され，血管が拡張し血流は増加する（発赤が生じる）（**図2b**）．また，血管壁の間隙が増し（血管透過性の亢進），そこから血漿が血管外に滲出し，腫脹が生じる（**図2c**）．これにより関節運動が阻害される（機能障害）．血管拡張物質は発痛物質でもあり，疼痛が生じる．次に，血漿の滲出により腫脹と疼痛が生じることで局所の安静が得られやすく，腫脹の進行を防ぐことができる．血漿とともに白血球（顆粒球）が血管外に遊走し，顆粒球の消化酵素によって異物や損傷した組織が除去される（**図2d**）．また，血

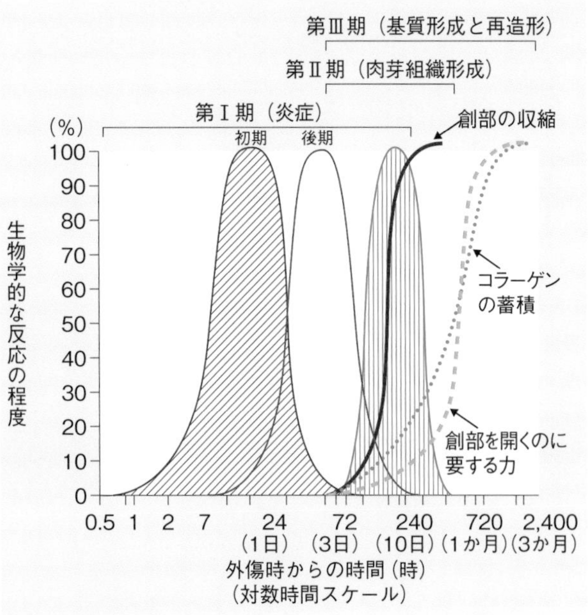

図1 組織修復の3段階
炎症，肉芽組織形成，基質形成と再造形の3つの段階は，隣同士で重複して進む．
（Kloth LC, et al.：Wound Healing：Alternatives in Management. FA Davis；1990[1]）

表1 炎症の5徴候とその成因

徴候	成因
発赤	血管拡張による血流増加
腫脹	血漿の血管外への滲出
熱感	血流の増加
疼痛	発痛物質の作用（ブラジキニンなど），腫脹に伴う関節内圧上昇
機能障害	上記の腫脹や疼痛

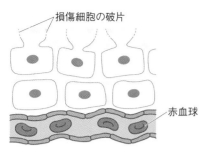

a.　細胞の損傷直後における血管の収縮

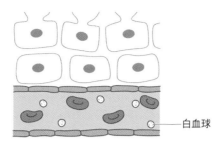

b.　血管収縮後における血管の拡張

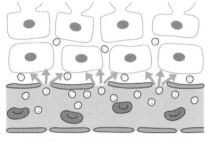

c.　血管壁からの血漿成分と白血球の滲出

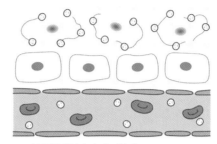

d.　壊死組織を白血球が除去

図2　炎症の一般的過程
組織の損傷→血管が一過性に収縮し虚血状態となる→細動脈が拡張する→血流の増加（発赤）→血管壁から血漿成分が組織間へ滲出する（腫脹）→炎症細胞（白血球）が滲出する→異物の除去.

MEMO
炎症における疼痛
自発痛は，発痛物質（ブラジキニンなど）や発痛増強物質（プロスタグランジンなど），炎症性サイトカインの作用による．さらに，侵害受容器が過敏化し，痛覚過敏となる.

MEMO
サイトカイン（cytokine）
免疫システムの細胞から分泌される蛋白質で，特定の細胞に情報伝達をするものをいう．多くの種類があるが，特に免疫，炎症に関係したものが多い．また，細胞の増殖，分化，細胞死，あるいは創傷治癒などに関係するものがある.

流の増加は局所の体温上昇にもつながる（熱感）．体温が1℃上昇すると物質代謝は10％高まる．このため，炎症における化学反応が活性化される．

　炎症が強すぎると，消化酵素による正常な組織の破壊が進む．また，関節部において炎症による腫脹が強いと，血管が圧迫されて循環障害が起こる．さらに線維素が析出することで結合組織が増殖し，拘縮を生じる．そのため，炎症は適切な処置によって適度な強さにコントロールされる必要があり，長期化させないことも重要である．

（2）腫脹時の注意点

　腫脹が消退しはじめるまでは，温熱療法や炎症が起こっている部位および全身の循環を高めるような運動は避ける．これらはいずれも腫脹を強めるとともに，炎症が起こっている局所での酸素不足を招く．

　また，腫脹によって関節内圧が増加すると，毛細血管が圧迫されて血流が阻害される．さらに，関節包や靱帯の張力が過剰傾向となるため，疼痛が生じたり，過剰伸張による支持機能低下をきたす．

（3）炎症マーカー

　以下の検査値が，炎症の有無や程度を知る手がかりとなる．

①C反応性蛋白（基準値：0.1 mg/dL以下）：高値の場合，炎症および組織損傷の存在が疑われる．炎症が起こると24時間以内に急激に増加する．重症度，経過，治療成績などを判定するうえで，最も一般的な検査項目である．

②赤血球沈降速度（基準値：男性10 mm/時未満，女性13 mm/時未満）：血沈棒に血液を入れ，血球成分が沈んだ後の上澄の量（mm）で表す．基準値を上回ると，炎症が生じていると考えられる．

③末梢血中の白血球数（基準値：3,500〜9,000/μL）：白血球数が増加している場合は，感染症が疑われる．

④フィブリノーゲン（基準値：150〜400 mg/dL）：フィブリノーゲンはフィブリンの前駆体である．炎症によって増加する．

MEMO
結合組織（結合織）
上皮，神経，筋を除く組織であり，具体的には靱帯，腱，脂肪，血液，骨，軟骨などが含まれる.

MEMO
検査値は日本臨床検査標準協議会（JCCLS）基準範囲共用化委員会による共用基準範囲を示す.

C反応性蛋白（C-reactive protein：CRP）

非ステロイド性抗炎症薬（non-steroidal anti-inflammatory drugs：NSAIDs）

📝 MEMO
ステロイドと非ステロイド性抗炎症薬
ステロイドはステロイド核をもつ有機化合物の総称，非ステロイド性抗炎症薬（NSAIDs，エヌセイズと読む）はステロイド以外の抗炎症作用を有する薬剤の総称である．ともに炎症に伴う疼痛，例えば，捻挫や骨折，腫脹を伴う変形性膝関節症，可動域制限が強い急性非特異的腰痛（いわゆる「ぎっくり腰」）などが対象である．一方，炎症性の要素が低い侵害受容性疼痛（Lecture 2〈p.15〉参照）に対しては，アセトアミノフェンやオピオイドがよい適応となる．

📝 MEMO
RICE（PRICE）
・Rest（安静）
・Icing（寒冷）
・Compression（圧迫）
・Elevation（挙上）
（Protection（固定））

📝 MEMO
肉芽
組織の修復時に形成される血管，線維組織に富んだ組織のこと．「にくげ」と読む．

📝 MEMO
瘢痕（瘢痕組織）
さまざまな器官の組織欠損が，肉芽組織の形成を経て，最終的に緻密なコラーゲン線維や結合組織に置き換わったもの．瘢痕組織は元の組織のような機能をもたず，強度も低い．

（4）一般的な消炎・鎮痛薬

抗炎症薬は，以下の2種類に分類される．いずれにも内服薬と湿布・軟膏があるが，湿布・軟膏は内服薬よりも効果が劣る．

①ステロイド（商品名：コートリル®，プレドニン®，オルガドロン®など）

②非ステロイド性抗炎症薬（商品名：アスピリン®，ロキソニン®，モービック®，インドメタシン®など）

（5）RICE処置

炎症に対する一般的な治療としてRICE処置（近年ではPRICE処置とよばれる）を行う．詳しくはLecture 2（p.17）を参照されたい．

3）増殖

各組織を構成する細胞が増えていく過程で，毛細血管が炎症期に重複して損傷部で新生し，線維芽細胞（筋損傷の場合は筋芽細胞）が現れる．この細胞の増殖は血腫が凝血した後に残ったフィブリン網や新生した血管に起こる．フィブリン網，新生血管，線維芽細胞から成る塊を肉芽とよぶ．

4）成熟・再造形

組織によっては，肉芽内の線維芽細胞が各種のコラーゲン，軟骨芽細胞，骨芽細胞に分化する．再生に伴って余分な線維は吸収されていくが，それが不十分だと瘢痕として残る（**図3**）．古い組織が吸収されて新しい組織に置き換わることをリモデリング（再造形）という．リモデリングによって，強度の低い組織が，より強度の高い組織に置き換わり，損傷前の強度へと近づく．

2．各組織の再生・修復過程

1）皮膚

皮膚の創傷治癒過程は次の3期に分けられる（**図4**）．

（1）炎症期

受傷後3～8日間継続する．創内への滲出液中の多核白血球，大食細胞，リンパ球などの働きによって細菌および壊死組織などの異物が排除される．

（2）増殖期

炎症期の後半から始まり，創傷が治癒するまで続く．肉芽によって組織欠損部が埋

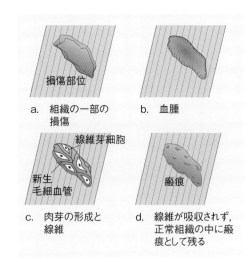

a．組織の一部の損傷　b．血腫
c．肉芽の形成と線維　d．線維が吸収されず，正常組織の中に瘢痕として残る

図3 瘢痕の形成（概念図）

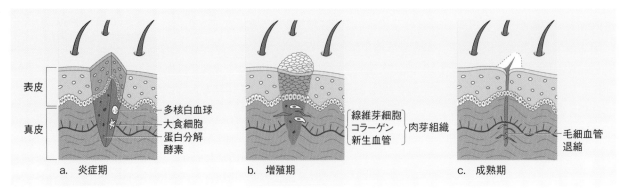

a．炎症期
多核白血球
大食細胞
蛋白分解酵素

b．増殖期
線維芽細胞
コラーゲン
新生血管
肉芽組織

c．成熟期
毛細血管退縮

表皮
真皮

図4 皮膚の創傷治癒過程

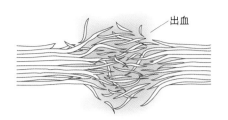

a．靱帯損傷直後の出血

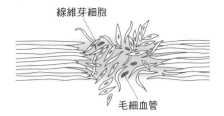

b．炎症と肉芽形成および線維芽細胞（→コラーゲン線維）の出現（Ⅰ期）

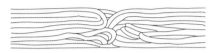

c．コラーゲンの平行配列の開始（Ⅱ期）

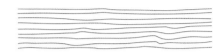

d．損傷前の状態へと近づく（Ⅲ期）

図5　靱帯の修復過程
修復過程は，Ⅰ期（損傷後2週ころまで），Ⅱ期（損傷後2週から数週），Ⅲ期（損傷後2～3か月またはそれ以上）に分けられる．

📖 MEMO
上皮細胞
体表面を覆う「表皮」，管腔臓器の粘膜を構成する「上皮（狭義）」，外分泌腺を構成する「腺房細胞」や内分泌腺を構成する「腺細胞」などの総称．

📖 MEMO
血餅
血液が凝固するときにできる暗赤色の塊．血漿中のフィブリノーゲンが線維状のフィブリンに変わり，血球と絡み合って沈殿したもの．

📖 MEMO
多形核細胞やリンパ球
●多核白血球（好中球）
白血球の1種であり，殺菌性特殊顆粒をもつ顆粒球である．さかんな遊走運動を行い，生体内に侵入してきた細菌や真菌類を貪食（飲み込む）することで，感染を防ぐ役割を果たす．
●大食細胞（マクロファージ）
白血球のうち，単球から分化し，ウイルス，細菌，死んだ細胞などの異物を取り込む食作用をもつ．この食作用の役割は，病原体への対処と，細胞死の残骸の処理であり，これらは炎症の初期は好中球が担うが，後期になるとマクロファージが集まって行う．
●リンパ球
白血球の20～40％を占め，特にウイルスなどの小さな異物や腫瘍細胞の消化を担う．

💡 ここがポイント！
骨組織は，骨形成を行う骨芽細胞と骨細胞，骨吸収を担う破骨細胞の3種類の細胞群が絶えず共役して古い骨を新しい骨に置き換えている．

められ，上皮細胞の増殖により上皮が形成される．

（3）成熟期
受傷後3週から数年間続く．瘢痕が小さく薄くなり，発赤が消失する．
縫合創が十分に抗張力を得るために要する平均日数は，顔面・頸部が3～4日，体幹が7～10日，上肢・手が10～12日，下肢が12～16日である[2]．

2）靱帯
靱帯の治癒過程は，次の3つの時期に分類される（図5）．

（1）Ⅰ期
損傷後2週ごろまで．損傷部位に血腫が形成され，血腫内のフィブリンによって血餅が形成される．血餅形成に伴い血管拡張，細胞壁の透過性の増加，そして疼痛を誘発する物質が放出される．その結果，損傷部位に炎症性の多形核細胞やリンパ球が移動し，食作用が開始される．その後，炎症性の物質が除去される．数週間かけて徐々にコラーゲンが生成される．

（2）Ⅱ期
損傷後2週から数週．コラーゲンの平行配列（未熟なコラーゲン線維が平行に配列）が開始され，強度が高まる．この時期に適度なストレス（引っ張り）を加えることで，コラーゲン線維はそのストレスに抗する向きに配列される．

（3）Ⅲ期
損傷後2～3か月またはそれ以上．コラーゲンの配列がさらに正常に近づく．しかし，1年以上経過しても，靱帯の強度は損傷前よりも低い．

3）腱
腱の修復過程は靱帯と類似する．靱帯と同様に，修復された組織の強度を増すためには，適度なストレスを加える必要がある．

（1）受傷から3～4週
腱断端間の線維細胞および線維芽細胞の増殖が著しい．

（2）受傷から5～6週
断端の癒合はほぼ完成する．ただし瘢痕組織によるものであるため強度は低い．

（3）受傷から6～8週
瘢痕組織がリモデリングされる．コラーゲンが腱の走行に沿って配列する．周囲は横の方向に並び，腱鞘様の組織となる．

4）骨　（図6）[3]
骨折では，外傷によって骨組織が破断し，連続性が失われる．骨折が生じると，損

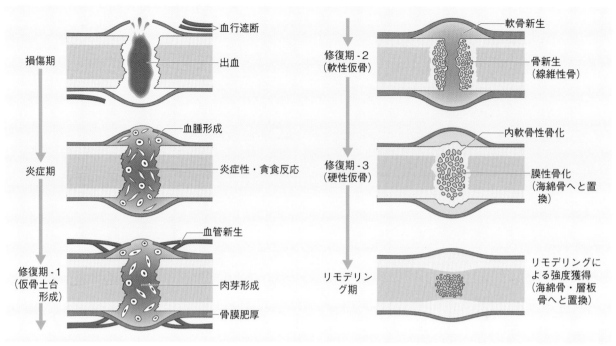

血行遮断
出血

損傷期

血腫形成
炎症性・貪食反応

炎症期

血管新生
肉芽形成
骨膜肥厚

修復期-1
(仮骨土台形成)

軟骨新生
骨新生
(線維性骨)

修復期-2
(軟性仮骨)

内軟骨性骨化
膜性骨化
(海綿骨へと置換)

修復期-3
(硬性仮骨)

リモデリングによる強度獲得
(海綿骨・層板骨へと置換)

リモデリング期

図6 骨の修復過程
(Vigorita VJ, et al.：Orthopaedic Pathology, Lippincott Williams & Wilkins；1999. p.85-91[3])

📝 MEMO

骨芽細胞 (osteoblast)
骨を形成する役割を担う細胞である．自己の周囲に骨基質をつくり，それに埋まって骨細胞となる．

📝 MEMO

骨細胞 (osteocyte)
骨を形成する細胞であり，骨基質の中に最も多く含まれている．骨細胞の細胞質は樹状に伸びており，周囲の骨細胞と結合している．

📝 MEMO

破骨細胞 (osteoclast)
骨を破壊（吸収）する役割を担う細胞である．多数（5個から数十個）の核をもつ．周囲に酵素を発して骨を融解する．

ウォルフ (Wolff) の法則

📝 MEMO

細胞外基質
細胞外マトリックスともいう．細胞外の空間を充填する物質．細胞接着における足場や細胞増殖因子の提供の役割を担う．

傷近くの部位の骨膜，軟部組織，骨髄腔，骨皮質で修復反応が起きる．その修復反応は，細胞レベル，組織レベルにおいて制御されるシステマティックで巧妙なプロセスである．骨組織における修復の特徴は，瘢痕組織による修復ではなく，「自己修復能」による「再生」が起きることである．

(1) 損傷期

受傷後数時間．骨折により損傷した骨髄や骨膜，骨皮質，軟部組織の血管から出血が生じる．骨折線は壊死する．

(2) 炎症期

骨折後数時間～7日間．形成された血腫の周囲に炎症性反応が生じ，大食細胞や多核白血球により壊死組織が除去・吸収されるとともに，血管新生が生じる．

(3) 修復期

線維芽細胞および軟骨芽細胞が炎症部に認められる（肉芽形成）．そして，線維組織に少量の骨が混ざった組織（類骨組織）で骨折端同士が連結される（軟性仮骨または1次性仮骨）．この類骨組織にカルシウムが沈着（石灰化）し，硬性仮骨（2次仮骨）となる．この仮骨は過剰に形成され，骨が太くなったようにみえるが強度は低い．2次性仮骨は，破骨細胞と骨芽細胞の作用によって，外力に応じて層状の強固な構造となる．

(4) リモデリング期

骨の吸収とより強固な構造への置換の過程をリモデリングという．この過程において，骨皮質は力を多く受ける部位で厚くなり，少ししか受けない部位では薄くなる．これをウォルフの法則という．海綿骨は，力の作用線に沿うか，力を受ける皮質骨を支えるように形成される．

5) 関節軟骨 （図7）

関節軟骨は再生しにくい組織である．その理由の一つは血管が関節軟骨内に存在しないことによる．さらに，軟骨細胞は緻密な細胞外基質に囲まれており，ほかの部位に移動することが困難である．したがって，軟骨下骨にまで達するような外傷によっ

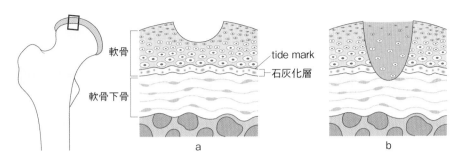

図 7　関節軟骨の修復
a. 軟骨のみの欠損では修復が起こらない.
b. 損傷が軟骨下骨に達すると修復は起こるが，損傷前とは異なる組織で欠損部が埋められる.

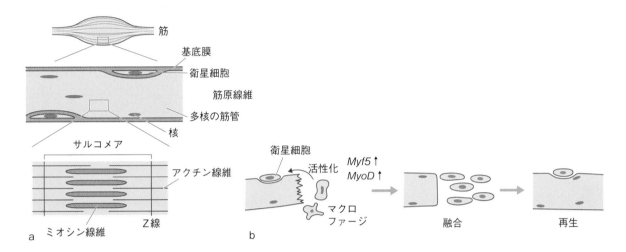

図 8　骨格筋の修復過程
a. 骨格筋の筋管と基底膜のあいだには，衛星細胞が存在している.
b. マクロファージからの刺激によって活性化した衛星細胞が，骨格筋形成遺伝子（*Myf5* および *MyoD*）を発現する. 衛星細胞が融合して骨格筋が再生するとともに，一部の衛星細胞は骨格筋周囲にとどまる.
（朝比奈忻治ほか：絵とき再生医学入門. 羊土社；2004 年. p.69-72[4]）

て出血しても，瘢痕組織によって欠損部が埋められるだけであり，関節軟骨が再生することはない.

　関節軟骨は，圧迫後の解放により，スポンジのように酸素や水を吸い込むため，運動によって圧迫と解放の刺激（圧力）を繰り返すと，酸素や水分の排出と供給量が増加し，軟骨細胞が活性化される.

6）骨格筋

（1）骨格筋損傷の分類と予後

①筋線維実質が直接的もしくは非直接的に損傷されているが，細胞外基質，血液供給，損傷筋の神経支配に影響のない場合は，線維の再生（筋芽細胞），構成，構造化および機能化によって自然治癒する.

②筋組織と神経組織の損傷はあるが，細胞外基質と血液供給に障害がないものでは，機能回復の見込みがある.

③筋線維，基質，神経，血管が損傷を受けたものでは，機能的な筋組織の再生よりも，コラーゲン線維性の瘢痕形成が優勢となる.

（2）骨格筋の修復過程（図 8）[4]

　骨格筋の修復過程を以下に要約する.

①炎症：筋の損傷後 1 時間以内に炎症が起る.

②受傷後 1～2 日：マクロファージが損傷部に浸潤し，マクロファージからの刺激で衛星細胞が活性化する.

MEMO
関節軟骨の再生研究
2008 年以降，幹細胞を用いて関節軟骨を再生する手法について研究が行われてきている（Jevotovsky DS, et al., 2018）. 培養幹細胞を変形性膝関節症患者の膝関節内に注射することで，疼痛の軽減，および関節軟骨の再生が認められたとの報告（Pers YM, et al., 2016；Lu L, et al., 2019 など）がある.

MEMO
骨格筋は再生するが，心筋と平滑筋は再生しない.

ここがポイント！
組織の再生には，豊富な血流と神経が正常に保たれている必要がある.

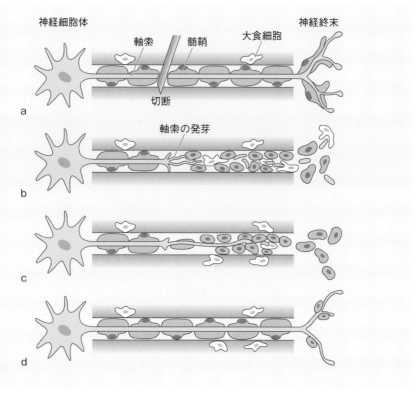

図9　末梢神経の修復過程
a. 受傷.
b. 切断部より末梢が変性する. 大食細胞によって変性した髄鞘が除去される. 近位部の軸索から発芽し, 末梢へと伸びはじめる. 遠位部のシュワン細胞が増殖を開始する.
c. 髄鞘が再生を始める.
d. 髄鞘が再生する.

③受傷後5〜6日：分裂して増殖した衛星細胞が融合して多核の筋管細胞へと分化する.

④受傷後2週：筋管細胞の核は細胞周辺に寄り, 中心部に筋原線維が規則正しく配列する.

⑤受傷後1か月：筋管細胞が融合を繰り返し, 筋が再生する.

　骨格筋には豊富な血流と神経支配があるため, 修復と再生が起こりやすい. 多くの骨格筋損傷において, 修復の速さは損傷部位の血液供給の程度と直接関連する.

　骨格筋の裂傷や整形外科的切開の縫合後には, 筋組織の密性結合組織が治癒しやすい. 瘢痕化を最小限に食い止め, より正常な機能を再獲得するために, 筋組織を解剖学的に近接した位置におく.

7) 末梢神経　（図9）

　末梢神経の軸索が切断されると（**図9a**）, 断端から末梢部は変性して消滅する（**図9b**）. これをワーラー変性という. 細胞体側に向かっての変性も生じる（逆行性変性）. ただし, これは軽度である. その後, 食細胞によって損傷組織が除去される.

　ワーラー変性が完了するころ（受傷後約3週目）になると, 逆行性変性部より中枢にある健常な軸索から複数の細い軸索が発芽し, 末梢へ向かって進む（**図9c**）.

　軸索の再生速度は, 1日あたり1〜4mmといわれている. この速度は, 細胞体から離れるほど遅くなる. 神経内膜や周膜が正常に保たれているほど, 軸索は正しい経路で再生する（**図9d**）.

MEMO

衛星細胞 (satellite cell)
筋原線維の基底膜と細胞膜のあいだに存在する幹細胞（さまざまな細胞に分化できる細胞）. 筋損傷に対して急速に活性化し, 増殖・分化する.

ここがポイント！
損傷した神経の再生速度は, 神経再生初期の遅延も含めて臨床的に1mm/日とされている. この過程が滞ると栄養因子の枯渇などのために神経再生が途絶したり, 有効な神経支配の障害が生じる可能性が出てくる. この過程での理学療法は, 物理療法や運動療法によって脱神経筋の萎縮, 関節拘縮の予防が最も重要な目的となる.

覚えよう！

癒着
隣接している組織が線維によって連結されることをいう. ある部位で炎症が高度になった場合, その周辺の組織にまで炎症が波及することがある. その後の修復過程において, 組織間に線維による架橋が隣り合う組織を結合し, 運動を妨げることがある. 癒着が軽度であれば, 徒手的に剥がすことができる.

ワーラー変性 (Wallerian degeneration)

3．組織の再生・修復過程に合わせた治療理論

　一般的に，理学療法は，以下の段階を踏まえて進められる（**表3**）．通常，隣り合う段階は重複しつつ行われる．

1）RICE（PRICE）の段階（受傷直後・術直後から炎症期）

①組織の損傷直後には，RICE 処置を適切に行う．

②患部外のエクササイズを積極的に行い，2 次的な機能低下を予防する．

③患部外のエクササイズは，すべての段階において行われるべきである．

2）免荷および関節可動域の制限範囲内での自動運動の段階（肉芽形成期から基質形成期）

①免荷期間におけるエクササイズでは，過負荷となるリスクの回避と治療効果の両立を工夫する．

②他動運動では伸張ストレスが過剰となるおそれがある．実施する場合には，細心の注意が必要である．

③自動運動（自動介助を含む）は，疼痛を生じない範囲での運動となるよう患者に指示する．それにより，再生・修復中の組織への過剰なストレスを回避することができる．

④痛覚の異常がある場合や痛みにかかわらず運動範囲や方向に制限がある場合には，疼痛は運動可能範囲の基準にならない．痛みの訴えのみを中止基準としたエクササイズとならないよう，術式などの情報を事前に得る．

⑤エクササイズ後に患部の熱感や腫脹の増加が認められる場合には，RICE の中から必要な処置を行う．

3）抵抗運動（自重を含む）と他動運動の段階（器質形成期から再造形期）

①組織の抗張力が増してくると，荷重しての運動や重りを用いての抵抗運動を行う．

②組織の再生・修復のためには豊富な血液供給および循環の改善が重要である．このため，温熱療法やマッサージが効果的である．

③骨格筋および腱の損傷の場合，求心性および等尺性収縮によるエクササイズから開始し，遠心性収縮によるエクササイズは次の段階で行う．

④他動運動によるストレッチや種々のモビライゼーションを行うことで，自動運動のみでは改善できない副運動の治療を行う．

4）再発予防やスポーツ活動への復帰のためのエクササイズの段階（再造形期〜）

①実際の動作練習の中で，当該組織へのストレスが過剰とならないフォームを修得し，損傷の再発を予防する．

②組織によっては強度が改善するだけでは不十分な場合がある．骨格筋損傷においては，修復された筋の収縮のタイミングや速度の改善も重要である．

■引用文献

1) Kloth LC, et al.：Wound Healing：Alternatives in Management. FA Davis；1990.
2) 鶴田早苗ほか編：改訂版 よくわかる術後処置マニュアル．照林社；2002．p.6-11.
3) Vigorita VJ, Ghelman B：Fracture healing/Callus. In：Vigorita VJ, Ghelman B eds. Orthopaedic Pathology. Lippincott Williams & Wilkins；1999. p.85-91.
4) 朝比奈忻治ほか：絵とき再生医学入門．羊土社；2004 年．p.69-72.

■参考文献

1) 坂本穆彦ほか編：標準病理学，第 6 版．医学書院；2019．p.28-68.
2) 上田　敏ほか編：リハビリテーション基礎医学，第 2 版．医学書院；1994．p.95-111.

表3　組織の再生・修復過程を踏まえた理学療法の段階

1. RICE（PRICE）の段階
2. 免荷および関節可動域の制限範囲内での自動運動の段階
3. 抵抗運動（自重を含む）と他動運動の段階
4. 再発予防やスポーツ活動への復帰のためのエクササイズの段階

LECTURE 1

MEMO
患部外エクササイズ
患部の対側肢（健側）や隣接または 2 関節以上離れた関節のエクササイズ．

MEMO
モビライゼーション
徒手的に関節内運動を行う手技．

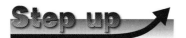

1. 保存療法における組織修復過程と理学療法プログラムの対応

主な外傷の受傷経過と理学療法プログラム（保存療法における患側の主な項目のみを記載）を表に示す.

組織	受傷からの時期	組織の一般的な修復状況	理学療法プログラム
足関節外側靱帯（靱帯部分断裂）	2週	炎症. 血腫形成, 血管拡張, 細胞壁の透過性増加, 疼痛物質の放出. 損傷部位に炎症性の多形核細胞やリンパ球が移動し, 食作用開始.	・RICE 処置 ・微弱電流, パルス超音波 ・足関節背屈可動域練習
	2週から数週	炎症性の物質が除去される一方で, 徐々にコラーゲンが生成される. コラーゲンの平行配列（未熟なコラーゲン線維が平行に配列）が開始され, 強度が高まっていく.	・足関節背屈可動域練習 ・座位でのカーフレイズ（立位, 片脚へと移行） ・ジョギング, ツイスティング, サイド・クロスステップ, カッティング
	2～3か月以上	コラーゲンの配列がさらに正常に近づく	（受傷後1か月程度でスポーツ復帰）
アキレス腱（部分断裂）	1～2週	炎症. 腱断端間の線維細胞および線維芽細胞の増殖	・ギプス固定, 免荷 ・足関節周囲筋と足趾の筋の等尺性収縮
	3～4週	腱断端間の線維細胞および線維芽細胞の増殖	・機能的短下肢装具での全荷重または免荷歩行練習（12週まで継続） ・背屈 0°までの自動背屈運動 ・両脚ブリッジ, タオルギャザー
	5～6週	瘢痕組織による断端の癒合の完成	・可動域制限なしでの自動背屈運動 ・座位でのカーフレイズ, 片脚ブリッジ
	6～8週	コラーゲンが腱の走行に沿って配列していく（瘢痕組織のリモデリング）	・座位でのカーフレイズの負荷を増す
筋（筋腱移行部の損傷あり）	1～2日	炎症. マクロファージが損傷部に浸潤し, マクロファージからの刺激で衛星細胞が活性化	・安静と冷却 ・腫脹のピークを経過後温熱療法を開始（以後, 継続）
	2週	筋管細胞の核は細胞周辺に寄り, 中心部に筋原線維が規則正しく配列する	・ストレッチング（範囲を段階的に増す）
	4週	筋管細胞が融合を繰り返し, 筋が再生する	・ジョギング

カーフレイズ：踵上げ運動. ツイスティング：膝関節屈曲位にて踵を上げ, 母趾球を軸に膝関節と足部の方向を一致させ, 下肢を左右に回転させる運動. カッティング：切り返し（方向転換）動作. タオルギャザー：タオルの上に足を載せ足趾でたぐり寄せる運動.

2. 創傷治癒と湿潤環境[1]

創傷治癒を促進する方法として, 創傷部を消毒し乾燥させガーゼで保護するという方法が, かつては一般的に行われていた. しかし, これらの方法では創の治癒が妨げられることが明らかとなっている. 現在では, 創傷の処置として創部に消毒液を用いると, 正常な細胞を損傷するリスクが大きいので行わず, 壊死組織や異物の除去, 流水（水道水）による洗浄を行う. そして, 創部よりも2～3 cm 外側まで覆うことのできる閉塞性被覆材を貼る. この被覆材で創面を覆うと, 創部の乾燥を防ぐことができ, 擦過創や挫創の受傷後間もなく細胞成長因子の濃度が高まり, 上皮の再生が促進される（図1）. 細胞成長因子とは, 受傷後間もなく創面に現れてくる組織の再生・修復に必要な細胞を呼び集めるはたらきをする物質である. 創面にガーゼを当てたままにすると乾燥するため, ガーゼは使用しない. この方法の禁忌は, 創部に感染がある, または感染が疑われる場合である. 創部が深い場合や滲出液が多い場合, 創部に異物が残っている場合などが該当する. 従来の方法と現在の方法の違いをまとめると, 表1となる.

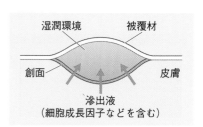

図1 乾燥を防ぐ新しい創傷治療方法

表1 創傷治療の考え方

従来の方法	現在の方法
受傷直後に創面の消毒を行う	消毒を行わず, 水道水で洗浄する
創面を乾燥させる	創面の乾燥を避ける
創面にガーゼを当てる. 創面は乾燥させる	創面を被覆材で覆い, 乾燥を防ぐ

■引用文献

1）夏井　睦：これからの創傷治療. 医学書院；2003.

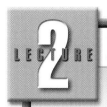

組織再生・修復（2）
実習：炎症の評価と治療

到達目標

- 炎症の5徴候（発赤，腫脹，熱感，疼痛，機能障害）についての基本的な評価手技を実践できる.
- 炎症の評価に用いる各検査の意義を理解する.
- 炎症に対する測定・テストを実施できる.

この講義を理解するために

　組織の損傷が起こると，すぐに炎症の過程が始まります．この炎症の程度や経過を適切に把握することは，組織修復の過程に応じた理学療法を行ううえでたいへん重要です．そこで本講義では，最初に問診について説明し，炎症の5徴候である発赤，腫脹，熱感，疼痛，機能障害の各々についてチェックポイントを解説します．最後に，炎症の一般的治療について学習しましょう.

　以下の項目をあらかじめ学習しておきましょう.

　　□ 炎症の経過について学習しておく.
　　□ 体表解剖について学習しておく.
　　□ 周径測定について学習しておく.
　　□ 各種の整形外科的テストについて学習しておく.

講義を終えて確認すること

　　□ 炎症の5徴候の評価手順を説明できる.
　　□ 炎症の評価項目を列挙できる.
　　□ 炎症の評価項目の表すものを，それぞれ理解できた.
　　□ 炎症の一般的治療法を理解できた.

ADL（activities of daily living；
日常生活活動）

VAS（visual analogue scale；
視覚的アナログ目盛り法）

フェイス・ペイン・スケール（face
pain scale）

📝 MEMO

組織の再生・修復の指標としてのストレステスト

整形外科におけるストレステストは組織の損傷の程度を評価するための一手段であるとともに，組織の再生・修復の指標としても利用できる．ストレステストは，損傷している組織や損傷が疑われる組織を圧迫したり伸張したりすることで疼痛や異常可動性を再現するものである．また，広い意味では，関節可動域測定における他動運動自体も関節運動にかかわる軟部組織へのストレステストと考えることができる．疼痛が生じた関節角度，異常可動性の程度，エンドフィール（p.16 参照）などを記録しておく．ストレステストの例を以下に示す．
①下肢伸展挙上（SLR）テスト
②足関節の前方引き出しテスト
③膝関節の内反および外反ストレステスト
④肩関節のスピードテスト
その他多くのテストがある．

📝 MEMO

コンパートメント症候群

血行障害，炎症，血腫などによって区画内の圧が上昇することで，末梢の動脈の血行が障害された状態．軟部組織の壊死が起こる．コンパートメント症候群による代表的な障害としてフォルクマン（Volkmann）拘縮がある．

1．問診

組織損傷における問診では，受傷機転と疼痛について聴取する．

1）受傷機転

質問例：「いつ，どのようにして怪我をされたのですか？」

受傷機転を聴取することで，損傷した可能性のある組織を推測できる．このとき，間接的または同時に損傷する可能性のある組織も考慮に入れる．膝靱帯損傷には半月板損傷が合併しやすく，転倒や転落例では損傷が複数部位にわたる可能性がある．また，受傷機転が患者の生活様式や趣味と関係が深い場合には，再発の可能性が予想され，ADL やスポーツなどにおける動作様式の変更を促すことが重要な場合がある．

2）疼痛

質問例：「どこが痛みますか？（部位）」「刺すような痛みですか？ それとも疼くような痛みですか？（性質）」「痛みを弱いほうから強い方へ 10 段階で表すと，どれくらいですか？（程度）」「何をするときに痛みますか？（発生条件）」「特に痛む時間帯はありますか？（時刻による変化）」

組織が損傷してすぐに知覚されるのは痛みである．痛みの部位，性質，程度，発生条件を患者に質問することで，損傷の部位，程度，範囲などを推定できる．痛みの程度を表すためには VAS やフェイス・ペイン・スケールを用いる．発生条件を確認するためには，その動作を行わせたり，ストレステストを行い，疼痛を誘発する．

2．炎症の 5 徴候のチェックポイント

1）発赤のみかた

炎症が起こると毛細血管が拡張し，その部位の循環血液量が増すため，皮膚は赤みを帯びる（発赤）．発赤をみる際には，その部位を指腹で軽く 3 秒程度押す．血管が損傷し出血していれば赤いままであり，血管の拡張のみであれば指を離した直後に白くなり（図 1），しばらくすると元の赤色に戻る．赤みが強く，押したときに非常に硬く感じられる場合は，コンパートメント症候群を疑い，直ちに整形外科医の診察を促す．

2）腫脹のみかた

（1）皮膚の光沢，しわ

皮膚は光沢がないのが正常であるが，腫脹に伴って光沢が認められる．このとき，皮膚のしわは認められない．

（2）形態の左右差

左右の上肢または下肢を近づけて観察・比較する．腫脹のある側で，周径の肥大が認められる．

（3）骨指標（図 2）

腫脹に伴って正常時に皮膚上から触れることのできる骨指標が触れにくくなる．足関節外側靱帯損傷においては，腓骨の外果が触診しづらくなる．

（4）筋および腱の陰影（図 3）

骨指標と同様に，腫脹に伴い正常時に

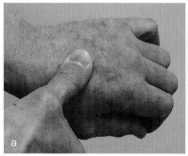
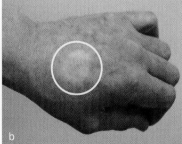

図 1　発赤と皮下出血の区別
a．皮膚が通常よりも赤くなっている部分を手指で軽く圧迫する．
b．手指を離した直後に白い部分（○）が認められれば，毛細血管の拡張による発赤であると考えられる．

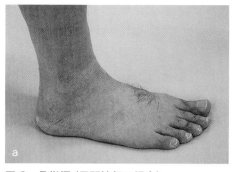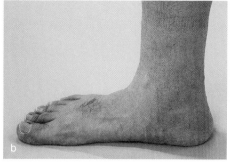

図2　骨指標（足関節部の場合）
正常では，外果（a）や内果（b）のような骨指標が明確に確認できる.

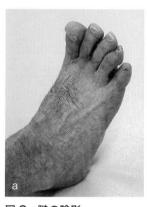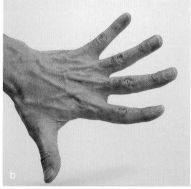

図3　腱の陰影
正常では，足指（a）や手指（b）の伸展に伴って，伸筋腱が浮き出るのが
確認できる. 腫脹時には，これらが認められにくくなる.

は認められる筋や腱の陰影が認めにくくなる. 加えて，筋や腱の異常が腫脹によって
認識され難くなる場合がある. アキレス腱の損傷直後では，明瞭な陥没がアキレス腱
部に認められるが，時間の経過に伴って周囲が腫脹するためわかりづらくなる. これ
と同様に，足関節の靭帯損傷においても損傷部位が腫脹するため，触診で断裂を確認
できることは少ない.

（5）周径測定（図4，5）
　周径の測定を行い，左右を比較する（下腿最小部，足根部など）. 最も一般的な測
定法である. 毎回のリハ開始時など定期的に測定することで，炎症および組織修復過
程の経過を推察する手がかりとなる.

（6）圧痕テスト（図6）
　腫脹が疑われる部位に対して手指による圧迫を行い，圧痕の深さ，消失までの時間
を確認する.

（7）膝蓋跳動テスト（図7）
　膝関節内で腫脹が起こると，膝蓋骨を手指で押し込むことが可能となる（Lecture
8〈p.79〉参照）.

（8）身体の体積の測定
　バケツに水を満たし，腫脹している患肢・健肢をそれぞれ沈め，あふれた水量の差
から腫脹の程度を調べる. また，数日後のものと比較することで経過をとらえる.

3）熱感のみかた　（図8，9）
　手背を関節部などに当て，左右差および周辺部位との温かさの違いを確認する. 手
掌ではなく手背を当てるのは，冷点と温点が手掌よりも多い理由による. より客観的
な方法としては，皮膚温度計を用いる.

MEMO
水腫，浮腫，腫脹
水腫とは動脈側の毛細血管から
漏出する水分と静脈やリンパ側
での水分吸収のバランスが崩れ，
皮下組織や体腔内に水分が貯
留した状態をいう. そのうち，皮
下組織の組織間液が異常に増
加したものを浮腫という. 胸郭や
腹部に貯留するものを，それぞれ
胸水，腹水という. これらとは異
なり，炎症によって血液成分が
血管外に漏出することで組織損
傷部付近が腫れることを腫脹とい
う.

MEMO
熱感
皮膚温45°以上で，痛みを伴っ
た熱い感じのこと. 温度覚よりも，
痛みの部類に属する. 実際には，
検査者側が熱いと感じたものとし
て扱われている.

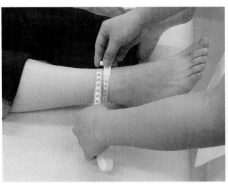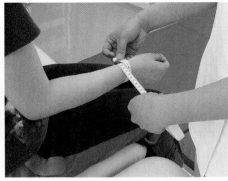

a. 下腿最小部周径　　　　　　　　　　　　　　b. 前腕最小部周径

図4　下腿最小部および前腕最小部周径の測定
筋腹がない関節付近の周径を測定することで，炎症に伴う腫脹の程度を知ることができる．

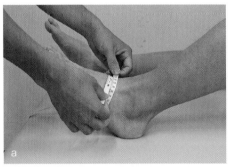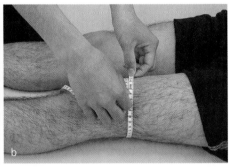

図5　足根部（a）および膝関節部（b）の周径測定
bのように軟部組織の多い部位の測定では腫脹の程度を把握しにくい．

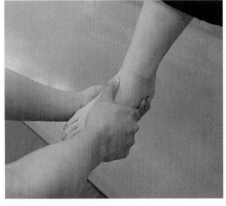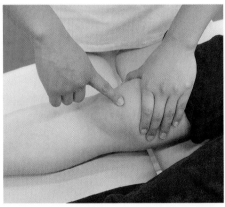

図6　圧痕テスト
腫脹が疑われる部位を手指で10秒間圧迫する．手指を離した後，約1秒以内に皮膚が元に戻れば腫脹なしと判断する．圧痕が3秒以上にわたって持続する場合には，腫脹ありと判断する．

図7　膝蓋跳動テスト
膝関節包を上部から圧迫した状態にて膝蓋骨を手指で押す．これによって膝蓋骨が沈み込んだ場合，膝関節の腫脹を疑う．上部から膝関節包を圧迫するのは，関節包内への浸出液を膝蓋骨付近に集めるためである．

 MEMO
軟部組織
硬部組織である骨以外の組織のことをいう．関節軟骨は，通常，軟部組織には含まれない（硬部組織とも言い難い）．

 MEMO
複合性局所疼痛症候群
（complex regional pain syndrome：CRPS）
交感神経の過剰活動に起因する慢性痛，異痛症（正常時には疼痛を起こさない刺激〈衣服の接触など〉による疼痛），痛覚過敏（痛覚閾値の低下により比較的弱い刺激でも生じる疼痛），腫脹（炎症症状に起因する血管拡張など）などを主徴とする疾患．CRPSは誘因と症状に基づきタイプⅠとタイプⅡに分類される．タイプⅠはなんらかの組織への侵襲（刺激）によって生じるが，必ずしも神経の損傷を伴うわけではなく，反射性交感神経性ジストロフィー（reflex sympathetic dystrophy：RSD）として知られている．一方，タイプⅡは末梢神経の損傷によって生じる．

4）疼痛のみかた

　運動器の損傷の場合には，疼痛を生じる部位が損傷部位とほぼ一致する．痛覚過敏があれば複合性局所疼痛症候群を疑う．疼痛は主観的要因の影響を強く受けるので，測定があいまいになりやすい．患者に対する質問は明確にし，かつ誘導的にならないよう細心の注意を払う．疼痛の強度の主観的測定にはVASやフェイス・ペイン・スケールを用いる（図10）．VASは，図に示すようなスケールを用いると比較的簡単に測定できる．目盛り線を移動させる方式の器具を用いる場合には，目盛り線を「0」もしくは「痛みなし」に合わせた状態から動かすように患者に指示する．なお，スケール

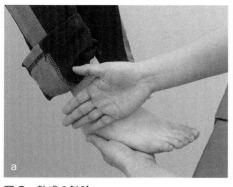
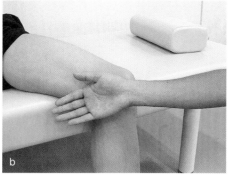

図8　熱感の触診
a. 足関節の外側部，b. 膝関節の内側部．
手背を身体に当て，熱感の有無を調べる．反対側と比較し，熱感の有無を判断する．

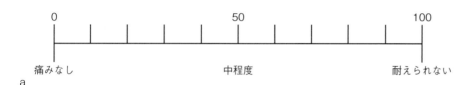

a

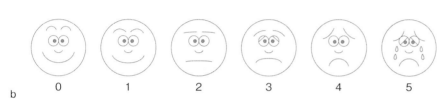

b

図10　疼痛の主観的測定法
a. VAS．0を痛みなし，10を最も強い痛みとして，患者に縦線を移動させる．
b. フェイス・ペイン・スケール：左端に痛みなしの表情，右端に最もひどい痛みの表情がある．
　　0：まったく痛まない，1：ほとんど痛まない，2：軽い痛み，3：中等度の痛み，4：高度の痛み，5：耐えられない痛み．

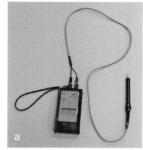
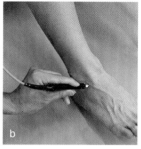

図9　皮膚温度の測定
a. 皮膚温度計
b. 皮膚温度計での皮膚温の測定

💡ここがポイント！

痛みの分類は，時間的な分類と病態生理学的な分類が代表的である．
時間的な分類では，急性疼痛（acute pain）と慢性疼痛（chronic pain）に分けられる．急性疼痛は打撲や切創などが代表的で1か月以内に治癒することが多いが，慢性疼痛は1か月以上の長期にわたる痛みである．慢性疼痛は，末梢組織の異常，中枢神経系の機能異常，患者固有の心理・社会的要因が背景にあることが多い．
病態生理学的な分類では，外傷や炎症などにより痛みの受容器である侵害受容器が刺激されて起こる侵害受容性疼痛（炎症性疼痛を含む），複合局所疼痛症候群など中枢・末梢神経系の異常によって生じる神経障害性疼痛（神経因性疼痛），心理・社会的な要因により生じる心因性疼痛がある．

NRS（numerical rating scale；数値的評価スケール）

関節可動域（range of motion：ROM）

に目盛りや数値が記入されているものはNRSという．
　疼痛の部位や発生条件を確認するために，以下のような方法で疼痛を誘発する．

（1）手指で圧迫する
　炎症部位を手指で圧迫することで疼痛を誘発する．これは，組織の伸張と本質的に同じである．

（2）組織を伸張する
　他動運動や自動運動によって組織を伸張することで，痛みを生じさせる．腫脹時には，正常時と同じ範囲の運動を行っても，軟部組織が強く伸張されるので疼痛が生じる．

（3）関節内圧を増加させる
　関節運動や体重負荷によって，関節内圧を増加させることで痛みを生じさせる．関節運動のなかでも，股関節伸張や膝関節伸展などでは関節内圧が増加する．

5）機能障害のみかた（炎症における機能障害）

（1）自動および他動での関節可動域
　損傷部位の関節可動域を測定する．
①疼痛が生じる直前までの関節可動域を測定する．
②関節を他動的に動かし，疼痛が生じ始めた位置からわずかに戻し，短時間で測定する．
③測定する部位を含め，できるだけリラックスした肢位で測定する．
④自動可動域の測定は，運動開始時に疼痛が生じるために困難な場合が多い．
⑤下記のように疼痛以外が制限因子の場合もある．

a．エンドフィール (運動終末感)

炎症に伴って関節部に腫脹が起こると，他動運動をさせたときのエンドフィールが変化する．例えば，骨性や筋性のエンドフィールは，軟部組織同士の衝突によるエンドフィールに似たものに変化する．また，疼痛による可動域制限が生じる場合も多い．図11～15に示す実習を通じて，種々のエンドフィールを体験する．

b．異常可動性

靱帯損傷時には異常可動性が生じる．そのテストの例を以下に示す．

①前方引き出しテスト：脛骨を図16のように両手で把持して前方へ引き出す．前十字靱帯が損傷している場合には，大腿骨に対して脛骨が前方へ移動する．

②内反・外反ストレステスト：図17は，外反ストレステストである．被検者の下腿を検者の一方の腋と上腕で挟み，他方の手で膝の外側から内側に向かう力を加える．内側側副靱帯が損傷している場合には，著明な可動性を示す．

(2) 筋力

痛み・腫脹によって筋出力が制限される．筋力テストは，さらなる損傷を生じない方法で行うこと．アキレス腱を損傷した患者の患側の背屈筋力を測定するときは，アキレス腱への伸張ストレスを最小限にするために，最大底屈位から底背屈0°までの範囲で筋力検査を行う．

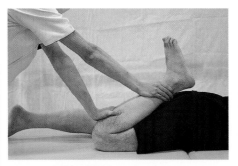

図11　軟部組織同士のぶつかりによるエンドフィール
腹臥位にて膝関節を他動的に屈曲させると，大腿後面と下腿後面の軟部組織同士が衝突することによる運動制限が生じる．その上，屈曲方向に力を加えることでさらに屈曲する余地があるのが特徴である．

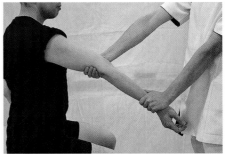

図12　骨性のエンドフィール
肘を最大に伸展すると，尺骨の肘頭が上腕骨の肘窩に衝突する．さらに伸展させようとしてもまったく動かない．

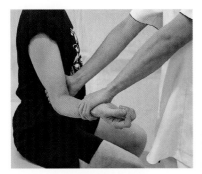

図13　結合組織性のエンドフィール
肩甲上腕関節を他動的に外旋すると，最終域付近で関節の前面に突っ張りが生じる．これは，関節包や靱帯によるものである．さらに外旋させることができるが，ごくわずかの範囲のみである．硬い布地を引っ張るような状況をイメージするとよい．

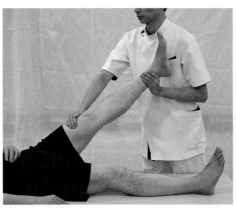

図14　筋性のエンドフィール
下肢伸展挙上 (SLR) テストによってハムストリングが伸張され可動域の終点に達する．結合組織性と類似したエンドフィールが生じる．

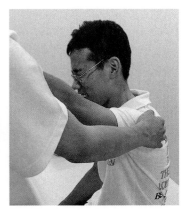

図15　痛みによるエンドフィール
他動運動を行うと，途中で痛みが生じる場合がある．その痛みのため，それ以上運動させられない場合にはその位置が可動域の終点となる．虚性のエンドフィールともよばれている．

3. 炎症に対する一般的治療

　炎症に対する物理的な手法として RICE 処置がある．RICE とは，Rest（安静），Icing（寒冷），Compression（圧迫），Elevation（挙上）という処置の頭文字をとったものである．近年では，上記に Protection（固定）を加えて PRICE 処置とよばれている．

1）固定

　損傷部位を保護し，望ましくないストレスを回避することを目的とする．ただし，すべてのストレスを完全に回避するのではなく，固定においては適度な可動性を残すことで，組織液のうっ滞を予防し，修復時の線維配列が関節運動によるストレスに抗する配列となるよう促す．望ましくないストレスから損傷部位を保護するために，テーピング，ギプス，装具などが用いられる．ギプスシーネによる固定例を示す（図18）．

2）安静

　患部を安静にすることで，腫脹が増したり，損傷が拡大したりするのを防ぐ．具体的には，患部の自動および他動運動を避けることをいう．

3）寒冷

　アイスバッグ（図19a）や氷（図19b）を炎症部位に当てる．冷たすぎると感じる場合は，タオルを巻いて心地よい冷たさとなるよう調節する．冷却は，1〜2時間おきに 15〜20 分間実施する．寒冷によって痛覚を伝導する神経の閾値が上昇するとともに伝導速度が低下するため，疼痛が軽減される．

4）圧迫

　弾性包帯やテーピングで圧迫を行う．腫脹が強いときには，圧迫を強くすると循環障害を起こすことがある．圧迫後に循環障害に伴う感覚の異常を生じていないかを

MEMO

RICE 処置

Mirkin G が 1978 年に，著書 "The Sports Medicine Book" で提唱した．しかし彼は，2015 年 9 月，ブログ（https://www.drmirkin.com/fitness/why-ice-delays-recovery.html）において，先行研究をもとに，Icing はマクロファージによる IGF-1（インスリン様成長因子）の放出を妨げるため，組織の回復が遅れると記述している．また，同ブログでは，患肢の炎症への対応法として，腫脹へは挙上と圧迫を行い，寒冷は疼痛の軽減を目的として必要最低限の時間にとどめるよう推奨している．

MEMO

寒冷，圧迫，挙上は強度の炎症反応，出血，腫脹，疼痛を軽減させる．これによって細胞の代謝を促進し，組織修復の助けとなる環境を提供することになる．腫脹を軽減するためには挙上と圧迫が効果的である．

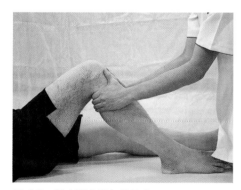

図16　前方引き出しテスト

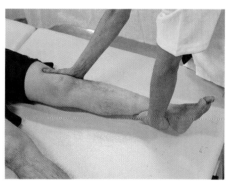

図17　外反ストレステスト

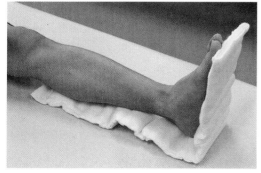

図18　ギプスシーネによる固定

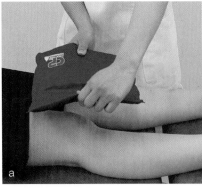 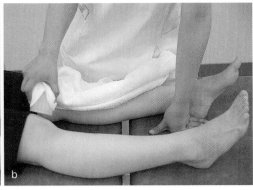

図19　寒冷療法
膝関節に対してアイスバッグ (a) および氷 (b) を用いて冷却しているところ.

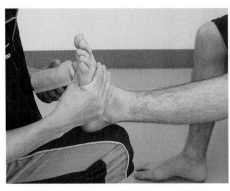 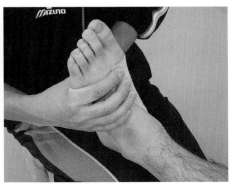

a. 足関節を,一方の手で底背屈0°,内反外反
　0°に保持する.

b. 弾性包帯の端を第1中足骨付近に当てる.

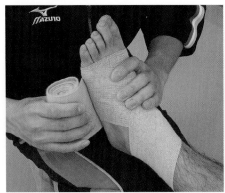 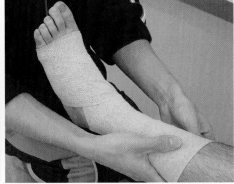

c. 足部と足関節部に対して強めに巻く. 足指と
　踵部を出す.

d. 足関節よりも中枢側は,足部と足関節部よりも
　弱めに巻く.

図20　足部～足関節部に対する弾性包帯の巻き方

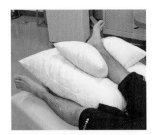

図21　足関節の挙上
クッションなどを用いて挙上
位に保持する.

チェックし,感覚の異常がみられた場合には,圧迫を解除するか,軽減する. 圧迫の
一例として,足関節外側靱帯損傷に対する弾性包帯の巻き方を示す (**図20**).

5) 挙上

　炎症部位を心臓の高さよりも高い位置に保つ. 足関節捻挫に伴う炎症では,患者を
仰臥位とし,クッションなどを用いて足部を挙上位に保持する. これによって腫脹の
進行を抑える. 寒冷と併用する (**図21**).

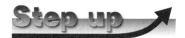

1. 炎症に伴って生じる癒着の疑似体験

　炎症が生じると，軟部組織同士が癒着を生じることがある．癒着は軟部組織間の運動を阻害するため，可動域制限につながりやすい．ここでは正常な手を用いて，癒着が生じていない場合と生じている場合の触診を練習する（図1）．

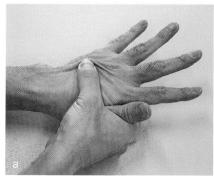
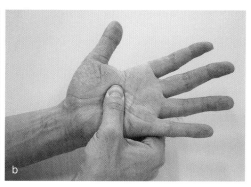

図1　癒着の疑似体験
a. 癒着していない場合の疑似体験．手背の皮膚を左右にずらす．皮膚が皮下の軟部組織と結合していないので，滑るように動くのがわかる．
b. 癒着している場合の疑似体験．手掌の皮膚を左右にずらしてみる．手背に比べると，皮下の多くの軟部組織が一緒に動くのがわかる．

2. 筋の硬さの違いを触診で感じとる練習

　循環の異常に伴って筋が硬くなる場合がある．そのような状態を片足スクワットでつくり出し，スクワットをしなかった側とのあいだで筋の硬さを比較してみる（図2）．

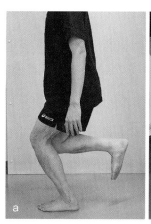
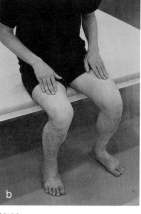

図2　筋の硬さの触診による比較
a. 片足スクワットを疲労するまで反復する．
b. その後，両側の大腿四頭筋を触診し，左右の硬さを比較する．

3. 触診によって，皮膚，筋，靱帯を区別してみよう

①皮膚：軽い力でつまむことができるのが，皮膚（表皮～皮下脂肪までを含む）である（図3）．
②筋：皮膚を指腹でやや強く圧迫する．そして，筋の長軸に直交するように手指をゆっくりと動かすことで，筋の隆起を触知できる（図4）．次に，隣り合う筋を触診によって区別する練習をする（図5）．
③靱帯：靱帯は筋や腱に比べて弾力が少ない．膝蓋靱帯が最も触診しやすいので，その触診を通じて特徴をつかむ（図6）．

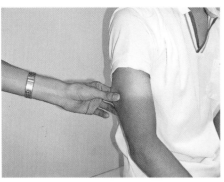

図3 皮膚および皮下脂肪をつまんでいるところ

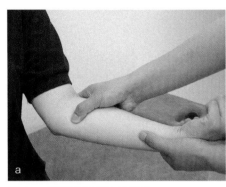
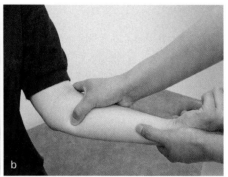

図4 手関節屈筋群の触診①
a. 被検者の前腕の尺側を検者の母指で軽く圧迫する.
b. 圧迫したまま母指を下方にずらすと,手関節屈筋群の隆起を触知できる.

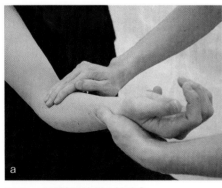
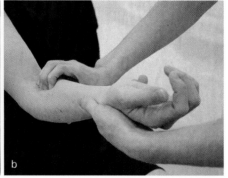

図5 手関節屈筋群の触診②
手関節の屈筋群に直交するように指を当て,軽く圧迫する(a).その圧を保ちながら,指を前後に
ゆっくりと動かす(b).隣り合う筋とのあいだでは,指が沈み込むのがわかる.

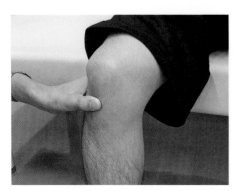

図6 膝蓋靱帯を母指で圧迫し,弾性を確認
しているところ

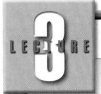

骨折と脱臼（1）
総論

到達目標

- 骨折と脱臼の病態を理解する.
- 骨折のさまざまな分類について理解する.
- 遷延治癒，変形治癒について理解する.
- 保存的治療，観血的治療ならびに合併症について理解する.

この講義を理解するために

　この講義では，骨折と脱臼の病態やさまざまな分類方法を理解し，遷延治癒・変形治癒がどのようなものかを学びます.

　骨折や脱臼の治療方法は，大きく保存的治療と観血的治療に分けられますが，これらは理学療法を進めるうえで重要な情報となり，十分に理解しなければなりません. また，合併症の知識として，全身性もしくは局所に起こるものや受傷時もしくは二次的に起こるものを整理し，リスク管理に役立てるようにします.

　骨折と脱臼について学ぶにあたり，以下の項目をあらかじめ学習しておきましょう.

　　□ 整形外科学である骨折と脱臼の病態を学習しておく.

　　□ 骨癒合，変形治癒，遷延治癒について学習しておく.

　　□ 合併症にはどのようなものがあるかを学習しておく.

　　□ 保存的治療，観血的治療について学習しておく.

講義を終えて確認すること

　　□ 骨折と脱臼の病態について理解できた.

　　□ 骨折の分類について理解できた.

　　□ 具体的な保存的治療と観血的治療がわかり，理学療法上の注意事項について説明できる.

　　□ 合併症について理解できた.

骨折（fracture：Fr）

1. 骨折とは

骨折とは，骨部の解剖学的な連続性が，なんらかの原因によってとだえた状態のことである．本来，骨折は骨の強度を超えた外力により起こるが，全身や局所の骨が病的に脆弱化（ぜいじゃく）することにより軽微な外力で骨折したり，一定部分に繰り返し伝わるストレスにより，疲労による骨折が起こることもある．

1）骨折の病態

骨折を理解するためには，以下のさまざまな分類方法について知る必要がある．

（1）原因による分類

外傷性骨折（traumatic fracture）

a. 外傷性骨折

正常な骨の強度よりも強い外力によって生じる．衝撃や筋の異常な収縮など直接外力が加わった部位に生じる骨折と，外力が加わった所から離れた部位に生じる介達外力による骨折がある．

病的骨折（pathological fracture）

b. 病的骨折

骨が病的状態となり強度が低下して起こる骨折で，正常ならば耐えられる強さの外力で生じる．原因疾患には悪性腫瘍の骨転移，化膿性骨髄炎，骨形成不全，骨軟化症，骨粗鬆症などがある．

疲労骨折（fatigue fracture）

c. 疲労骨折

健常な骨にわずかな強さの外力が繰り返し加わり，応力が一点に集中したことで生じる骨折で，スポーツなどの激しい運動の繰り返しで起こる．この骨折は脛骨や中足骨に多く，中足骨に起こる場合を行軍骨折とよぶ．

MEMO
行軍骨折（march fracture）
かつて軍隊の行軍訓練で多発していたことが由来で，マラソンや長時間のウォーキングで生じる．

d. 脆弱性骨折

骨粗鬆症や長期透析患者，関節リウマチ患者にみられるような骨量が低下している骨で生じる骨折で，日常生活で行われる程度の軽い運動の繰り返しで起こり，椎体や骨盤，大腿骨頸部に好発する．

骨幹部骨折（diaphyseal fracture）

骨幹端部骨折（metaphyseal fracture）

骨端部骨折（epiphyseal fracture）

（2）部位による分類

骨折の部位により，骨幹部骨折，骨幹端部骨折，骨端部骨折の3つに大別される（図1）．特に，骨端部骨折に脱臼を合併すると脱臼骨折，骨が関節内に至ると関節内骨折という．これらの骨折は関節構成体に損傷を合併する場合も多く，関節の不安定性や関節可動域制限などの機能障害が起こりやすい．

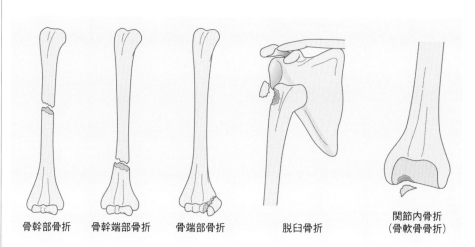

骨幹部骨折　　骨幹端部骨折　　骨端部骨折　　　脱臼骨折　　　関節内骨折
（骨軟骨骨折）

図1　部位による分類

（3）程度による分類

a．完全骨折

骨の連続性が完全に断たれたものである．

b．不全骨折

骨の連続性はあるが，骨梁の連続性が断裂した状態である．亀裂骨折，若木骨折，竹節骨折などがある（図2）．

（4）骨折線の形状による分類（図3）

骨折線の形状により，横骨折，斜骨折，らせん骨折，粉砕骨折に分けられる．

らせん骨折は骨癒合が得られにくいため，荷重や積極的な理学療法が行いにくい．

粉砕骨折では骨折線が複数存在し，骨片により整復が得られにくい．この骨折が関節周辺に起これば拘縮が起こりやすく，脊椎に起これば脊髄麻痺症状を合併するため，理学療法が難渋しやすい．

（5）外力の方向による分類（図4）

受傷機転の推測に役立つ．

a．屈曲骨折

一方向からの外力で生じる．

b．圧迫骨折

骨軸方向の外力で生じ，脊椎や踵骨に多い．

c．剪断骨折

一方が固定され，もう一方に外力がかかり生じる．転位が大きいほど，筋や血管損傷も合併しやすい．

d．捻転骨折

荷重下で上体を捻転させたときの大腿骨や投球動作で上腕骨に生じる．

完全骨折（complete fracture）

不全骨折（incomplete fracture）

気をつけよう！
一般に，骨に「ひびが入る」という表現があるが，これは医学的には骨折とされ，亀裂骨折とよぶ．

横骨折（transverse fracture）
斜骨折（oblique fracture）
らせん骨折（spiral fracture）
粉砕骨折（comminuted fracture）
屈曲骨折（bending fracture）
圧迫骨折（compression fracture）
剪断骨折（shearing fracture）
捻転骨折（torsion fracture）
裂離骨折（avulsion fracture）

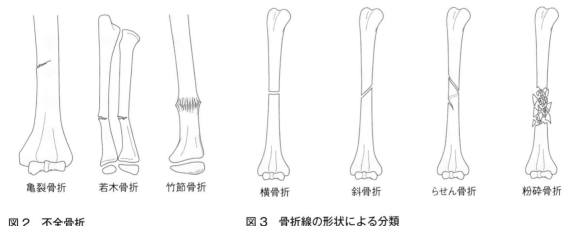

亀裂骨折　　若木骨折　　竹節骨折　　　　横骨折　　　斜骨折　　　らせん骨折　　粉砕骨折

図2　不全骨折　　　　　　　　**図3　骨折線の形状による分類**

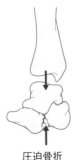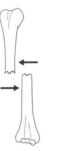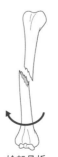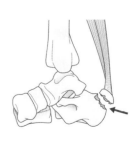

屈曲骨折　　椎体の圧迫骨折　　　圧迫骨折　　剪断骨折　　捻転骨折　　　　　裂離骨折

図4　外力の方向による分類

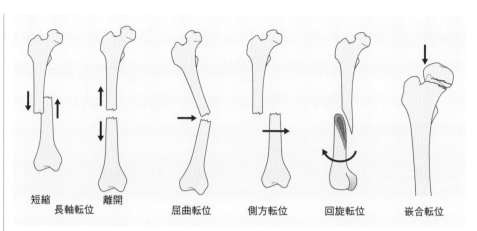

図5 転位による分類

覚えよう!

粉砕骨折と複雑骨折は異なる. 粉砕骨折は, 骨折線が複数になるものの, 外界との交通はない. 一方, 複雑骨折には創が存在し, 骨折部と外界が交通する開放骨折をさす.

MEMO

デブリドマン (debridement; 創面洗浄術)

デブリドマンとは, ①開放創の周囲や創部の洗浄, ②挫滅組織の切除を合わせたものをさす. 洗浄は, 最初に創部周囲を滅菌ガーゼで覆い, 生理的食塩水を多量に用いてブラシなどを使って汚染された創部周囲を機械的に洗い, 消毒する. 次いで創部も同様に洗い, 汚染物質を取り除く. 挫滅組織の切除は, 遊離した小骨片や挫滅した創縁を取り除く作業をさす. このとき, 血流の阻害部分を含めて壊死しそうな部分もていねいに取り除くほうがよい. 受傷後早期に行うほど創部の修復に大きくかかわり, 感染予防になる.

MEMO

骨折部を隙間なく固定すると, 癒合した骨が海綿化することにより強度が低下し, 骨癒合が得られにくい特徴がある. そのため, 適度な隙間をつくり固定を行う (通常4mm程度).

骨癒合の機序については Lecture 1 (p.5) を参照.

グルト (Gurlt) の骨折

表1 グルトの骨折の平均癒合日数

中手骨	2週
肋骨	3週
鎖骨	4週
前腕骨	5週
上腕骨骨幹部	6週
脛骨, 上腕骨頸部	7週
両下腿骨	8週
大腿骨骨幹部	8週
大腿骨骨頸部	12週

e. 裂離骨折

筋の瞬発的な収縮力により介達力が加わることで生じ, 成長期に多い. 付着した筋が受傷早期に収縮しないよう運動制限を行う必要がある.

(6) 骨折部の転位による分類 (図5)

転位の方向により受傷時の力のかかり方が予測でき, また骨折から軟部組織損傷の程度も評価できる.

a. 長軸転位

骨軸の長さが変化し, 短縮と離開がある.

b. 屈曲転位

骨が屈曲方向へずれたもの.

c. 側方転位

骨が横軸方向へずれたもの.

d. 回旋転位

骨にねじれの力が加わりずれたもの.

e. 嵌合転位

骨折部に圧縮と噛み込みを認め, 転位はないが短縮したもの.

(7) 骨折部と外部との交通の有無による分類

骨折時に皮膚を破っているか否かにより分類する. 外界や皮膚の表皮には多くの細菌が存在するため, 皮膚を破っていれば感染の可能性がきわめて高まる.

a. 皮下骨折, 単純骨折

骨折部に外界との交通がなく, 皮膚に創がない, もしくは創があっても骨折部とは直接つながらない.

b. 開放骨折, 複雑骨折

骨折部が外界と交通し, 皮膚創がある. 出血も多く, 空気に一度触れれば汚染した骨とみなされ, 感染防止のための治療 (清浄, 挫滅部の処置, 固定, 感染予防の投薬, 創や皮膚欠損の処置) が行われる. 特に, 骨折後6時間以内をゴールデンピリオドといい, 汚染部が小さい場合, この間にデブリドマンが行われると内固定を行うことができる.

2) 骨折の治癒過程

(1) 骨折後の修復過程

骨折しても, 正しい修復過程に沿えば本来は治癒する.

骨折後の修復過程は大きく3期に分けられ, 各部位により骨癒合日数は異なる. 一般にグルトの骨折の平均癒合日数 (表1) が古くから提唱されているが, この期間は

骨幹部の平均癒合日数であり，架橋仮骨の形成までの最短期間を表しているため，臨床では癒合には早すぎる日数である．

（2）変形治癒

変形治癒とは，骨癒合が解剖学的アライメントと異なった形状で得られたものである．これは，整復不十分や荷重制限が守れないことにより，骨折部に内外反や回旋位，短縮変形が起こったために生じる．特に開放性骨折や感染徴候，関節など骨折部位の骨破壊や欠損，神経や血管損傷の有無，転位の程度，術後固定性といった骨折の程度や，年齢，栄養状態，基礎疾患の有無，骨代謝を妨げる薬剤の使用などによって生じやすい．

（3）遷延治癒と偽関節

遷延治癒は，骨癒合の起こる期間が過ぎても癒合がみられないものの，ゆっくりと癒合が続いている状態のことをさす．これは固定が不十分な場合や栄養血管を損傷したときにみられ，遷延の阻害因子を取り除くと，再び癒合する．

偽関節は，動くはずのない部分に異常可動性を生じ，骨癒合が停止してしまった状態をさす．不十分な固定や感染，骨欠損により起こり，骨折端にあるはずの骨髄腔が閉鎖してしまうことにより瘢痕組織化し，骨癒合ができなくなるために起こる（図6）．骨癒合の程度は，X線評価のみでは困難で，骨折端の代謝能をある程度評価できる骨シンチグラフィーの併用が有効である．

3）骨折の症状

本来，骨折は局所に起こるものだが，受傷初期には意識・呼吸・循環管理やショック症状など，全身性の症状にまで及ぶ場合がある．そのため，損傷部位や内臓などの合併損傷を把握することは重要である．特に骨盤骨折や大腿骨骨折例では注意すべきである．ここでは局所にみられる骨折の症状について示す．

（1）疼痛

自発痛があり，激しい運動時痛と骨折部の圧痛（マルゲーヌの圧痛）がみられる．また軸方向に振動圧を加えると疼痛を誘発でき（図7），これを介達痛という．

（2）出血

大血管だけではなく，骨折部周辺の微細血管にも起こる．

（3）腫脹

血腫と炎症による浮腫で起こり，24〜72時間で顕著となる．

（4）変形

完全骨折では明らかにアライメント異常が起こるが，不全骨折では顕著ではない．

（5）機能障害

疼痛や腫脹により関節運動が制限される．

（6）異常可動性

完全骨折では異常可動域がみられ，軋音という他動運動により骨折端の擦れ合う音が生じる．不全骨折では顕著でない．

（7）異常姿勢

しばしば骨折部が短縮することで生じる．

4）骨折の合併症

骨折による合併症は，全身性ならびに局所に生じ，また，急性期に起こるものと回復期以降に起こるものがある．

（1）皮膚・血管損傷

受傷時に起こり，創や出血がみられる．

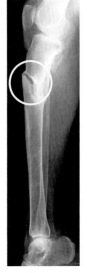

図6 偽関節

MEMO

骨折した骨は強くなる？
骨癒合（骨のモデリング）が得られたからといって，外形が骨折前とまったく同じになることはない．よく骨折部が膨らんで癒合する場合があるが，これは骨細胞が増殖して癒合しただけで，強度が向上したわけではない．一般に骨折部が骨膜まで完全修復するのには1〜2年かかり，骨癒合期間よりも長期に及ぶ．この時期に到達すると抜釘（固定材料の抜去）が許可される．

マルゲーヌ（Malgaigne）の圧痛

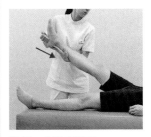

図7 介達痛検査

介達痛（indirect pain）

MEMO

アライメント
各関節や骨の並びをいう．これが崩れることで，関節や筋などに機能異常が起こりやすくなる．

MEMO

播種性血管内凝固症候群 (disseminated intravascular coagulation syndrome：DIC)
出血によって血液凝固因子が活性化し，全身性に血栓が形成されることにより生じ，死亡率も高い．

MEMO

脂肪塞栓症候群の原因
骨折部の骨髄から流れ出した脂肪が血行性に移動し肺静脈において脂肪塞栓をつくり，大血管へと広がることが原因である．近年では外傷後の脂質代謝時のショックも原因の一つといわれている．

深部静脈血栓症 (deep vein thrombosis：DVT)

磁気共鳴血管造影 (magnetic resonance angiography：MRA)

MEMO

Dダイマー
Dダイマーとは凝固作用にはたらくフィブリンの分解産物であり，術後7日目で10μg/mL以上であれば，深部静脈血栓症が95％発生するといわれる．ただし，Dダイマーは急性心筋梗塞や肺炎，腎不全でも上昇するため，下肢静脈エコーやCTと併用して診断すべきである．

MEMO

フォルクマン (Volkmann) 拘縮
筋や神経が阻血性麻痺を起こし，前腕屈筋群の筋拘縮と正中・尺骨神経麻痺，浮腫により第2〜5指の中手指節間関節過伸展位ならびに指節間関節屈曲位の拘縮が起こる．

MEMO

区画 (コンパートメント) 症候群
四肢の骨と筋でつくられた区画 (コンパートメント) の内圧が病的に上昇し，動脈血の血行不全が生じ，それが筋や神経機能を阻害し壊死を起こす．これが6時間以上続くと不可逆的な変化をきたす．圧が30mmHg以上になると筋膜切開し，壊死部分の切除や機能再建が行われる．

複合性局所疼痛症候群 (complex regional pain syndrome：CRPS)

(2) 神経・筋肉損傷

受傷時に起こり，異常感覚や腫脹などを伴う．

(3) 外傷性ショック，播種性血管内凝固症候群

出血による影響で，蒼白，虚脱 (体力の消耗)，冷汗，脈拍触知困難，呼吸不全などが起こる．

(4) 脂肪塞栓症候群

骨折で生じた非乳化脂肪滴 (中性脂肪) が肺などの循環器系に流入し，塞栓を起こす．急性期に処置をしないと重篤化しやすい合併症の一つで，電撃型に進行する場合は死に至ることもある．死亡率は10〜20％程度で，約12〜48時間の無症状期間を経て呼吸器症候，発熱や頻脈，血圧低下で発症し，半数以上で胸部，腋窩，結膜に点状出血斑が出現する．肺X線像上に特徴的な吹雪様陰影を認める．

(5) 深部静脈血栓症

安静や固定時に静脈灌流不全を生じ，発生する．下肢に腫脹，浮腫，発赤，疼痛がみられる程度，あるいは無症候性のことも多い．高齢者や長期臥床後の離床期には，遊離血栓が肺塞栓に至ることもあるため，注意が必要である．診断には，超音波ドップラーや磁気共鳴血管造影，Dダイマーを用いる．血栓のできる部位によって足関節を主とした筋力増強が制限されることがある．

(6) 阻血性拘縮

深部動脈の不完全な血行障害により起こり，機能が廃絶することもある．フォルクマン拘縮や区画 (コンパートメント) 症候群が有名である．

(7) 外傷性骨化性筋炎

挫滅した筋に異所性骨化を起こし，仮骨が生じるころから急速に圧痛と硬さを訴える．これは受傷時の粗暴な整復処置が原因で，X線写真上，もやもやした広範囲な仮骨像を認め増殖する時期は，積極的な理学療法を一時控える．

(8) 阻血性壊死 (無腐性壊死)

骨の栄養動脈が損傷し，血行が絶えたことにより生じ，股関節脱臼や大腿骨頸部・手根骨の舟状骨・距骨・上腕骨近位端骨折で起こりやすい．また，癒合が得られてから数年後に起こる場合もあり，定期的に観察する必要がある．疼痛が遷延することが多い．

(9) 複合性局所疼痛症候群

腫脹や循環障害，灼熱感を伴う疼痛，関節可動域制限が顕著にみられる．症状が長期・重症化すると骨萎縮を生じ，理学療法上，難渋しやすい．早期発見，早期治療が望ましく，神経ブロック，自動運動や温熱療法などを行う．

(10) 拘縮

骨癒合を促すために安静を強いる際に起こるが，可能な範囲で固定時期から拘縮予防を行う必要がある．

(11) 外傷後関節症

関節内骨折で軟骨欠損や靱帯損傷が同時に起こると関節が不安定となり，将来的に変形性関節症に進行しやすい．

5) 骨折の診断

骨折の確定診断をするには，問診 (受傷の原因や既往歴の有無)，局所症状，皮下損傷や開放性骨折，神経麻痺や圧痛の有無，X線所見 (最低2方向での撮影を行い，読影を三次元で考える)，MRIやCTが必要である．

6) 骨折の治療方法

骨折の治療方法は，受傷現場から始まり，まず医療現場への搬送を安全に行うため

に，適切な救急措置（RICE 処置）を行う（Lecture 2〈p.17〉参照）．その後，診断が確定されれば，骨折治療の3つの原則である整復，固定，理学療法が行われる．

（1）整復

骨折部の転位を，可能な限り解剖学的位置に再建する．保存的（非観血的）整復と観血的整復がある．

（2）固定

固定方法には，外固定（**図8**），内固定（**図9**），創外固定がある．

a．外固定

体の外から骨折部の上下の関節を含めた固定を行う（2関節固定の原則）．包帯とアルミ板などの副子を用いた固定包帯法，ギプス包帯を用いたギプス固定法がある．

b．内固定

整復が困難な場合や不安定骨折の場合に，手術にて骨折部を固定する方法である．
内固定用固定材には，軟鋼線による締結，スクリューピンやプレートによる固定，髄内釘などがある（**図10**）．内固定は，早期固定が得られるため理学療法も早期に開始しやすい反面，術後感染や出血，偽関節などの二次的問題も生じやすくなる．

c．創外固定

骨折部の遠位と近位にキルシュナー鋼線やスクリューピンを体外から刺入し，連結した枠で固定する方法である（**図11**）．特に開放骨折の場合は易感染性のため，侵襲

RICE（Rest-Icing-Compression-Elevation；安静・寒冷・圧迫・挙上）処置

MEMO
保存的整復と観血的整復
前者は手術を行わずに治療することであり，後者は手術にて固定を行うことである．内固定を伴う場合は open reduction interal fixation（ORIF）とよばれている．保存的整復には徒手整復と牽引整復があり，徒手整復は腫脹が完成する前に行うのがよい（6時間以内）．麻酔下，X線透視下で行い，筋や靱帯を考慮し，粗暴な整復は避け，側方変位や回旋転位を残さないよう行う．牽引による整復は，徒手整復困難例や小児の整復後，手術の前処置として行われる．方法は持続的に牽引し整復する．このとき，安静期間が長いと牽引部に水泡，循環障害，感染，ストレスが起こりやすい．

外固定（external fixation）

内固定（internal fixation）

創外固定（external skeletal fixation）

キルシュナー（Kirschner）鋼線
ホフマン（Hoffman）法
イリザロフ（Ilizarov）法

CHS（compression hip screw；海綿骨螺子）

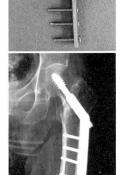

図8 外固定

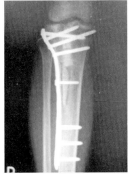

図9 内固定

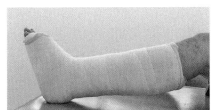
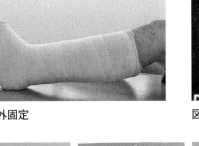
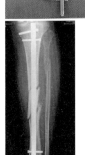
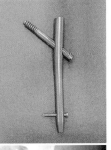
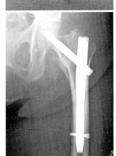

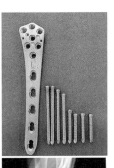
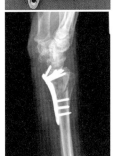
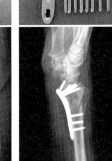
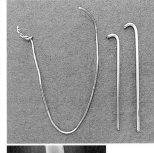
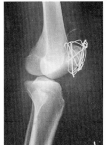
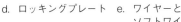

a．上はつば付CHS，
　下はCHS
b．髄内釘
c．ガンマネイル
d．ロッキングプレート
e．ワイヤーと
　ソフトワイヤー

図10 内固定用固定材

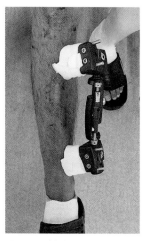

図 11　創外固定

脱臼（dislocation）

亜脱臼（subluxation）

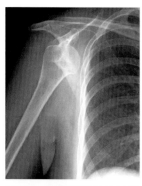

図 12　肩関節脱臼の X 線像
上腕骨頭が前方脱臼している．前方脱臼は，肩が 90°外転した状態で外旋や水平屈曲の強制，挙上をより強制されて起こる．これにより腱板や前方関節窩，関節包なども損傷している可能性が示唆される．

👁 **覚えよう！**
ギプス固定後，固定部以外の隣接関節の運動は推奨されているため，廃用症候群予防のためにも理学療法を行うべきである．

が少ない本法が用いられる．また，骨アライメントを二次的に修正できる利点もある．基本的な方法としてホフマン法，イリザロフ法がある

（3）理学療法

　骨折の理学療法は，廃用症候群などの二次的障害を最小にしながら，骨癒合が完成する前から医師の処方や指示に従い危険のない範囲で早期から行う．詳細については後述する．

2.　脱臼

　脱臼とは，関節包や周囲の靱帯が，外力によって損傷（後天性脱臼）したり，先天性に弛緩していることによって関節面の適合性がなくなった状態のことである（**図12**）．後天性の発生原因は，外力によって生理的な可動域を超える関節運動が起きると，関節を構成している関節包や周囲の靱帯が局所的に異常に引っぱられ，損傷する．先天性の場合は，炎症期以外は疼痛をあまり伴わないのが特徴である．

1）脱臼の分類

　①亜脱臼：関節面の一部接触が保たれている状態．
　②脱臼骨折：脱臼時に関節内に生じた骨折．
　③陳旧性脱臼：長期に整復されないまま続いた脱臼．
　④反復性脱臼：初回脱臼時に関節や軟部組織，関節包，靱帯に損傷が残り，以降，軽度の力で脱臼すること．
　⑤先天性脱臼：発育不全によって関節面の適合性がなくなった状態．炎症期以外は疼痛もあまり伴わない．

2）脱臼の整復と治療

（1）整復

　整復には徒手整復と観血的整復があり，前者は関節周辺組織の損傷が少ない場合に行われる．整復は早期が望ましく，新たな骨折を避けるために，無理に整復せず，麻酔を利用し，牽引力を用いて脱臼機転の逆方向に行う．後者は脱臼後 3 週間以上未整復の症例や血管損傷などの危険を伴う場合に行われる．

（2）固定

　損傷された関節周辺の組織は過度に引き延ばされ，腱などを断裂していることも少なくない．整復後は，組織修復目的に，安定日数といわれる約 3 週間を目安に安静を保つ．脱臼時に靱帯や腱の断裂を生じたり，関節包が破れていれば，腱や関節包をピンなどで固定，縫合する手術が追加される．

3）理学療法の注意点

　脱臼方向の運動については，再脱臼しないよう考慮し，制限しながら改善していく必要がある．将来，再脱臼しないよう，生活指導やスポーツ場面での動作指導や，先天性脱臼では不安定感を起こさないような歩行や生活指導を行う．

■参考文献
1) 金子和夫：外傷総論．井樋栄二ほか編．標準整形外科学，第 14 版．医学書院；2020．p.720-53.
2) 金子和夫：骨折・脱臼．井樋栄二ほか編．標準整形外科学，第 14 版．医学書院：2020．p.772-840.
3) 立野勝彦：骨折．奈良　勲監．標準理学療法学・作業療法学 整形外科学，第 1 版．医学書院；2004．p.96-101.

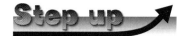

1. 開放骨折の分類

　開放骨折の場合，骨損傷に加え軟部組織の損傷の程度も評価する必要がある．開放骨折の分類ではガスティロ（Gustilo）分類（1990，図1）[1]がよく用いられ，ほかにも Tucherne 分類，Hannover fracture scale（HFS）などがある．

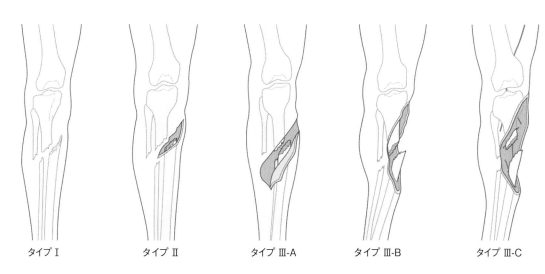

図1　開放骨折の分類（ガスティロ分類）
タイプⅠ：開放創が 1 cm 未満で，汚染を伴わないもの.
タイプⅡ：開放創が 1 cm 以上で，広範囲な軟部組織損傷や弁状創はなく，粉砕はあるが軽度なもの.
タイプⅢ-A：開放創の大きさに関係なく，広範な軟部組織の剝離や弁状創があり，軟部組織で骨折部が被覆可能.
タイプⅢ-B：骨膜に剝離が及び，広範囲の軟部損傷と著しい汚染のあるもの.
タイプⅢ-C：開放創の大きさに関係はなく，動脈損傷の修復まで要するもの.
（Gustilo RB：The Fracture Classification Manual. Mosby；1991. p.16[1]）

2. 小児骨折：成長軟骨損傷

　小児では，骨自体が成人とは異なるため，診断時や治療には注意が必要である．小児骨折の特徴は，骨癒合が早く，骨膜が厚く，骨形成が旺盛で，靱帯損傷や脱臼が起こりにくいなどがある.

　成長軟骨板は，身長が完成する前の小児の骨端部にみられ，ここに損傷が起こると成長障害や変形の原因になる危険性がある.

　小児骨端損傷の分類はソルター・ハリス（Salter-Harris）の分類が用いられ，大きく5つに分けられる（図2）[2].

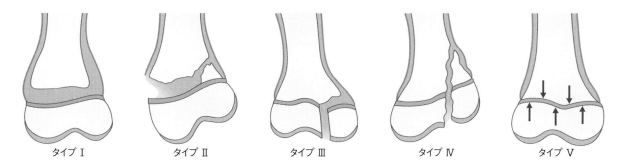

図２　小児骨端損傷の分類（ソルター・ハリスの分類）
タイプⅠ：成長軟骨板の完全分離で，骨折はなし．幼少児に多い.
タイプⅡ：頻度が高く，成長軟骨板の分離と骨幹端の三角骨片を伴い，年長児に多い.
タイプⅢ：タイプⅡとは異なり，成長軟骨分離と骨端骨折，関節内骨折を伴う.
タイプⅣ：関節面から成長軟骨板を超え，骨幹部にまで及ぶ縦方向の骨折で，手術療法が行われる.
タイプⅤ：骨軸方向に圧挫されたもので，転位はしていないが，圧迫により成長障害や変形に至り，予後不良である.
（Salter RB, et al.：J Bone Joint Surg Am 1963；45：587-622[2]）

3. よくみられる脱臼

1) 肩関節脱臼

外傷性脱臼のなかで最も多く，脱臼例の約半数を占め，習慣性肩関節脱臼になりやすい．運動が許可されるまで脱臼方向の運動は控える．前方脱臼の場合には結髪動作（後頭部を触る動作）と投球動作を控える．

2) 肩鎖関節脱臼

転倒した際に下側の肩にねじれが加わると，烏口鎖骨靱帯断裂を伴い，肩峰が下方に脱臼する．柔道やラグビーなどのコンタクトスポーツで多く，鎖骨端の上方突出がみられ，ピアノキーサインとよばれる特徴的な症状を示す．ピアノキーサインは，肩鎖関節の亜脱臼や脱臼により鎖骨遠位端が上方に突出し，これを手指で下方に圧迫すると簡単に整復位にでき，圧迫をやめると元の脱臼位へ戻る徴候である．時に，疼痛を伴う場合もある．整復後は3週間の固定を行い，それまでは鎖骨回旋の伴わない範囲内で挙上運動程度とする．

3) 肘内障　（図3)[3]

2～6歳の小児にみられ，急に手を引く動作やねじり動作（転倒しそうになった小児を親が引き上げる動作）で生じる（前腕回内位での牽引）．症状は疼痛が主で，肘を軽度屈曲位にし，前腕の回外制限が強い．X線所見では正常で，腫脹や変形もみられないが，これは輪状靱帯の移動や滑膜や関節包の一部が腕橈尺関節に嵌入することで起こるためである．この脱臼は，再脱臼を繰り返すことがある．

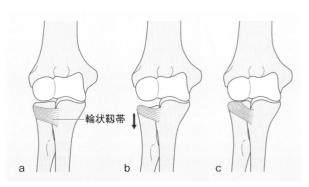

図3 肘内障の病態
a. 正常の状態．
b. 末梢方向への牽引により菲薄な輪状靱帯末梢部が断裂し，橈骨上腕関節方向に脱転する．
c. 牽引力が消失した後，輪状靱帯は嵌頓する．
（伊藤恵康：最新整形外科学大系14 上腕・肘関節・前腕．中山書店；2008. p.249-52[3]）

4) 環軸関節亜脱臼

関節リウマチに多く，環軸横靱帯の弛緩や歯突起の侵食により，前方や後方への亜脱臼や，圧潰による垂直性亜脱臼などを生じる．著しい後頭・頸部痛や頸部運動制限，軋音や脊髄圧迫症状，まれに延髄圧迫や椎骨脳底動脈不全症状がみられる．なお，垂直性亜脱臼の治療は，慢性かつ進行性であるため，頸椎カラーならびに中枢神経症状が顕著な場合には，手術療法で対応する．下位頸椎含め，多椎が前方にすべると，段はしご状変形という．同様に脊髄症状が起こると固定術や除圧術が行われる．

5) 発育性股関節形成不全

出生の前後に大腿骨頭が関節包から脱臼している状態や，発育過程で脱臼をきたすとされる亜脱臼を呈する臼蓋形成不全もこれに含まれる．発生率は0.1～0.3%で，圧倒的に女性，初産時に多い．主症状は長距離歩行時の疲労感や違和感程度で，治療は保存的治療が多く，牽引や徒手整復が行われる．変形が高度となった場合には，変形を矯正するためのさまざまな骨切り術や臼蓋形成術が行われる．また，老化とともに変形股関節症へと進行すると，機能障害やADL制限がみられ，重度となれば人工股関節置換術（Lecture 10〈p.98〉参照）も行われる．

■引用文献

1) Gustilo RB：The Fracture Classification Manual. Mosby；1991. p.16.
2) Salter RB, et al.：Injuries involving the epiphyseal plate. J Bone Joint Surg Am 1963；45：587-622.
3) 伊藤恵康：肘内障．高岸憲二，三浪明男編．最新整形外科学大系14 上腕・肘関節・前腕．中山書店；2008. p.249-52.

■参考文献

1) 最上敦彦：開放骨折の疫学と病態．Orthopaedics 2009；22：1-8.
2) 金子和夫：骨折・脱臼．井樋栄二ほか編．標準整形外科学，第14版．医学書院；2020. p.772-840.

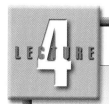

骨折と脱臼（2）
実習：評価と治療

到達目標

- 骨折や脱臼の理学療法評価について理解する．
- 上肢骨折患者の理学療法の流れを理解する．
- 下肢骨折患者の理学療法の流れを理解する．
- 上・下肢骨折患者の ADL 指導について理解する．
- 脱臼患者のリスク管理について理解する．

この講義を理解するために

　この講義では，骨折と脱臼の評価と理学療法について学びます．骨折や脱臼を評価・治療する際には，抵抗をかける部位や禁忌となる運動方向，荷重制限などを考慮する必要があります．そして，上・下肢骨折における理学療法の流れを知り，どのようなことを行うのか，リスク管理としてなにを注意するのか，ADL に関して指導すべき事項について整理しましょう．

　また，脱臼患者のリスク管理について学びましょう．

　骨折と脱臼について学ぶにあたり，以下の項目をあらかじめ学習しておきましょう．

- □ 問診，視診，触診，関節可動域検査，徒手筋力検査など，骨折と脱臼に必要な評価学について学習しておく．
- □ 骨折や脱臼の病態について学習しておく．
- □ 松葉杖の歩行様式や移乗介助の方法について，ADL 指導を学習しておく．

講義を終えて確認すること

- □ 骨折と脱臼の理学療法評価について理解できた．
- □ 上肢骨折の理学療法について流れとリスク管理を理解できた．
- □ 下肢骨折の理学療法について流れとリスク管理を理解できた．
- □ 上・下肢骨折患者の ADL 指導について理解できた．
- □ 脱臼患者のリスク管理について理解できた．

1. 骨折と脱臼の評価と理学療法

　骨折の評価や理学療法を行う場合には，骨折部に過度のストレスをかけないよう配慮しながら，動かすことの可能な範囲から機能回復を図り，かつ二次的に起こりうる合併症を予想して進める．

　そのためには，情報収集や画像評価，検査・測定を的確に行い，Lecture 3 (p.25)で述べた合併症などのリスクを考慮しながら理学療法を提供する必要がある．

　脱臼の場合には，受傷と同時に強制的な負荷が関節にかかるため，筋腱や関節包などには，少なからず機能障害が生じている．そのため，評価や理学療法を行う際には，関節可動域制限や筋力低下だけではなく，痛みや不安定性が出現しやすいこと，これらの機能障害の軽減を考えつつ，脱臼方向の運動を制限し，最終的に脱臼前の状態に近づけることが大切である．

　骨折や脱臼が起こると，ADL も著しい低下をきたすため，再転倒の予防を考慮した生活指導を行う．また，競技復帰を考えるのであれば，禁忌肢位を踏まえたパフォーマンス指導，先天性の場合は疼痛増悪や不安定感を起こさないような指導が必要となる．

1) 骨折と脱臼の評価

(1) 問診

　問診では，①受傷日や受傷機転，②年齢・性別，③利き手，④全身もしくは局所損傷の有無，⑤治療上不利となるような既往歴や骨粗鬆症，内科的な合併症の有無，栄養状態，⑥主訴や疼痛の有無，などを把握する．

(2) 視診

　①創部や皮膚の状態（色調），②浮腫・腫脹の程度，③筋萎縮や肥大の有無，を確認する．また，④アライメントや変形の有無，も確認する．皮下出血（**図 1**）の場合，重力の影響により出血は骨折部よりも下方に広範囲にみられる場合もあるため，注意が必要である．

(3) 触診

　①皮膚の温度や柔軟性，②炎症症状，③筋緊張，などを確認する．炎症や疼痛が強い場合には，リラクセーションが困難になるため，触り方にも注意が必要となる．

(4) 形態測定

　周径は，筋萎縮や腫脹，浮腫の程度を把握するために重要である．下肢骨折の場合は特に下肢長が重要で，転位すれば短縮し，跛行に大きくかかわる．再骨折の早期発見のためにも定期的に測定を行う．

(5) 疼痛評価

　疼痛は訴えの多い症状である．安静時（夜間時），運動時，荷重時における痛み，圧痛や叩打痛などから，痛みの範囲や強度，持続時間や日内変動，再現性を確認する．また，主観的な評価のみでなく，VAS や NRS を用い，段階づけを行うとよい．

(6) 感覚検査

　骨折時や手術後のポジショニングなどにより末梢神経損傷を合併することがあるため，骨折部以遠の感覚検査を行い，確認する．

(7) 関節可動域検査

　可動範囲の角度のみを知るのではなく，制限因子や，疼痛もしくは異常音の有無，エンドフィール（運動終末感）を調べる．

MEMO

他部門からの情報収集
①医師：治療方針，離床や荷重開始の時期，整復状態（骨折部の安定性やアライメント），禁忌事項（運動方向や負荷量，内科的リスク），長期目標の設定，合併症を確認しておく．
②看護師：日々のすごし方やADL，栄養状態，服薬状況を確認する．
③ケアマネジャーや家族：受傷前の生活行動範囲や社会的支援を確認する．

ADL (activities of daily living；日常生活活動)

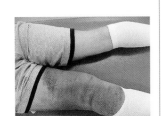

図 1　皮下出血（大腿骨骨幹部骨折例）

VAS (visual analogue scale；視覚的アナログ目盛り法)

NRS (numerical rating scale；数値的評価スケール)

VAS, NRS については Lecture 2 (p.14) 参照．

関節可動域検査 (range of motion test：ROM-t)

エンドフィール (endfeel) については Lecture 2 (p.16) 参照．

（8）徒手筋力検査

　骨折部が安定していない早期は骨癒合が不十分であり，積極的な徒手筋力検査は再骨折の危険を伴うため控える．しかし，隣接関節や非罹患側の徒手筋力検査は必要で，この場合は骨折部の遠位に抵抗をかけないよう配慮し，筋力に加え収縮時間も確認する．

（9）ADL 評価

　ADL 評価はそれぞれの動作ができるか否かではなく，代償運動の有無や遂行時間，安全さ，持久力なども確認する．また，人工骨頭置換術例では脱臼肢位が存在するため，動かしてはならない方向の動作は避けるよう評価や指導しなければならない．

2）骨折と脱臼の理学療法

　骨折の理学療法では，主に関節可動域運動や筋力増強トレーニング，歩行をはじめとした ADL トレーニング，ならびに必要に応じて物理療法や装具療法を併用して行う．また，患者の意欲向上や不安を解消するために，トレーニングの目的や禁忌事項について説明を加えることも忘れてはならない．

　脱臼では，関節構成体や周辺の筋に過度なストレスが加わっているため，受傷早期は再脱臼しやすく注意が必要である．そのため，脱臼方向の理解は重要で，脱臼した関節運動への他動運動（伸張運動）は控えるほうがよく，また，疼痛による防御収縮の起こらない程度に，自動介助運動，自動運動から行う．

2. 理学療法の実際：上肢骨折

1）上肢骨折：肘関節内骨折　（図2）

　肘関節部に直接外力がかかり生じる骨折で，転倒などで起こる．脱臼を伴って骨折する場合も少なくない．固定性がよければ早期から関節可動域運動が可能であるが，粉砕型や不安定な場合は，数週間固定してから開始される．

2）理学療法評価

①上肢長：上肢長（肩峰～橈骨茎状突起までの長さ），上腕長，前腕長
②周径：上腕周径，前腕周径
③疼痛評価：安静時，運動時について，VAS や NRS を用いて把握する．
④感覚検査：尺骨神経をはじめ，感覚異常がないか確認する．
⑤関節可動域検査：骨折部に注意しながら測定する．
⑥徒手筋力検査：骨癒合の有無に注意しながら抵抗をかける．握力測定も行う．
⑦ ADL 検査：リーチ動作を確認しておくとよい（額，鼻，口，首，耳，後頭部，腰背部など）．

3）関節可動域運動

　関節可動域運動は，骨折後の外固定や手術，安静により生じた循環不良，腫脹や筋の短縮を改善する目的で行う．骨折や脱臼部に影響のない運動方向より開始し，自動介助運動→自動運動→他動運動（伸張運動）の順で行うが，防御収縮がある場合はリラクセーションから導入するとよい．

（1）肘関節伸展のリラクセーション

　手術を行った上下肢は，力を抜くことが困難なため，リラックスさせるために把持方法を工夫する．できるだけ接触面を大きくとってリラクセーションを行う（図3）．

（2）肘関節屈曲の自動介助，自動運動

　前腕骨近位部に骨折があると考え，肘関節の屈曲運動を行う．前腕部の骨折部を保護するように把持し，末梢部に抵抗をかけすぎないように注意する（図4）．

徒手筋力検査（manual muscle test：MMT）

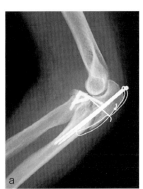
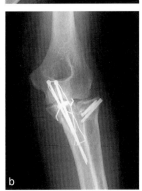

図2　肘関節内骨折
a. 側面像，b. 正面像．
尺骨側は2本のキルシュナー鋼線とソフトワイヤーを使用し固定（引き寄せ締結法），橈骨側は螺子固定をしている．

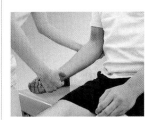

図3　肘関節伸展のリラクセーション

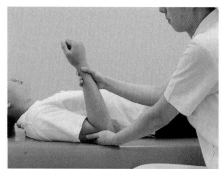

図4 肘関節屈曲の自動運動

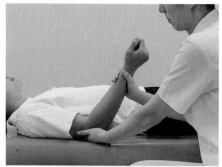

図5 肘関節伸展の自動抵抗運動

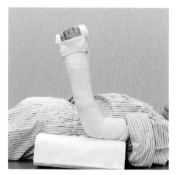

図6 握力強化

MEMO

筋力増強トレーニングの際には, 栄養状態や炎症傾向などの生化学検査データの確認を行う.

気をつけよう！

高齢者や虚弱者は立ち上がりの際に手で支持して荷重をかけて行うことが多いため, 上肢骨折の際には注意が必要である.

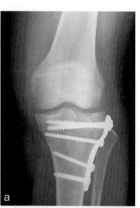

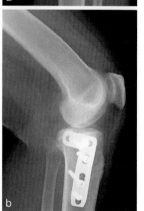

図7 脛骨近位端 (高原) 骨折

a. 正面像, b. 側面像.
ここでは, コンディラープレートと螺子5本を用いて固定している. 螺子の方向は, 骨折線を引き寄せるように固定し, 螺子の数が多いほど骨折部が複雑であることを示す.

4) 筋力増強トレーニング

筋力増強トレーニングは, 罹患側の筋力維持と増強, 骨折部の血流改善, ならびに非罹患側の廃用性筋力低下の予防を目的に行われる. 関節可動域運動と同様, 骨折や脱臼部に影響のない抵抗量と骨折部を固定することに注意する. 筋力低下が著明で自動運動が困難であれば, 自動介助運動より開始する.

(1) 肘関節屈曲・伸展の抵抗運動

関節可動域運動と同様に把持し, 抵抗運動で行う. ただし, 抵抗をかけるのは近位部とし, 骨折部は手掌面で保護するか, ベッド上に置くようにし, 過度な負荷がかからないよう配慮する (**図5**).

(2) 握力強化

骨折によりギプス固定されている場合, 同側の使用頻度が顕著に減る. それに伴い末梢の関節運動や使用頻度が減り, 手指の可動性や握力の低下が生じるため, 筋力の維持を目的に行う (**図6**).

5) ADL トレーニング

上肢骨折では, 顕著にセルフケアが制限されるため, 更衣や食事などの自助具や代償方法の指導も併用しながら, 機能改善に努める.

3. 理学療法の実際：下肢骨折

1) 下肢骨折：脛骨近位端 (高原) 骨折 （図7）

事故や転倒により膝関節部に外力が加わり, 大腿骨と脛骨顆が衝突して骨折する. この骨折は内側側副靱帯断裂や十字靱帯断裂を合併する場合があり, 骨折線が関節面に及ぶと将来的に変形性膝関節に移行する場合がある. そのため全荷重が許可されても疼痛が増強する場合があり, 注意が必要である (Step up 〈p.39〉参照).

2) 理学療法評価

①下肢長：棘果長, 臍果長, 転子果長, 大腿長, 下腿長

②周径：大腿周径, 下腿周径

③疼痛評価：VAS や NRS を用いて段階づけを行う.

　例) 安静時, 運動時, 荷重時

④感覚検査

⑤関節可動域検査：骨折部に注意すること. また, 膝蓋骨の動きも確認する.

⑥徒手筋力検査：骨癒合の有無に注意して抵抗をかける.

⑦ADL 検査：寝返り, 起き上がり, 立ち上がり, 片足立ち, 移乗など起居動作を中心に確認する. 歩行では, 免荷の場合は荷重をかけていないかを注意する.

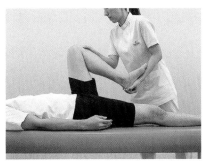

図8　股・膝関節屈曲運動

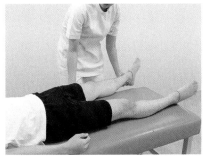

図9　股関節内外転運動

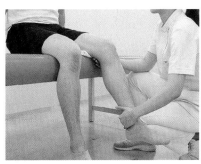

図10　膝関節屈曲のリラクセーション

3）関節可動域運動

　術後での下肢の関節可動域運動では，筋力低下や腫脹から患者自身による自動運動は困難となり，下肢自体が重く感じることも少なくない．そのため，上肢同様，痛みや不安を訴えないような速度で運動を行うことが必要である．

（1）股・膝関節屈曲伸展の自動介助運動

　膝関節にストレスをかけないよう，理学療法士は下肢全体を包み込むように把持するとよい（図8）．

（2）股関節内外転の自動介助運動（図9）

　膝関節に側方ストレスをかけないよう，骨折部を挟むように把持するとよい．

（3）膝関節屈曲のリラクセーション（図10）

　疼痛が生じないよう両手で包み込むように把持し，重力を利用してゆっくりと屈曲させる．

（4）足関節のパンピング（カフパンピング）

　足関節底背屈自動運動（カフパンピング）は深部静脈血栓症の予防に重要である．術後早期から開始できる運動の一つのため，積極的に行う（図11）．

4）筋力増強トレーニング

　下肢骨折の場合，術後早期は自動運動が困難となり，関節可動域運動をかねた筋力増強トレーニングとして自動介助運動から開始することが多い．このとき，股関節は自動運動，膝関節は安静のため等尺性運動のみ，足関節は自動抵抗運動のように，各関節ごとに行える運動も異なる．骨折部位の確認と禁忌事項について，医師に確認する必要がある．

（1）マッスルセッティング

　等尺性運動は術直後から開始でき，臥床したまま行える有効な方法としてパテラセッティング（図12）がある．これは膝関節を床に押し付けるようにさらに伸展運動を行うもので，膝蓋骨が滑動する程度まで行うと，膝周囲の癒着を防げる．ただし，疼痛が伴う場合や伸展自体が困難な場合も多いため，疼痛のない範囲から段階的に行う．このとき，両大腿間にボールを挟むと内転筋も同時に鍛えることができる．

（2）股・膝関節屈曲伸展の抵抗運動

　理学療法士は骨折部と下肢全体を包み込むように把持するか，足底に前腕部を当て，蹴る感覚を得るように行うと荷重感覚も学習できる．後者は荷重量との兼ね合いがあり，免荷時期は，抵抗量に気をつける（図13）．

（3）股関節内外転の抵抗運動

　関節可動域運動と同様に膝関節周囲を挟んで大腿部と下腿部を把持し行う．このとき抵抗運動は，骨折部よりも近位で行う．

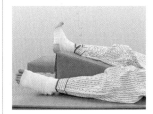

図11　足関節のパンピング

パンピングは足関節ではカフパンピングとよばれ，足関節をゆっくり大きく底背屈させる．このとき足趾の動きの確認も忘れずに行う．

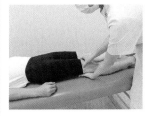

図12　マッスルセッティング

マッスルセッティングの伸展運動をイメージしにくい場合は，膝下に理学療法士の手やタオルを入れて行うとよい．

マッスルセッティング（muscle setting），パテラセッティング（patella setting）
マッスルセッティングとは，関節を動かさないで筋を収縮させる運動である．そのうち，大腿四頭筋に対して行う方法を特にパテラセッティングという．

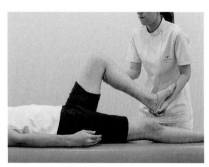

図13 股・膝関節伸展運動

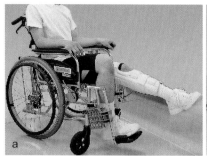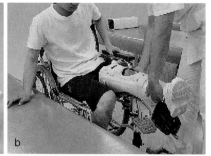

図14 エレベーター式車椅子 (a)，エレベーター式車椅子の移乗 (b)

MEMO
エレベーター式車椅子
膝を曲げられない例や下垂位で
うっ血する例に用いる車椅子であ
る．ただし，この車椅子から移乗
する際には，はね上げ式アームレ
ストのほうが楽に動ける（図14）．

MEMO
両松葉杖歩行で安定性が得られ
ない場合，ピックアップ歩行器を
利用すると比較的恐怖感が少な
く行える（写真）．

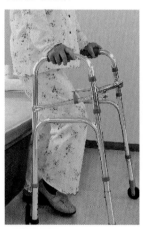

MEMO
松葉杖や杖の先ゴムは床面が濡
れるとすべりやすいため，洗面や
浴室，雨の日の外出は注意する
ことを使用者に伝えておくことも
必要である．

閉鎖性運動連鎖
（closed kinetic chain）

MEMO
ランジ動作
足部を前や側方に踏み出し，出
した側の足部に十分に荷重しな
がら膝で緩衝し，元に戻すまでの
動作である．

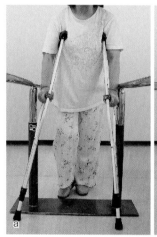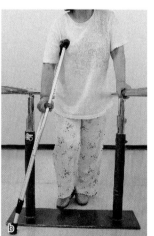

図15 松葉杖での負荷歩行

5) ADL（荷重）トレーニング

下肢の受傷直後は，膝関節伸展位で固定されたうえ，骨折部も免荷となるため，歩行は不可能となり，立ち上がり方法や車椅子移乗さえも顕著に制限される．

(1) 免荷期

歩行が困難な場合はエレベーター式車椅子（図14）を使用して離床を促す．また，非罹患側での支持が可能な場合は，歩行補助具を用いた免荷歩行トレーニングや移乗トレーニングを行い，早期に移動や座位が可能となることを目指す．

松葉杖の処方と免荷歩行トレーニングを行う場合，平行棒内から松葉杖トレーニングを行う（図15a）ことがある．しかし，これは基底面がとりにくく，逆に不安定性を増したり杖先をひっかけたりするため，危険を伴う．この場合は，片方のみ松葉杖を使ったり（図15b），平行棒の外に出て平行棒と片松葉杖で練習するとよい．

(2) 荷重期

骨癒合が進み部分荷重が許可されると，体重計などを用いて荷重量（部分荷重）トレーニングを段階的に増やす（図16）．また，歩行や持久力の改善が得られると，階段昇降などの応用動作トレーニングも必要となる．

a. 1/3荷重，1/2荷重トレーニング

最初は目盛（荷重量）を確認し行い，目盛を見ずに指定された荷重が頻回行えるようになれば，部分荷重歩行を許可する．

b. 閉鎖性運動連鎖のトレーニング

閉鎖性運動連鎖とは運動する関節のうち遠位関節の動きが外力で固定されているもので，荷重位のような運動様式のことである．ハーフスクワット（図17a），つま先立ち（図17b）は1/2荷重で，全荷重になればランジ動作（図17c）などが行え，疼痛に配慮しながら練習する．

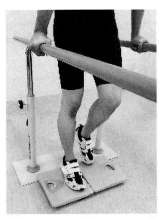

図16　部分荷重トレーニング

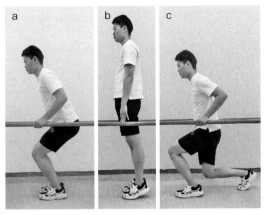

図17　閉鎖性運動連鎖のトレーニング
a.　ハーフスクワット，b.　つま先立ち，c.　ランジ動作：立位から一歩前に踏み込み静止した後，立位へと戻る運動．

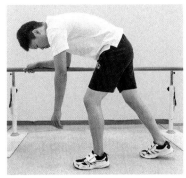

図18　コッドマン体操

4. 理学療法の実際：肩関節脱臼

1）脱臼

　脱臼では，関節構成体や周辺の筋に過度なストレスが加わっている．受傷早期は再脱臼しやすいため注意が必要である．

2）関節可動域運動

　脱臼方向の理解は重要で，脱臼した肢位の関節運動（伸張運動）は控えるほうがよい．また，疼痛があれば，防御収縮の起こらない程度に自動運動，自動介助運動，他動運動を組み合わせて行う．

（1）コッドマン体操（図18）

　重力を用いた関節可動域運動で，リラクセーション目的に行い，体幹前屈しながら上肢の重さを利用して肩関節の可動域を改善する．肘の伸展制限がある場合や疼痛を伴う場合は，三角巾をつけたまま行うとよい．

（2）三角巾の装着（図19）

　後頸部に結び目があると疼痛を生じやすいため，注意が必要である．

3）筋力増強トレーニング

　脱臼において，握力強化や手のパンピング，等尺性収縮は骨折と同様に早期から行える．痛みが軽減すれば段階的に自動運動や抵抗運動を加えて行う．特に脱臼の理学療法では脱臼方向と相反する運動に関与する筋力増強トレーニングが再脱臼の予防になるため，関節の安定性を考えると非常に重要である．

4）ADL指導

　肩関節では投球動作での脱臼が多く，同様の動作となる髪を触る（結髪）動作は再脱臼の予防のため控える．肘関節脱臼では過伸展での脱臼が多いため，伸展・外反位での動作は，注意が必要である

5. その他の理学療法

1）装具療法

（1）免荷装具

　大腿や下腿骨骨折で全荷重時期が遅れる場合，坐骨や膝蓋腱部で支えることにより骨折部の免荷のできる装具を処方し，早期歩行を目指す（図20）．

コッドマン（Codman）

①三角巾を用意し二つ折りにし，端を結んでおく．

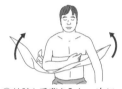

②前腕と手背を入れ，次に三角巾の左端は左腋窩に通す．

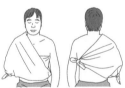

③左右の端を後頸部を外して，後方で結ぶ（写真）．

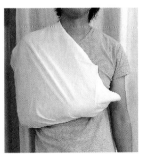

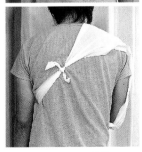

図19　三角巾の装着

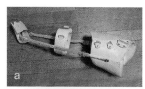

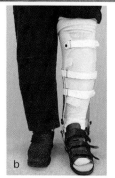

図20 坐骨免荷装具 (a)
　　　 と PTB 免荷装具
　　　 (b)

📝 **MEMO**

坐骨免荷装具
股関節, 大腿部, 膝関節の骨折
を可及的に免荷するもので, 坐
骨結節で体重を支えるもの.

📝 **MEMO**

PTB (patellar tendon weight bearing) 装具
膝関節, 下腿, 足関節部の骨折
を可及的に免荷するもので, 膝
蓋腱で体重を支えるもの.

📝 **MEMO**

ファンクショナル装具
骨癒合が不十分であっても, 関
節可動域や筋力の改善が可能
であったり, 部分荷重が許可され
る際に, 骨折部が転位しないよう
に保護するものである.

経皮的通電神経刺激療法
(transcutaneous electrical nerve stimulation : TENS)

治療的電気刺激法 (therapeutic electrical stimulation : TES)

持続的受 (他) 動運動 (continuous passive (active) motion : CP〈A〉M)

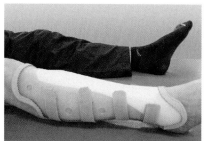

図21 ファンクショナル装具

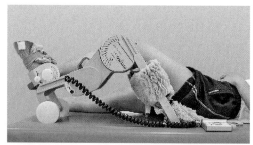

図22 機器を利用した関節可動域運動

(2) 機能装具

　骨癒合が遅延している際, 外固定に用いるギプスのようにプラスチック製の装具
(ファンクショナル装具) を装着することで, 骨折部を保護する. この装具により,
骨癒合が遅延していてもある程度の理学療法が行える (**図21**).

2) 物理療法

(1) 超音波療法

　浮腫や組織伸張性改善, 炎症・創部治療, 骨癒合促進に用いる.

(2) 寒冷療法

　トレーニング前後の炎症症状の軽減を目的に, アイスパックやアイシングを行う.

(3) 温熱療法

　循環改善, 組織伸張性の改善, 疼痛軽減に用いる. しかし炎症期は使用できないた
め, 注意が必要である.

(4) 電気刺激療法

　疼痛の軽減, 筋力低下の予防目的に行われ, 経皮的通電神経刺激療法や治療的電気
刺激法が用いられる.

3) 持続的受 (他) 動運動

　持続的受 (他) 動運動は機器を利用した運動で, 術後早期から開始でき, 臥床した
まま, ゆっくりと反復運動をしながら設定した角度の関節可動域運動が行えるため,
疼痛が出現しにくいとされる (**図22**). 一般には膝関節がよく用いられるが, 肩や肘
関節専用などもある.

　ただし, 装着時にアライメントを確認して設定しなければ, 疼痛や再骨折の原因と
なるため, 下肢の長さや膝関節軸を正しく設定するよう, 注意が必要である.

■**参考文献**

1) 曽我文明ほか：下腿部骨折. 石川　肇ほか編. 図解 理学療法技術ガイド, 第4版. 文光堂；
　 2014. p.813-8.
2) 小山貴之：骨・関節疾患の理学療法. 柳沢　健編. 整形外科系理学療法学4, 第1版. メジカル
　 ビュー社；2009. p.10-31.
3) 森田定雄ほか：骨折：下肢. 関節外科 2010；29 (4月増刊号)：180-91.
4) 沖本信和：肘頭骨折. 江藤文夫ほか監. 骨折の治療とリハビリテーション. 南江堂；2002.
　 p.109-18.
5) 立花　孝：反復性肩関節部前方脱臼. 石川　肇ほか編. 図解 理学療法技術ガイド, 第2版. 文
　 光堂；2001. p.744-7.

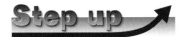

1. 肘関節骨折の理学療法の流れ（図1）

　肘関節骨折の場合，ギプス固定である安静期，ギプス除去後の回復期（仮骨の有無），退院に向けた社会復帰期に大別して考える．

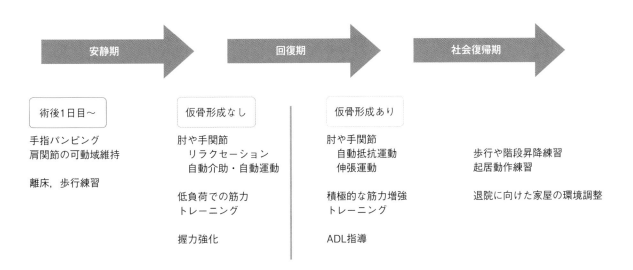

図1　肘関節骨折の理学療法の流れ
肘関節骨折は関節内骨折で脱臼を伴うことも少なくない．そのため，関節可動域制限が起こりやすく，骨折部を保護しながら可及的に関節可動域運動を行うように注意する．

2. 脛骨近位端（高原）骨折の理学療法の流れ（図2）

　脛骨高原骨折の場合，術後抜糸までの急性期，免荷状態と部分荷重がある回復期，退院に向けた社会復帰期に大別して考える．

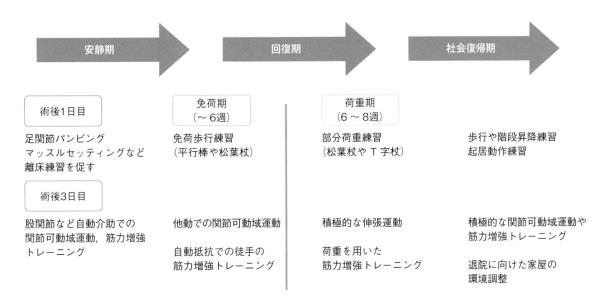

図2　脛骨近位端骨折の理学療法の流れ
脛骨近位端骨折は靱帯損傷や軟骨損傷を合併していることも少なくない．そのため，関節を保護しながらの関節可動域運動を行い，荷重により疼痛が出現したり膝関節に不安定感を訴えることがあるため注意する．

3. 骨折の超音波治療

　遷延性の骨折や偽関節の治療では，超音波骨折専用治療器が推奨されている．このうち，低出力パルス超音波療法は非温熱下で行うもので，骨癒合促進効果があるといわれているが，手術を要した四肢長管骨の骨折（術後3か月以内）や受傷後3か月以上たっても骨癒合が得られない難治性骨折（受傷後3か月以降から最長1年間）のみが適応となる．日本では，オステオトロン®（伊藤超短波，図3）やセーフス®（帝人，図4）といった製品が認可されている．

　この治療器の推奨照射条件は，出力が30 mW/cm² で，基本的に浅層骨折には癒合効果があるといわれており，大腿骨骨幹部骨折のような深部に効果を得るのは難しい．また，理学療法士が用いる超音波治療器では1 MHzと3 MHzの出力調節ができる（表1）[1]．超音波骨折専用治療器を使用する際には，表1を参考に軟部組織の伸張性を高められる温熱作用時はSATP（spatial average temporal peak；空間平均時間ピーク値），骨癒合効果がある非温熱作用時はSATA（spatial average temporal average；空間平均時間平均値）で設定する．これは設定値が限定しているため使用も簡便である．

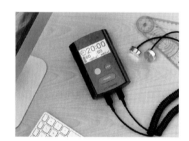

図3　オステオトロン®

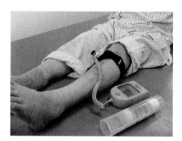

図4　セーフス®

表1　超音波骨折専用治療器と超音波治療器

設定条件	超音波骨折専用治療器 セーフス®，オステオトロン®	超音波治療器（物理療法機器）
治療目的	難治性骨折超音波治療法	理学療法（非温熱作用）
治療開始時期	遷延性骨折・偽関節診断後	骨折の急性症状緩和後
周波数	1.5 MHz	1 MHz・3 MHz
半価層値*	15.3 mm	23 mm・7.6 mm
出力（SATP）	0.161 W/cm²±30%	0.15～0.5 W/cm²
出力（SATA）	30 mW/cm²	30～100 mW/cm²
ビーム不均等率	4：1以下	4：1以下
照射時間率	20%	20%
照射法	固定法	移動法（1 cm/秒；回転法/ストローク法）
治療時間	20分間/日・毎日	15～20分間/日
使用条件	患者に貸し出す	療法士により理学療法室で実施する
特徴	・設定値が限定しているので安全 ・退院後も家庭で使用可能	・使用に際して，医師の判断 ・深部の骨折に対応可能 ・出力設定が可能

*半価層値：設定出力強度が1/2になる深さ．
（杉元雅晴：関節外科 2010；29〈4月増刊〉：43-52[1]）

■引用文献

1）杉元雅晴：運動器疾患に対する物理療法の原理と指導法．関節外科 2010；29（4月増刊号）：43-52.

■参考文献

1）稲岡忠勝：下肢骨折の理学療法のための検査・測定のポイントとその実際．理学療法 2004；21（1）：116-21.
2）沖本信和：肘頭骨折．江藤文夫ほか監．骨折の治療とリハビリテーション．南江堂；2002．p.109-18.

LECTURE 4

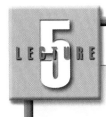

骨折と脱臼（3）
高齢者の四大骨折
—橈骨遠位端骨折，上腕骨近位端骨折

到達目標

- 高齢者の運動特性について理解する．
- 橈骨遠位端骨折の病態と発生機序について理解する．
- 橈骨遠位端骨折の分類と代表的治療について理解する．
- 上腕骨近位端骨折の病態と発生機序について理解する．
- 上腕骨近位端骨折の分類と代表的治療について理解する．

この講義を理解するために

　この講義では，高齢者の運動特性について学習し，高齢者の四大骨折のうち上肢の骨折である橈骨遠位端骨折，上腕骨近位端骨折の病態，発生機序，分類について学びます．

　またこれらの骨折の代表的な治療法（保存的・観血的治療）を理解し，理学療法を行ううえで必要な知識を学びます．

　高齢者の四大骨折を学ぶにあたり，以下の項目をあらかじめ学習しておきましょう．

　　□ 骨折の分類や骨癒合を学習しておく．

　　□ 加齢による身体特性・運動の変化を学習しておく．

　　□ 前腕，上腕骨の解剖学，運動学を学習しておく．

　　□ 橈骨遠位端骨折，上腕骨近位端骨折を学習しておく．

講義を終えて確認すること

　　□ 高齢者の運動特性について説明できる．

　　□ 橈骨遠位端骨折の病態や分類について理解できた．

　　□ 橈骨遠位端骨折の代表的治療について理解できた．

　　□ 上腕骨近位端骨折の病態や分類について理解できた．

　　□ 上腕骨近位端骨折の代表的治療について理解できた．

MEMO

高齢者の歩行は，前傾・小股の歩行を呈する．歩行様式で考えると踵接地時の背屈角度の減少，足尖離地時の足関節底屈と股関節伸展角度の減少，遊脚期の股関節や膝関節の屈曲角度の減少がみられ，膝関節伸展や足関節底屈筋力の低下により立脚期が大幅に短縮する．また，片脚立位時間が顕著に減少するため，転倒を回避するためにすり足や両足を広げた歩行を呈する．

MEMO

ロコモティブ症候群（locomotive syndrome）
加齢により運動器障害が起こり，移動能力が低下した結果，要介護状態となる危険性が高い状態をロコモティブ症候群という．ロコモティブ症候群は広義概念であるが，運動機能の低下をきたす疾患が存在し，さらに日常生活自立度（Lecture 7 Step up〈p.72〉参照）でJもしくはAランクに該当するものを運動器不安定症（musculoskeletal ambulation disability symptom complex：MADS）とよんでいる．

ADL（activities of daily living；日常生活活動）

MEMO

高齢者の転倒発生率は地域で生活している高齢者の1～2割とされ，80歳を超えるとその率は2倍に上がるといわれている．

気をつけよう！

高齢者の理学療法では，一般の骨折評価に加え，呼吸・循環機能や精神・認知面，栄養状態，視力・聴力評価やバランス評価などを統合的に行う必要がある．また，社会面の情報として，介護保険の情報や自宅への受け入れ状況，家屋構造などの把握も重要となる．

1．高齢者の運動特性

高齢者になると筋萎縮や，筋力，骨関節，呼吸器系，循環器系，神経系などあらゆる機能の低下が起きる．そのため，歩行速度が低下し，片足支持が困難になり，バランス能力が低下し，すり足などの特徴的な歩行がみられ，体力の低下を引き起こす．

高齢者の理学療法では，全身性に廃用症候群が起こりやすく，要介護状態の危険性があるロコモティブ症候群や寝たきりになりやすい点，ADLが獲得できないと生命予後不良にもかかわることを考慮し，骨折前のADLを参考に早期離床・早期歩行を考える必要がある．以下に具体的な低下を示す．

1）筋力

筋力は30歳をピークに徐々に下降し，長期的に低下する．主に速筋線維の萎縮や低下が起こるため，瞬発力に低下をきたしやすく，方向変換や動作開始時の反応が遅延し，ふらつきの原因となる．

また，活動量や歩行距離が低下すると，大腿四頭筋やハムストリング，大殿筋，腓腹筋などの抗重力筋の活動が弱まり，立ち上がりや着座，歩行，階段昇降において下肢の支持性も低下する．

2）骨，関節

骨塩量は30～40歳代でピークとなるが，その後，女性は閉経をきっかけに急速に低下する．さらに骨形成自体の能力も徐々に低下するため，骨粗鬆症が起こる．また，腱や靱帯などの結合組織に硬化がみられ，軟骨も変性するため，体幹や下肢に筋力低下が生じると，円背などの姿勢変化が起き，重心移動が不均衡となり，転倒しやすくなる．

3）呼吸器および循環器系

肺活量や最大酸素摂取量の低下が疲労感を増大し，体力低下を引き起こす．

4）神経系

運動，聴覚，視覚など，あらゆる神経伝導速度が低下するため，運動に対して反応遅延が起こる．

5）平衡機能の低下

片脚立位のような一側下肢での保持が困難となるため，歩行が不安定になり，座位や立位でのリーチ機能の低下も起こると，伝い歩きなどでの手の持ち替えが不安定になり，座位や立位バランスの低下が更衣動作や起居動作といったADLの低下を生む．

6）その他の因子

意欲の低下や認知症などの精神状態も，運動能力に関与する．

2．高齢者の四大骨折

高齢者の四大骨折は，橈骨遠位端骨折，上腕骨近位端骨折，大腿骨近位部骨折（内側・外側骨折），脊椎圧迫骨折である．これらは女性に多く，ほとんどが転倒時にバランスを崩して手を地面についた場合や尻もちをついたときに起こる．

好発年齢は，橈骨遠位端骨折では50歳代より始まり，70歳代以降に増大し，大腿骨近位端骨折や脊椎圧迫骨折は70歳代に多く，上腕骨近位端骨折の発生率は80歳代以降で高くなる．この講義では，四大骨折のうち橈骨遠位端骨折と上腕骨近位端骨折の病態や分類，評価や治療方法について述べる．

3. 橈骨遠位端骨折

　橈骨遠位端骨折は転倒して手をついた際に生じやすく，高齢者の場合は軽微な外力でも受傷する．症状は手関節痛と腫脹が主であるが，転位の少ない場合は，圧痛と軽度の腫脹のみの場合もある．橈骨遠位端骨折のなかでも，最も多くみられるものがコーレス骨折（**図1**）で，女性に多く，加齢とともに増加し，骨粗鬆症が合併すると転位の程度も高いといわれている．

　理学療法においては，手術療法のほうが保存療法よりも早期に固定が得られるため，拘縮予防を考えると手術療法のほうが関節可動域運動を行いやすい．

1）発生機序と分類

　橈骨遠位端骨折の分類には古典的分類法（**図2**）[1] がよく用いられ，コーレス骨折，スミス骨折，バートン骨折に大きく分類される．近年では斉藤分類，AO分類も用いられる．

（1）コーレス骨折

　転倒時に，手を背屈位で地面についた場合に起こり，橈骨遠位の1～3 cmで骨折し，遠位の骨は背側に転位して受傷する．整復が困難な場合や骨癒合が不十分な時期から手で荷重して立ち上がると，遠位骨が背側位に転位し，フォーク状変形（**図3**）を生じる．この変形が重度になれば，前腕回外や手関節背屈角度に制限が残りやすい．

（2）スミス骨折

　手関節掌屈位で接地した際に起こるもので，骨折線は逆となり，遠位は掌屈位に転位し受傷する．逆コーレス骨折ともいわれている．

（3）バートン骨折

　手関節内に及ぶ遠位端骨折で，手根骨も含んで転位し，掌側と背側にそれぞれ転位するものをいう．この転位方向により掌側バートン骨折と背側バートン骨折とに分け

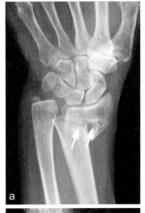
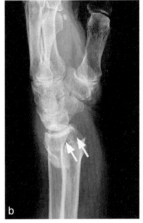

図1　コーレス骨折（矢印）のX線像

a. 正面像，b. 側面像．
正面像（a）では，完全骨折であり骨折部より遠位が橈側かつ短縮位に転位している．側面像（b）からは，掌側転位によりコーレス骨折となり，短縮転位もしている．転位が掌側のため，手根管や屈筋群，正中神経に影響が出る可能性が予想できる．

コーレス（Colles）骨折

スミス（Smith）骨折

バートン（Barton）骨折

AO（Arbeitsgemeinschaft für Osteosynthesefragen）分類

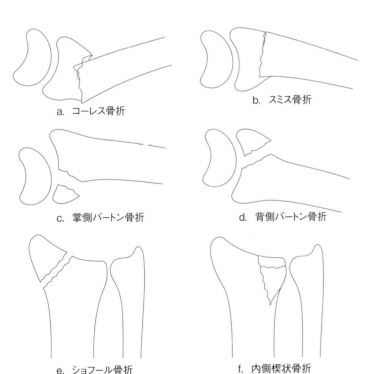

　a. コーレス骨折　　　　b. スミス骨折

　c. 掌側バートン骨折　　d. 背側バートン骨折

　e. ショフール骨折　　　f. 内側楔状骨折
　　　　　　　　　　　　　（ディー・パンチ骨折）

図2　橈骨遠位端骨折の古典的分類
（石川淳一ほか：最新整形外科学大系25 高齢者の運動器疾患．中山書店；2007．p.128-40[1]）

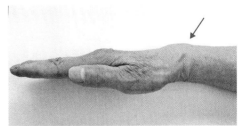

図3　フォーク状変形
橈骨遠位部が骨折し背側に転位しているため（矢印），フォーク状の変形がみられる．

られる.

（4）その他の骨折型

その他の骨折型として，橈骨茎状突起部を含む骨折であるショフール骨折，月状骨関節面の背側骨片が近位に陥没する内側楔状骨折（ディー・パンチ骨折）がある.

2）合併症

骨折時の腫脹や転位が大きいほど，合併症の出現する可能性が高い.

（1）尺骨突き上げ症候群（図4）

転位が大きく，初期固定が不十分な場合，橈骨が短縮するため，アライメントが橈側あるいは背側に偏位し，変形治癒する. このことにより尺骨の位置関係が相対的に長くなり，尺骨頭が背側に脱臼位を呈する. その結果，前腕回内外や尺屈運動時に疼痛や軋音（れきおん）を起こす. また，転位のある損傷では三角線維軟骨複合体損傷も併発することがあり，これにより疼痛が増強すると，橈骨や尺骨に対して骨切り術が選択される.

（2）正中神経損傷

骨折時の転位や外力，腫脹が原因で神経障害や血行不全を伴うと手根管症候群が起こり，正中神経損傷が考えられる. また，整復不良例では遅発性にみられる場合もあるため，しびれや筋萎縮などを定期的に観察する必要がある.

（3）長母指伸筋腱断裂

母指指節間関節の伸展運動が困難となる.

（4）複合性局所疼痛症候群

骨折や脱臼による外傷の程度や不完全な整復などにより，灼熱感のある異常感覚がみられ，触るだけで疼痛を生じるため，関節可動域運動に難渋を呈する. 浮腫やチアノーゼ，関節拘縮，皮膚や筋の萎縮性変化，骨萎縮が高度に認められると，廃用手となることもある.

3）治療

高齢者の橈骨遠位端骨折の場合，基本的に保存療法が選択される. しかし，整復を得にくい場合や維持できず転位してしまった場合は不安定型骨折と判断し，手術療法を選択する.

（1）保存療法

麻酔下で徒手整復し，ギプスやスプリントなどを用いて外固定を行う. 固定期間は肘上までが2〜3週間，その後，前腕固定（シャーレを使用することが多い）を2〜3週間，計6週間程度である. 手指や肩関節の理学療法は早期から行う. また，シャーレ固定に変更された時点で，許可された範囲で肘関節や手関節の運動を開始する.

（2）手術療法

手術療法では低侵襲が望まれるため，経皮的ピンニングや創外固定法などが用いられるが，粉砕骨折や重度な骨粗鬆症の場合は整復が不十分となり，転位の残る例も少なくない.

近年，早期から強固な固定性が得られるプレートを用いた骨接合術などが行われている（図5）. この手術療法は，初期固定を得やすく，早期に関節可動域運動が行える利点があり，術後の転位の危険性を少なくできる.

4）予後

橈骨遠位端骨折が関節内に及ぶ場合や，転位による変形がみられる場合は，疼痛，関節可動域制限を残す場合がある. しかし，高齢者では保存例の長期経過例で転位が生じた場合と手術例を比較しても，ADLに差はみられない.

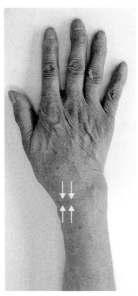

図4　尺骨突き上げ症候群
橈骨の骨折部分が短縮する（矢印）ことで橈側に偏位し，尺骨が相対的に長くなっている.

MEMO
三角線維軟骨複合体（triangular fibrocartilage complex：TFCC）
三角線維軟骨複合体は遠位橈尺関節の安定性にはたらく軟骨様の組織である.

MEMO
手根管症候群（carpal tunnel syndrome：CTS）
手根管を通る正中神経が骨折や脱臼，炎症や過用などにより手根管内圧を上昇させ，絞扼障害を起こしたものである. 主に第1〜4指のPIP以遠のしびれや疼痛が，夜間にも強くなる.

複合性局所疼痛症候群（complex regional pain syndrome：CRPS）

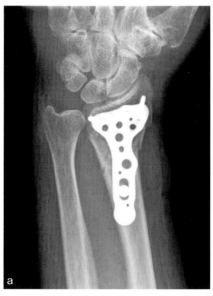
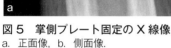

図5　掌側プレート固定のX線像
a．正面像，b．側面像．

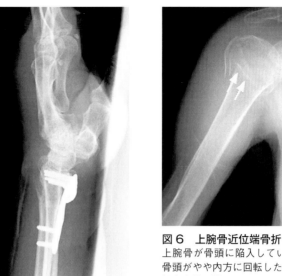

図6　上腕骨近位端骨折（矢印）のX線像
上腕骨が骨頭に陥入しているが，外科頸に対し骨頭がやや内方に回転した2パート骨折である．保存療法は難しい．

5）理学療法評価

（1）炎症の評価

骨折側の手背や手指に腫脹，発赤，うっ血などの皮膚色の変化がないか，また熱感や冷感がないかを確認する．

（2）疼痛評価

骨折による疼痛だけではなく，正中神経障害を主としたしびれも含め確認する．

（3）感覚検査

指腹部の触痛覚や運動覚，骨折部周囲の異常感覚や発汗異常を確認する．

（4）形態測定

前腕長や前腕周径，手指の腫脹などを確認する．

（5）関節可動域検査

手関節や手指，前腕や肘関節などを測定する．

（6）徒手筋力検査

各運動方向だけではなく，握力やピンチ力も確認する．

4．上腕骨近位端骨折

上腕骨近位端骨折（**図6**）は80歳代の高齢者女性で骨粗鬆症を伴う場合に多くみられ，80％が転位の少ない骨折で，骨膜が比較的保たれ，不安定性は低い．また，転位例では，解剖学的な構造や三角筋付着の影響から，多くが外科頸骨折といわれている．

症状は，外傷直後から疼痛が強くみられ，上肢の挙上困難が起こる．軽い疼痛であっても，数日後に皮下出血が周囲に広がることで発見されることもあり，骨癒合には約7週間が必要である．安静期間中に物を取るなど上腕骨に回旋力を加えることにより，後に転位が増強される場合も少なくない．

1）発生機序と分類

手を伸ばしたまま地面についたり，肩の外側から直接転倒した場合に起こる．骨折の分類はニアの分類（**図7**）[2] が最も多く用いられている．これは上腕骨骨折を解剖頸，外科頸，大結節，小結節の4部と脱臼骨折に分け，1cm以上もしくは45°以上転位している場合を転位ありと判断する．さらに，これらの骨折を骨片の程度で分離

MEMO
上腕骨骨折の原因はバランス能力の低下？
上腕骨骨折は80歳代に多いことから，下肢筋力低下やバランス能力が低下していることも少なくない．そのため，再転倒しないよう配慮する．

ニア（Neer）の分類

MEMO
ニアの分類で用いるパートとは，骨折により転位した骨片の数（2～4 個）を表す．1 cm 以上の転位や 45°以上の回旋変形のない場合は 1 パートという．
転位が大きくなると血行障害を合併することがあり，その場合は，後に偽関節や骨頭壊死が起こる可能性がある．特に機能障害が遷延している場合などでは，定期的な画像診断が必要となる．

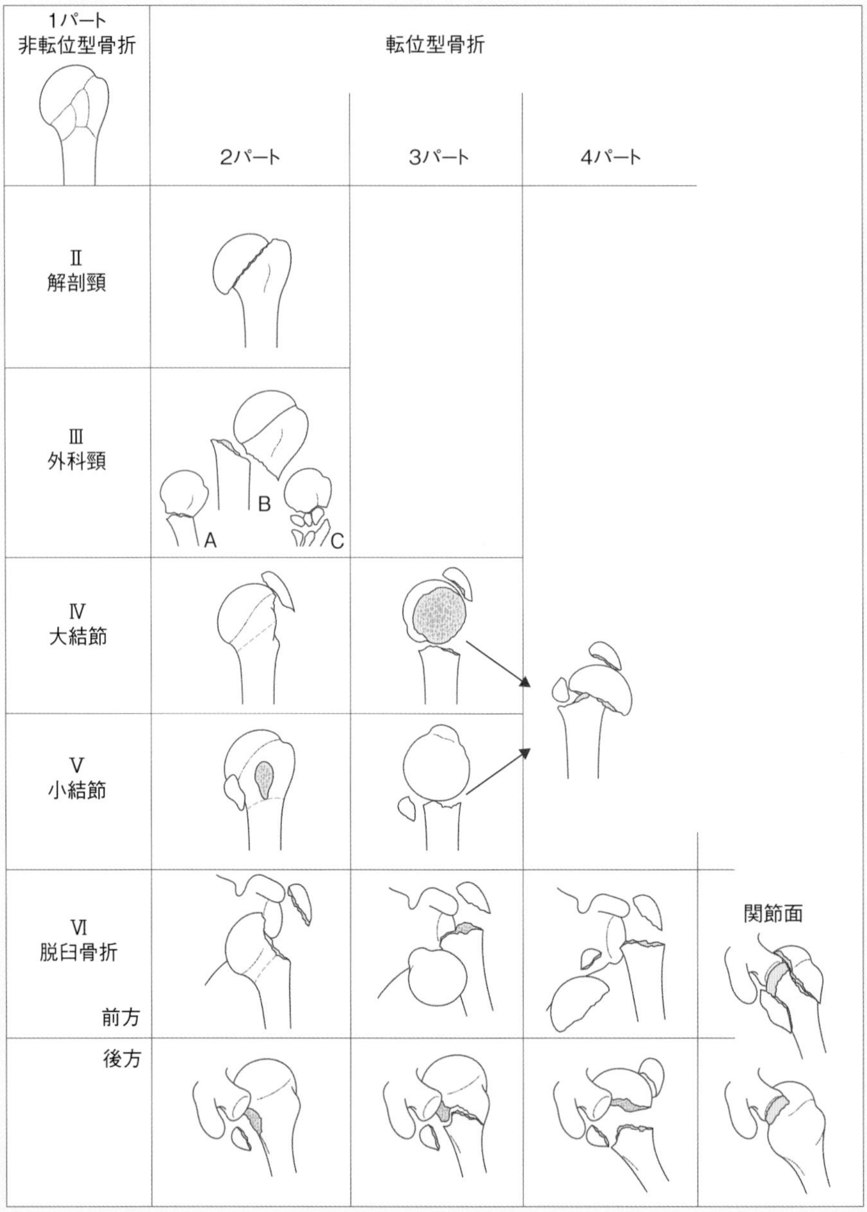

図 7　ニアの分類
（Neer CS Ⅱ：J Bone Joint Surg Am 1970；52：1077-89[2]）

し 16 型に分類する．

2）合併症

（1）腋窩神経損傷

転位のみられる骨折や粉砕型のように，骨片により神経断裂を起こして腋窩神経損傷が出現する．

（2）腋窩動静脈損傷

ほとんどの原因は転位や骨片であるが，腫脹が原因でコンパートメント症候群を起こし，発症する場合もある．

（3）複合性局所疼痛症候群

外傷により起こるが，症状が顕著になれば上肢機能全体が阻害され，ADL に大きな低下をきたす．

（4）上腕骨骨頭壊死

3 パートもしくは 4 パートの骨折では骨頭壊死の危険がある．上腕骨頭の内側骨皮質

覚えよう！
コンパートメント症候群は，通常，阻血時間が 4～6 時間で神経に，6～8 時間で筋に，8～12 時間で皮膚に影響がみられる．そのため，血行を可及的早期に再還流させる必要があり，場合によっては，減圧目的に切開（減張切開）することもある（Lecture 3〈p.26〉参照）．

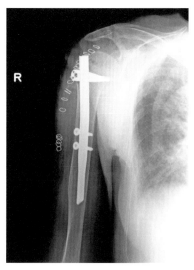

図8　髄内釘による固定術後X線像
整復位に戻した後，三角筋をよけ，透視
下のもと髄内釘を挿入，アライメントを
維持したまま，髄内釘のずれを止めるた
めに横止め螺子を2本挿入している．

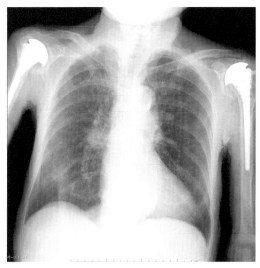

図9　人工骨頭置換術後X線像

LECTURE
5

MEMO
嵌入型骨折
骨折により一方の骨折線がもう
一方の骨折線に入り込み短縮
転位を呈したもので，安定型とと
らえられる．

MEMO
ストッキネット・ベルポー
（Stockinette-Velpeau）固定
ストッキネットを用いて肩関節を
（内転内旋位で）固定するもので，
三角巾よりも回旋運動が制限で
きるが，転位の少ない場合に用
いる（下図）．

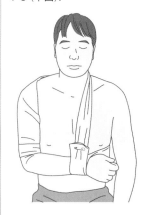

MEMO
リバース型人工肩関節全置換術
リバース型人工肩関節全置換術
は，2014年4月から日本で認め
られ一部の医療機関で取り組ま
れている．臼蓋側が凸，骨頭側
が凹の構造からリバース型といわ
れ，正常肩関節の運動軌跡によ
り近く，文献では人工骨頭置換
術に比べると術後経過が早く，
到達角度の個人差も少ないとさ
れている．

コッドマン（Codman）体操

MEMO
肩甲上腕リズム
肩関節を挙上した際の上腕骨と
肩甲骨の移動量の関係を表す．
例えば肩を90°外転したとき，肩
甲上腕関節が60°，肩甲胸郭
関節が30°上方回旋し2：1の
比が成り立つ．

の長さ（Calcar length）が8 mm以下[3]になれば血流が不良となり壊死の可能性が高い．

（5）腱板損傷

外傷により起こるが，部分断裂では筋力が回復するまで発見が遅れることもある．

3）治療

骨折部が安定型の場合や転位が少ない場合は保存療法が選択され，徒手整復が困難
であったり，転位が大きければ手術療法が選択される．手術内容は，2パートのグ
ループⅢの一部やグループⅣの一部では骨接合術，3パートではほとんどが骨接合術，
4パートでは人工骨頭置換術が選択される．

（1）保存療法

転位が少ない骨折や嵌入型骨折であれば三角巾のみの固定，転位が存在しても整復
後に安定している場合には，三角巾やストッキネット・ベルポー固定を行い，約2〜
3週間安静位をとる．転位が強い場合には外転位での保持が選択され，この場合はゼ
ロポジションでの牽引療法を行い，約3〜4週間固定ののち，段階的に下垂させる．

保存療法では固定材料がないため，急激な回旋運動や荷重には特に注意し，骨癒合
に合わせてコッドマン体操から開始し，関節可動域運動や肩関節の筋力増強トレーニ
ングを追加していく．

（2）手術療法

手術療法は，鋼線を用いたピンニングや髄内釘（図8），プレート固定，人工骨頭
置換術（図9），リバース型人工肩関節全置換術がある．術後は仮骨形成が始まる約3
週間までを固定期と考える．固定期間中は，肘や手関節の自動運動を継続して腫脹軽
減を図る必要があり，握力も低下しないよう維持に努める．

回復期は保存療法同様，コッドマン体操，関節可動域運動，筋力増強トレーニング
を行う．

4）予後

上腕骨近位端骨折は，挙上方向の全可動域の改善が難しい例や，肩甲上腕リズムの
破綻，可動域改善が遅延することで二次的に拘縮が起こり結髪・結帯が獲得できない
場合，挙上時の疼痛が残存することがある．

そのため，目標設定は関節可動域の拡大のみではなく，生活で十分使用できるかを

考え，機能改善する必要がある．また，人工骨頭置換術は，疼痛除去が第一目標となる手術のため，腱板機能が大幅に低下している場合は，残存能力で可能な ADL を指導することが重要である．

5）理学療法評価

（1）視診

骨折部以遠の腫脹や皮膚色の変化，熱感や冷感を確認する．

（2）疼痛評価

肩関節だけではなく肘や手関節の疼痛，三角巾で固定することによる頸部痛などを確認する．

（3）感覚検査

腋窩神経領域に損傷があれば，肩外側の触覚・痛覚異常が起こる．

（4）形態測定

上肢長や上腕長の左右差，上腕周径，前腕や手背の腫脹などを確認する．

（5）関節可動域検査

肩関節だけではなく，肘や手関節，手指，頸部の可動域も測定する．座位では重力の影響が大きくなるため，回復期や疼痛がある場合は背臥位の測定がよく，他動・自動運動ともに測定し比較することも重要である．

（6）徒手筋力検査

抵抗を加える場所が骨折部よりも遠位になるため抵抗量に気をつける．また，回旋方向は医師の許可のもとに行う．

（7）ADL 検査

洗顔，洗髪，ズボンのあげおろし，靴の着脱などを想定し，リーチ動作を用いて確認する．

■引用文献

1）石川淳一，三浪明男：橈骨遠位端骨折．中村利孝ほか編．最新整形外科学大系 25 高齢者の運動器疾患．中山書店；2007．p.128-40．
2）Neer CS Ⅱ：Displaced proximal humeral fractures. I. Classification and evaluation. J Bone Joint Surg Am 1970；52：1077-89.
3）Hertel R, et al.：Predictors of humeral head ischemia after intracapsular fracture of the proximal humerus. J Shoulder Elbow Surg 2004；13：427-33.

■参考文献

1）井出　睦：高齢者の身体機能の特性．森本　榮ほか編．高齢者の理学療法 理学療法 MOOK 10．三輪書店；2002．p.8-13．
2）泉山　公：橈骨遠位端骨折．関節外科 2009；28（増刊号）：73-9．
3）西村敦司：上肢骨折の理学療法のための検査・測定のポイントとその実際．理学療法 2004；21：107-15．
4）武富由雄：colles 骨折．石川　齊ほか編．図解 理学療法技術ガイド，第 2 版．文光堂；2001．p.763-7．

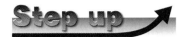

1. 橈骨遠位端骨折の理学療法の流れ（図1）

橈骨遠位端骨折の場合，ギプス固定・手術直後を安静固定期，関節可動域運動が許可された時期を回復期，退院に向けた社会復帰期と大別して考える．

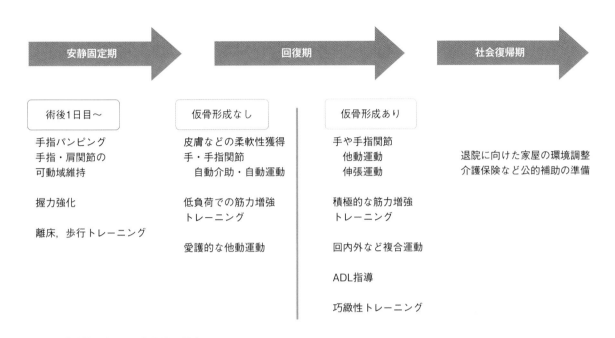

図1　橈骨遠位端骨折の理学療法の流れ

2. 上腕骨近位端骨折の各骨折に対する理学療法のポイント

1）1パート骨折

外科頸や大結節といった前方の軟部組織に損傷があっても，内方や後方まで損傷が至っていないことが多い．そのため早期から関節可動域運動を行えるが，可動域拡大に自動運動を積極的に行うと炎症が増大し防御収縮が増強することにもなるので，注意する．

2）2パート骨折

保存療法が主であるが，1パート骨折よりも軟部組織の損傷が多いことをふまえ理学療法を行う．整復困難で手術となる場合は，外科頸骨折では髄内釘やロッキングプレート，大結節や小結節ではスクリュー固定や鋼線での引寄せ締結法が行われるが，大・小結節骨折の関節可動域運動は転位を避けるため他動運動を主に行い，かつ抗重力の筋力増強トレーニングは骨癒合をみて進める．

3）3パート・4パート骨折

プレート固定や髄内釘が行われるが，整復困難であれば人工骨頭置換術，リバース型肩関節全置換術が行われる．2パート骨折より腱板の牽引力から整復しにくく，術侵襲が大きくなるため，可動域の改善は遅延しやすく，腱板を操作していることも多いため，筋力増強トレーニングには注意する．

3. 上腕骨近位端骨折の理学療法の流れ（図2）

上腕骨近位端骨折の場合，コッドマン体操が許可されるまでを安静期，肩関節の関節可動域運動が許可される時期を回復期，退院に向けた社会復帰期に大きく大別して考える．

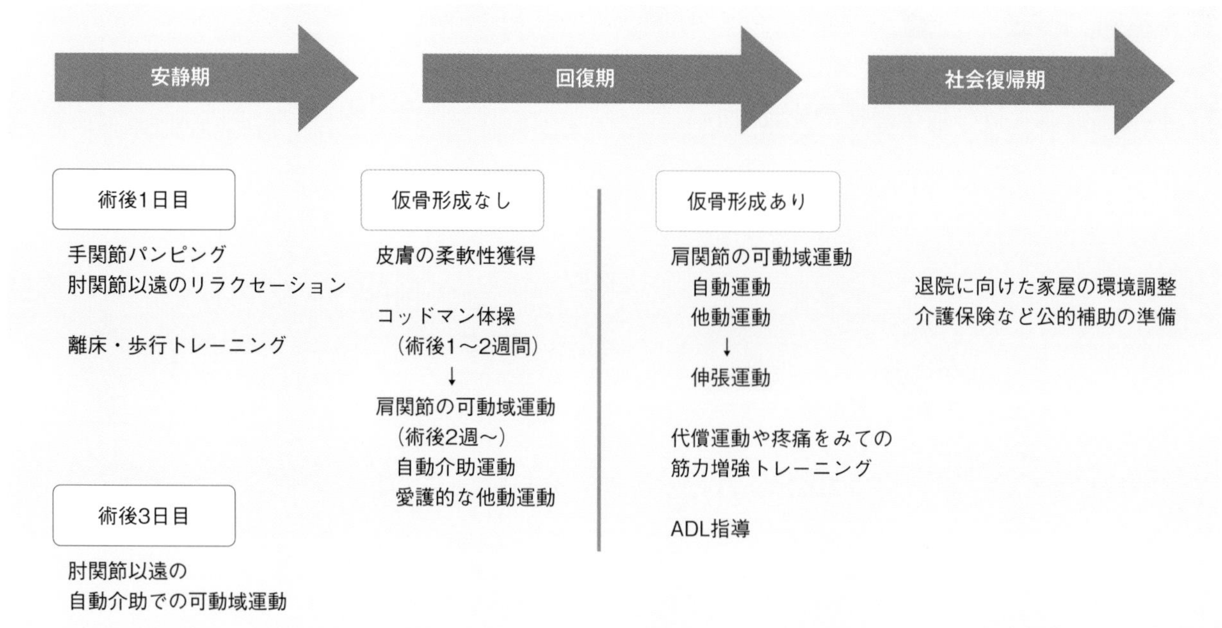

安静期
回復期
社会復帰期
術後1日目
手関節パンピング
肘関節以遠のリラクセーション
離床・歩行トレーニング
術後3日目
肘関節以遠の
自動介助での可動域運動
仮骨形成なし
皮膚の柔軟性獲得
コッドマン体操
（術後1～2週間）
↓
肩関節の可動域運動
（術後2週～）
自動介助運動
愛護的な他動運動
仮骨形成あり
肩関節の可動域運動
自動運動
他動運動
↓
伸張運動
代償運動や疼痛をみての
筋力増強トレーニング
ADL指導
退院に向けた家屋の環境調整
介護保険など公的補助の準備

図２　上腕骨近位端骨折の理学療法の流れ

4．体力の年齢による変化（図3）[1]

運動機能は，20歳代から加齢に伴い徐々に低下をきたし，60歳代以降になると急激に平衡機能，柔軟性，敏捷性の低下を示す．そのため高齢者は筋疲労や筋肉痛が出やすいことから運動習慣に乏しく，関節病変も加わり疼痛が運動制限を生み，体力低下をきたすことはいうまでもない．結果，歩行時のふらつきや方向変換などにおけるバランス能力が低下し，反応時間の遅延から転倒しやすい状態となる．

(%)
100
80
60
40
20
0
男子
女子
平衡性
敏捷性
柔軟性
瞬発力
筋　力
持久力
20
30
40
50
60
70
80
90
年齢（歳）

図３　体力の年齢による変化
（丸山仁司：理学療法．2002；19（9）：984-9[1]）

■引用文献

1）丸山仁司：虚弱高齢者の体力．理学療法 2002；19（9）：984-9.

■参考文献

1）沖田　学：上肢骨折の病期別理学療法ガイドライン．理学療法 2002；19（1）：94-104.

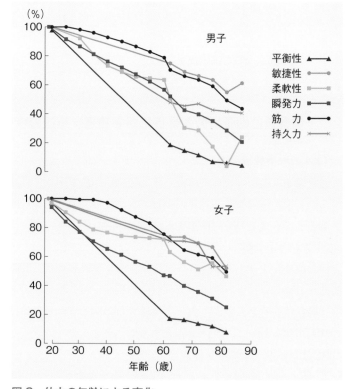

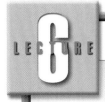

骨折と脱臼（4）
高齢者の四大骨折
─大腿骨近位部骨折，脊椎圧迫骨折

到達目標

- 大腿骨近位部骨折の病態と発生機序について理解する．
- 大腿骨近位部骨折（内側と外側〈転子間，転子下〉骨折）について理解する．
- 大腿骨近位部骨折の各分類と代表的な治療法について理解する．
- 脳卒中片麻痺を合併した大腿骨近位部骨折の特徴やリスク管理について理解する．
- 脊椎圧迫骨折の病態と発生機序について理解する．
- 脊椎圧迫骨折の代表的な治療法について理解する．
- 骨折予防について理解する．

この講義を理解するために

　この講義では高齢者の四大骨折のうち，大腿骨近位部骨折，脊椎圧迫骨折の病態，発生機序，骨折の分類について学びます．特に，大腿骨近位部骨折は骨折部位により内側骨折と外側骨折に分かれ，それぞれ治療方法が異なり，さまざまな手術療法についても学ぶ必要があります．人工骨頭置換術や骨接合術について，理学療法の流れを学習しましょう．

　また，大腿骨近位部骨折患者では脳卒中片麻痺を合併している場合も少なくないため，脳卒中を合併している場合のリスク管理について学びます．

　さらには転倒予防に配慮した骨折予防や骨折の再発予防には何が必要なのかを学びます．

　高齢者の四大骨折を学ぶにあたり，以下の項目をあらかじめ学習しておきましょう．

　□ 骨折分類を学習しておく．

　□ 骨癒合を学習しておく．

　□ 大腿骨や骨盤周囲の解剖学，運動学などを学習しておく．

　□ 脊椎の解剖学や運動学などを学習しておく．

　□ 脳卒中片麻痺と大腿骨近位部骨折の関係を学習しておく．

講義を終えて確認すること

　□ 大腿骨近位部骨折の病態や分類について理解できた．

　□ 大腿骨近位部骨折の代表的治療について理解できた．

　□ 脳卒中片麻痺を合併した大腿骨近位部骨折の特徴やリスク管理について理解できた．

　□ 脊椎圧迫骨折の病態について理解できた．

　□ 脊椎圧迫骨折の代表的な治療について理解できた．

　□ 骨折の予防対策について説明できる．

1．大腿骨近位部骨折

　以前は，関節包内で生じる骨折を大腿骨頸部内側骨折，関節包外で生じる骨折を大腿骨外側骨折とし，これらを含めて大腿骨頸部骨折とよぶことが多かった．しかし，『整形外科学用語集第6版』（2006年）では，大腿骨頸部骨折から大腿骨近位部骨折という名称にかわり，これらを骨頭骨折，頸部内側骨折，頸基部骨折，転子部ならびに転子間骨折，転子下骨折と分類した．そして，『整形外科学用語集第8版』（2016年）では，このうちの頸部内側骨折を大腿骨頸部骨折，従来の大腿骨頸部外側骨折を転子部骨折および転子間骨折（もしくは転子貫通骨折）としている．

　大腿骨頸部骨折は，前述のとおり股関節の関節包内で骨折が起こるもので，大腿骨頭下から転子間線近位までの骨折をさす．大腿骨転子部・転子間骨折は関節包外で起こるもので，転子間線から小転子基部までを表す（図1）．頸部骨折と転子部骨折の中間型の骨折を頸基部骨折というが，現在も転子部骨折と同様の治療方針で進めると，頸部骨折の特徴ももつため，予後は不良といわれることも少なくない．

　本項では，大腿骨近位部骨折のうち頸部骨折と転子部骨折および転子間骨折，転子下骨折について解説する．

1）大腿骨頸部骨折

　70歳以降の骨粗鬆症を有する高齢者に多く，骨癒合しにくい関節包内の骨折である．骨癒合しにくい理由は，関節包内に骨膜が存在せず骨の新生ができないうえ，滑液があるために血腫が凝固しにくいことがあげられる．さらに転位が起これば，骨頭の栄養血管が乏しいことから癒合不全を生じ，荷重が開始されても骨折部に剪断力がかかりやすい．

（1）発生機序と分類

　大腿骨頸部骨折は側方へ転倒することで受傷するが，なかには歩行中に急激な捻転が加わっただけで起こる場合もある．症状は，受傷後すぐに股関節痛を生じて動けなくなり，起立・歩行が困難となる．また，骨折部が短縮するため，下肢長に差が出たり，過度に外旋位となる（図2）．

　骨折の分類にはガーデン分類が最も用いられている．骨折部の転位の程度を表し，4つのステージに分類される（図3）[1]．

（2）合併症
a．外傷性の阻血性壊死

　ガーデン分類ステージⅠやⅡでは5％，ステージⅢやⅣでは8〜30％に骨頭壊死がみ

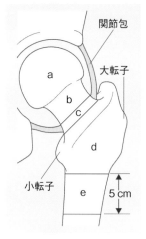

図1　大腿骨近位部骨折の分類
a．骨頭骨折
b．頸部骨折
c．頸基部骨折
d．転子部骨折および転子間骨折（もしくは転子貫通骨折ともいう）
e．転子下骨折

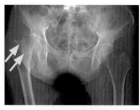

図2　右大腿骨頸部骨折（矢印）のX線像
大腿骨頸部の完全骨折である．骨頭は寛骨内の位置にあるが，骨片間は離開し転位もしていることから，ガーデン分類でⅣと判断できる．

ガーデン（Garden）分類

👁 **覚えよう！**

ガーデン分類のステージⅢとステージⅣの鑑別が難しい．ステージⅢはX線正面像では完全骨折であるが，大腿骨頸部にあるワイトブレヒト（Weitbrecht）支帯（頸部と骨頭を連結する軟部組織）の連続性が保たれているため整復することが可能である．しかしステージⅣではすべての連続性が絶たれており，整復も不可能で，安定性が得られない．

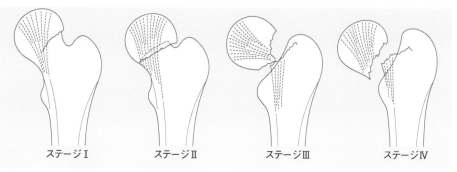

ステージⅠ　　ステージⅡ　　ステージⅢ　　ステージⅣ

図3　ガーデン分類
(Garden RS：J Bone Joint Surg Br 1961；43：647-63[1])

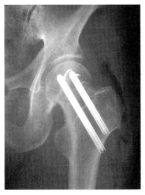

図4　ハンソンピンによる骨接合術

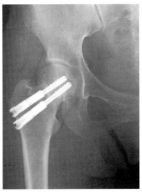

図5　海綿骨螺子固定術

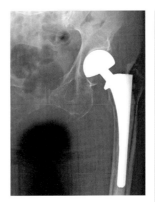

図6　左人工骨頭置換術

られる．疼痛の増強が起これば，杖などの歩行補助具を使用することもある．

b．脱臼

人工骨頭置換術では，術中に設置された股関節の安定角度を超えると脱臼する可能性があるため，個々にADL指導が必要となる．脱臼は術後早期に最も多いが，不良肢位を続けると晩期にみられることもある．そのため，体位変換や起居動作，更衣時やトイレ，入浴動作において脱臼しないよう指導する．

（3）治療

大腿骨頸部骨折の治療方法はガーデン分類を参考に選択される．若年者の場合は急激な外力により生じ，転位が大きくても骨頭を温存するために保存療法や骨接合術が選択されることが多い．しかし，高齢者の場合は，二次的合併症や全身性に及ぶ廃用症候群を予防するために早期離床が推奨されることから，保存療法よりも手術療法が選択され，骨接合術や人工骨頭置換術（Lecture 10〈p.98〉参照）などが行われる．

a．保存療法

ギプス固定は行わず，ベッド上にて安静臥床をとることが多い．骨折部に短縮がみられる場合は，軽度の力による牽引療法を組み合わせることもある．約4〜6週間の安静臥床を要する．

b．手術療法

ガーデン分類ステージⅠやⅡの場合は嵌合型であるが，ステージⅠやⅡで運動時痛が増強しない場合は保存療法を，運動時痛や他動的に外旋運動を加えたときに疼痛が増強する場合には，螺子を用いるハンソンピン（図4）や，引き寄せ効果のある螺子を用いた海綿骨螺子固定術（図5）などの骨接合術を選択する．また，ステージⅢでは整復が容易であれば骨接合術，整復が困難な場合やステージⅣの場合は人工骨頭置換術（図6）を選択する．ただし，受傷前に臼蓋側の疼痛や股関節症を伴う場合は，将来，臼蓋側の疼痛を生じることを避けるため，人工股関節全置換術（Lecture 10〈p.98〉参照）を行うこともある．

2）大腿骨転子部および転子間骨折

大腿骨転子部および転子間骨折は，関節包外での骨折で，血流が豊富な部分で起こるため，頸部骨折よりも骨癒合を得やすい．一般に，若年者では骨折しにくい部分といわれる．一方，後期高齢者では骨量が減少するため，圧倒的に発生する割合が高い．

（1）発生機序と分類

大腿骨転子部および転子間骨折も側方転倒で発生するが，大転子を直接打つ場合に多い．股関節痛はやや外側にみられ，頸部骨折と同様に，起立・歩行が困難となる．また腫脹や皮下出血が殿部にみられる．

人工骨頭置換術（bipolar hip arthroplasty：BHA）

ADL（activities of daily living；日常生活活動）

LECTURE
6

ハンソンピン（Hansson pin）

海綿骨螺子固定術（cannulated cancellous hip screw：CCHS）

人工股関節全置換術（total hip arthroplasty：THA）

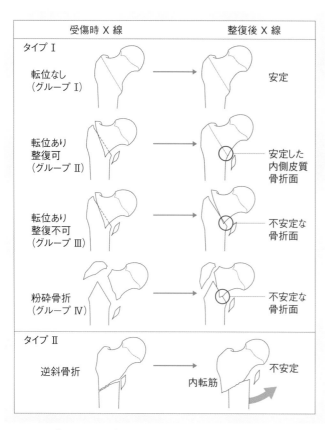

図の中の文字:

受傷時X線		整復後X線	
タイプI			
転位なし（グループI）	→		安定
転位あり整復可（グループII）	→		安定した内側皮質骨折面
転位あり整復不可（グループIII）	→		不安定な骨折面
粉砕骨折（グループIV）	→		不安定な骨折面
タイプII			
逆斜骨折	→	内転筋	不安定

図7 エヴァンスの分類

近位部が粉砕したタイプI，グループIVとタイプIIが不安定骨折である．このタイプの骨折の頻度はそれほど高くない．

（Evans EM：J Bone Joint Surg 1949：31：190-203[2])）

骨折の分類には，エヴァンスの分類（**図7**）[2]）が最も用いられる．これはX線の前後像から内側皮質骨の損傷程度，整復後の難易度を分類したもので，小転子からの骨折線の方向によりタイプIとタイプIIに分けられ，さらに転位や粉砕の有無でいくつかのグループに分類される．

（2）合併症

大腿骨転子部および転子間骨折では，壊死は起こらないとされている．しかし，骨接合術の場合は，免荷時期が内側骨折より長くなる場合もあり，荷重制限が長いほど局所の骨萎縮が強まることがある．また，変形の問題があり，内反や後捻変形を起こすことがあるため，急激な疼痛や脚長差が起これば，医師に伝達する．これはカットアウトとよばれ，固定した螺子の部分が骨頭を突き抜いたり，変位する現象である（**図8**）．

（3）治療

大腿骨転子部および転子間骨折の骨折部は海綿骨のため，保存療法でも骨癒合を得やすい．しかし，高齢者では二次的合併症や全身性に及ぶ廃用症候群を予防するため早期離床が重要であり，保存療法よりも手術療法が推奨され，多くは骨接合術が行われる．

a．保存療法

鋼線牽引を用いて鋼線を大腿骨顆上部に挿入し，約10～15kgで牽引する．体幹40°屈曲位で行う．安静臥床期間は約8～10週間のため，廃用症候群の予防が重要となる．

b．手術療法

手術療法に用いる固定材料はさまざまであり，大腿骨頸部と骨幹部に一部固定をする海綿骨螺子（**図9**）や，大腿骨頸部と大腿骨髄腔内に挿入固定するエンダーピンや

エヴァンス（Evans）の分類

🌀 MEMO

カットアウト

カットアウトとは，骨頭に刺入したラグスクリューとよばれる螺子が骨頭を穿通することである．不安定型の骨折や骨粗鬆症を合併していると起こりやすいため，荷重や関節可動域運動，下肢伸展挙上（SLR〈p.89, 94参照〉）などの理学療法では注意して行う．

🌀 MEMO

保存療法は下図のような姿勢で鋼線牽引を行う．

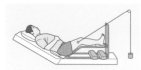

（昭和大学藤が丘リハビリテーション病院：整形外科ナーシングのポイント．メジカルビュー社：2004．p.33[3]））

海綿骨螺子（cancellous hip screw：CHS）

エンダー（Ender）ピン

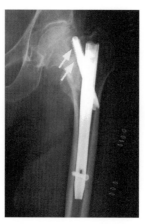

図8 カットアウト

大腿骨頸部を固定していた螺子が上外側へ変位している（矢印）．

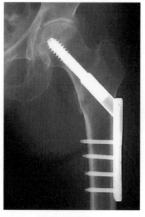

図9 海綿骨螺子

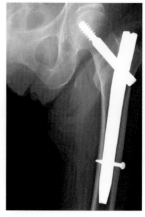

図10 ガンマネイル

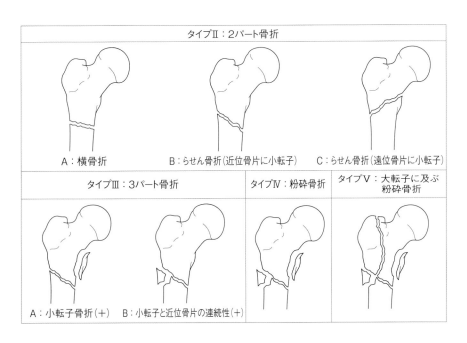

図11　セインシーマーの分類
タイプⅠは転位なし，あるいはあっても 2 mm 未満.
(Seinsheimer F：J Bone Joint Surg Am 1978；60：300-6[4])

ガンマネイル（**図10**）がある（Step up 参照）. 術部の固定性がよければ，翌日より座位や荷重が許可され，約 1～2 週で離床を図る.

ガンマネイル（γ-nail）

3）大腿骨転子下骨折

大腿骨小転子から 5 cm 下方までに骨折線を認める骨折である. 本来は大腿骨近位部骨折とは骨折部位が違うため，欧米では大腿骨近位部骨折から区別されているが，大腿骨近位部骨折として扱われることも少なくない.

（1）発生機序と分類

この骨折は，転倒よりもむしろ交通事故や転落により起こる. 症状は大腿骨転子部および転子間骨折と同様だが，筋の影響から近位骨片が前外方に転位する.

分類はセインシーマーの分類を用いる. 5 つのタイプと骨折線と部位で細分し，転位のないタイプⅠを含め計 8 つに分けられる（**図11**）[4].

（2）合併症

変形のリスクが最も高く，内反や後捻変形を起こすことが多い. 大腿骨転子部および転子間骨折よりも荷重時に内反方向のストレスが多く，特に内側皮質の連続性が断たれた粉砕骨折例では，固定後の破損も多いうえ，荷重や転倒によりアライメントが増悪する場合があり，注意が必要である.

（3）治療

大腿骨転子下骨折の治療選択においては，骨粗鬆症の把握が重要となる. この骨折で内反変形を生じると，術下肢の短縮が起こりやすく，大転子高位になり，中殿筋などに張力の破綻が生じ筋機能不全を起こしやすい. そのため，下肢長や転位の整復のために，手術療法が選択されることが多い.

a. 保存療法

全身状態不良例のみで行われる.

b. 手術療法

大腿骨転子部および転子間骨折に比べ手術手技が難しく，髄内釘を多く用いるが，荷重時にかかるストレスに耐えうるように，海綿骨螺子やガンマネイル（ロングタイ

MEMO
セインシーマー（Seinsheimer）
の分類
セインシーマーの分類は，骨折部位や骨片の数，骨折線によって分類され，大腿骨内側支持機構が保たれているかが重症度に関与する. 特に小転子付近の連続性が保てていないタイプⅢAやⅣ，Ⅴでは，術後も固定材の破損や偽関節も起こりやすいため，理学療法は注意して行う.

プ）に横止め螺子も用いられる.

(4) 理学療法評価

a. 全身状態の評価

意識状態やバイタルサイン，理解力や合併症の有無を確認する.

b. 疼痛評価

骨折による疼痛，しびれの有無，炎症徴候を確認する.

c. 感覚検査

感覚障害の有無，臥床による神経麻痺がないかを確認する.

d. 形態測定

脚長差は，カットアウトの有無を確認するために重要である. また，大腿や下腿の周径も定期的に測定し，筋力低下が進行しないよう努める.

e. 関節可動域検査

高齢者は膝や足，肩関節などにも関節可動域制限がある場合が多い. また，術後は疼痛などの炎症所見に注意しながら測定する.

f. 徒手筋力検査

関節可動域検査同様，過度に抵抗を加えず，疼痛に合わせて測定する.

4）脳卒中片麻痺を合併した大腿骨近位部骨折

(1) 脳卒中の合併

痙性麻痺があると，起立や歩行時に過剰な努力が必要となり，連合反応や麻痺側下肢の伸展共同運動パターンが生じやすい. また，感覚麻痺があると支持面との適応が鈍くなり，正常な触圧覚や固有感覚が伝達されにくいため，姿勢が支持できず転倒しやすくなる. さらに，片麻痺が重度になれば活動量が減少し，左麻痺ではプッシャー現象のような軸ずれ現象まで加わることもある. その場合には寝たきりとなり，長期にわたれば簡単に骨折しやすくなる.

脳卒中合併例の骨折は圧倒的に麻痺側に多く，麻痺が軽度で歩行を獲得し，生活にも慣れていた例であっても転倒頻度が高い. また，理学療法においても，支持性が得られにくいうえ，術後の安静臥床により機能低下をきたすこともあるため，可及的に早期離床，歩行を進める.

(2) リスク管理

a. 再転倒の予防

脳卒中の場合，転倒恐怖がさらに強まるため，後方や麻痺側への重心傾斜も少なくない. 急激に垂直方向へ崩れる現象（collapse，**図 12**）は，立ち上がりの瞬間や荷重時の疼痛を回避する際に筋緊張が調整できずに起こり，一気に転倒することもあるため注意が必要である.

また，転倒の経験から転倒恐怖が強くなることもある. この恐怖心は ADL の低下を起こし，廃用症候群が強まる危険がある. この現象は転倒後症候群とよばれ，理学療法において荷重トレーニングや立ち上がりトレーニングが難渋する原因となる. 日常臥床状態が続いていると，特に前方重心が困難となるため（**図 13**），立ち上がりや移乗時に大きな介助量が必要となる.

b. 血圧管理や脈拍管理

高血圧のみならず不整脈や頻脈・徐脈などの影響もかかわるため，運動時の変化を確認する. 一般には，目標心拍数の確認が推奨される. また，心臓由来の脳梗塞例については初めて離床する場合の急激な血圧下降に，脳出血症例については血圧上昇を避けるために血圧変動を生じやすい急な体位変換は避ける.

プッシャー（Pusher）現象

MEMO
病室での生活は，活動性を考えるためにも重要である. 理学療法以外の時間のすごし方が寝たきりであれば，運動による効果も少なくなる. その場合はトレーニング回数を工夫したり，病棟でのADLトレーニングや指導なども考慮する.

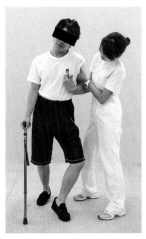

図12　collapse
麻痺により支持するタイミングが合わず下肢（写真は左下肢）が急激に崩れる現象をさす．

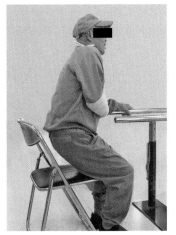

図13　立ち上がり時の前方重心困難例

MEMO
前方重心の困難な例では，立ち上がりの前に重心移動を促すことが大切である．図13のような現象がみられた場合，座位での重心移動を促すことや前方に支持物を置くことで，恐怖感を軽減する．

LECTURE
6

c. 薬剤

抗凝固薬や抗血小板薬などの薬剤は，出血性合併症を考慮する．バイタルサインのチェックや創部管理に注意が必要である．

(3) 理学療法評価

骨折の一般評価に加え，内科的合併症，脳卒中自体の発症時期や経過，高次脳機能障害，麻痺の程度，平衡機能障害，認知症，痙性麻痺が，どのように動作に影響するかなどを確認する．

a. 運動系の評価

筋緊張や痙性の程度，運動麻痺の程度，運動失調の有無，健側や体幹の筋力を確認する．

b. 感覚検査

位置覚などの深部感覚障害，表在感覚などを確認する．

c. 平衡機能検査

小脳性かもしくは大脳基底核性かを確認する．前者では運動失調や協調性の低下による影響，後者では筋緊張や運動遂行困難の影響も考え，座位や立位歩行動作においてチェックする．

d. 高次脳機能検査

一般には左麻痺では失行失認，右麻痺では失語が起こりやすい．注意力の低下も理学療法を妨げる重要な因子となる．

(4) 理学療法

理学療法の到達目標は，転倒前と同等の生活であるが，脳卒中を合併している場合には，廃用性筋萎縮や心肺機能の低下が急速に進むため，第一に寝たきりを予防する．目標設定は麻痺自体が急性期か慢性期かにもより，前者では転倒前と同等，もしくは1ランク下の移動形態を考える．

離床後も麻痺に配慮した関節可動域運動や筋力増強トレーニングに加え，健側の筋力増強も重要である．起居動作や歩行，セルフケアトレーニングにおいては，再転倒予防を考慮しつつ，安全な動作指導，バランストレーニングも行う．その際，運動前後や負荷量を変更した場合は，バイタルサインの変動具合や回復時間も確認する．

a. 関節可動域運動

麻痺を考慮し，愛護的かつ痙性麻痺が出ないよう，ゆっくりと行う．

MEMO
転倒しやすい状況は，ベッド周囲の立ち上がりや座るとき，移乗時，歩行開始時や方向転換，トイレのときなどに多い．

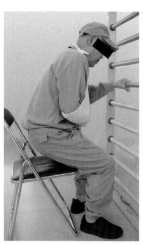

**図14　前方支持での起立
　　　トレーニング**

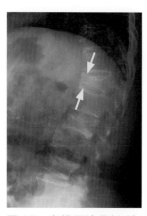

**図15　脊椎圧迫骨折（矢
　　　印）のX線像**
骨折部は矢印のように胸腰椎
移行部の椎体前面に圧潰がみ
られる．椎体後方は高さが保
たれている．それ以外には，
生理的彎曲がなめらかではな
く，骨の形状が不明瞭にみえ
ることから，骨粗鬆症の傾向
も示唆される．

b. 筋力増強トレーニング

　下肢を蹴り出す際に足関節内反尖足といった伸展共同運動のような病的な麻痺のパターンにならぬよう，正しい運動方向へ誘導しながら行う．また健側強化も積極的に行う．

c. ADLトレーニング

　麻痺により，随意性が障害されるため，円滑な動作が困難となりやすい．立ち上がりを行う場合，安易に平行棒からと考えずに，前方に支持ができる肋木や昇降台を用いるほうが起立トレーニングを行いやすいこともある（**図14**）．

d. 物理療法

　感覚障害が著しい場合，温熱療法は熱傷の危険があるため控える．

e. 装具療法

　脳卒中の場合，麻痺の抑制や支持性を得るために短下肢装具や長下肢装具を使用している場合があるため，腫脹や浮腫，筋萎縮の影響がないかをチェックする．

（5）生活指導

　脳卒中例に対する環境整備は必須であり，家族指導，住宅改修や福祉用具も含め，能力を維持しつつ，再転倒しない環境づくりを行う（p.60 MEMO参照）．

5）大腿骨近位部骨折の予後

　大腿骨近位部骨折とADLの関係は，受傷前よりも退院時の到達ADLのほうが自宅復帰に大きく関与し，また生命予後については1年生存率は75～85％といわれている．死亡原因となる合併症は認知症，慢性肺疾患，心疾患，慢性腎不全が多く，合併症の数が3つ以上になると死亡リスクが約4倍に増える．また，施設入所者は，自宅復帰よりも2.5倍の死亡リスクといわれ，歩行能力や活動量が重要である．

　脳卒中を合併している場合，一般に骨折前のADLへ戻ることが目標となるが，臥床期間や合併症が低下の大きな原因となりやすい．中島ら[5]の報告によると，退院時の移動能力は，歩行可能54％，車椅子41％であり（死亡退院5％），長期経過となると退院後に施設へと転帰される例も多い．そのため，退院後もなんらかの活動性を維持することを考え，介護分野と連携を進め，ホームプログラムなども行う．

2. 脊椎圧迫骨折（図15）

　脊椎の椎体部分に屈曲や捻転方向の介達力が加わり，受傷する．部位は，胸腰椎移行部の彎曲が変わる部分で最も多く，骨粗鬆症が重度になると，骨折が連続して起こることや同時に複数の骨折が起こる．その状態では脊椎に不安定性を生じ，体幹機能は著しく低下する．さらに，円背や亀背など極度の脊椎変形を生じ，疼痛や筋力低下などからADLの制限が生じる．

　症状は腰背部痛であり，急性の場合は叩打痛や圧痛で確認できる．時に椎体が圧潰（椎体が押しつぶされること）すると，脊髄症状から下肢のしびれが生じる．受傷時は疼痛が著しいため，寝返りや起き上がりなど体動も困難となり，座位さえ制限され，廃用症候群は必ず生じる．そのため，臥床時からの筋力維持トレーニングや呼吸練習などの理学療法を行う．

1）発生機序と分類

　脊椎圧迫骨折は，尻もちをつくような転倒や重量物を持った際に起こる．しかし，骨粗鬆症が重度の例では，硬い椅子に座ったり，ほかの起居動作の際にも受傷する．さらに，誘因なく突然疼痛を訴えて，骨折が判明することも多い．

　脊椎圧迫骨折の型は大きく単純型と破裂型の2つに分けられる（**図16**）．単純型は，骨折があるが椎体の形状は比較的保たれているもので，破裂型は椎体が破壊され破裂

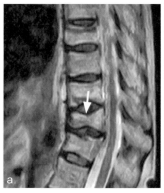
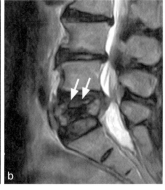
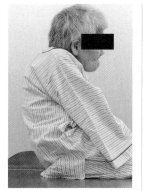

図 16　脊椎圧迫骨折の単純型（a）と破裂型（b）　　図 17　後彎変形

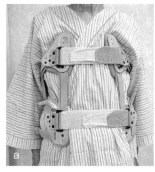
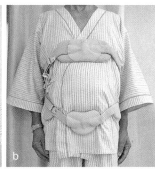
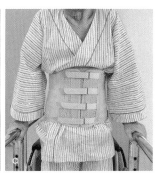

図 18　各種コルセット
a.　フレーム（硬性）コルセット，b.　ジュエットコルセット，c.　ダーメン（軟性）コルセット．

MEMO

フレーム（硬性）コルセット：回旋，屈曲，側屈を制御し，胸腰椎骨折に用いる．
ジュエットコルセット：体幹前面に 2 点後面に 1 点の力（3 点支持の原理）を用い胸腰椎移行部の骨折や後彎進行予防目的に用いる．
ダーメンコルセット：メッシュ素材の布地に金属支柱を挿入できるようにし，腹腔内圧を高め脊柱運動を制限する．骨折部位によりコルセットの高さが変わる．

**LECTURE
6**

や圧潰により楔状椎，魚椎，扁平椎などの変形を生じ，脊髄や馬尾神経が圧迫され，下肢症状（しびれ）や膀胱直腸障害が引き起こされる．

2）合併症

不安定型骨折の放置，安静のみで固定術を行わなかった場合，遅発性脊椎変形がみられる．遅発性脊椎変形では圧潰により後彎変形（**図 17**）を発生し，下肢や腰背部痛，脊髄障害を訴える．高齢者で骨粗鬆症を伴う場合には，生活習慣などにより徐々に椎体圧潰が進行する．もし麻痺などの神経症状が出現すれば，手術療法に至る．

3）治療

脊椎圧迫骨折の治療は，第一に安静臥床である．疼痛が強い場合は，消炎鎮痛薬などの薬物療法も併用する．

（1）保存療法

反張位（胸椎後彎の矯正）に整復し，約 3 か月間ギプス固定を行う．一般には 4 週間前後を目安に離床を開始するが，高齢者の場合は約 1〜2 週間の安静臥床の後，疼痛が軽減すればコルセットを装着し，離床を促す（**図 18**）．

（2）手術療法

圧潰が強かったり，破裂型で下肢症状が起こったりしている場合は，手術療法が選択される．手術は前方固定術や後方固定術が行われ，徐々に離床し，コルセットを約 2〜3 か月間装着する．

4）理学療法評価

（1）疼痛評価

骨折周囲の疼痛，下肢への放散痛の有無を確認する．

（2）感覚検査

体幹・下肢の感覚障害の有無や，膀胱直腸障害がないか確認する．

MEMO

コルセット
脊椎圧迫骨折では，起居動作や歩行が許可されても，椎体に対する屈曲や捻転方向の動きを抑制しなければならない．その抑制のため用いるのがコルセットで，骨折の部位と強度により選択し，骨修復が得られれば除去していく．特に軟性コルセットでは筋力の 3 分の 1 が補えるといわれるため，長期に装着すると廃用症候群を生じる可能性がある．

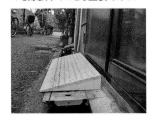

MEMO

脳卒中例や骨折予防などに対する環境整備として，転倒回避が重要になるため，上がり框（かまち）などの段差解消や，トイレや浴室などを含め，手すりや滑り止め設置を配慮する．また，それ以外にもスリッパの使用や，玄関マットなどのめくれといったつまづきやすいものを除去することも重要である．

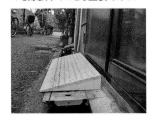

段差のある玄関に段差解消（くさび）を設置

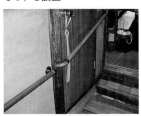

上がり框での環境整備．段差を数段にし，手すりを設置

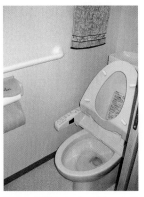

便座の位置を上げ，手すりを設置，扉は引き戸に変更

LECTURE 6

（3）関節可動域検査

四肢の関節可動域制限がないか確認する．

（4）徒手筋力検査

臥床時期から下肢を中心に確認する．

（5）ADL 検査

寝返りや，体を横へずらすことができるか確認する．座位が可能な場合は，保持時間を確認し，それに合わせて食事など生活環境を調整する．

3. 骨折予防

1）骨折の発生因子

骨折のほとんどは転倒によって起こるが，骨密度の低い場合には，明らかに骨折の頻度が上昇する．また，受傷時の運動能力やバランス，喫煙や飲酒，脳卒中の既往などによりその頻度は異なる．骨折の因子として，①高齢者，②転倒歴，③深部感覚障害の有無，④注意力や記銘力の低下，⑤住環境や生活行動範囲，⑥頻尿や神経因性膀胱，排便の状況，⑦睡眠薬などの薬剤使用，⑧合併症の有無，などを総合的に考え，骨折が起こりやすいか否かを判定する．

2）理学療法による転倒予防効果

筋力や重心バランスと骨折との関連についての報告は，さまざまなものがなされている．また，片脚立位時間と転倒率の関係を示した報告では，片脚立位の保持が30秒できるか否かが転倒群との境界とされ，11秒以下では顕著に転倒率が上がったとしている．そのため，適度な筋力とバランス能力を高め，片足で自分の体重を支えられる能力が備わっていれば転倒は防げる．

筋力については，抗重力筋である大腿四頭筋，殿筋群，ハムストリングや下腿筋群，背筋群などの体幹筋の強化に努める．しかし，転倒歴が多い場合や外的環境により転倒原因が明確であれば，住宅改修や環境整備に視点を向け，手すりや段差解消を行い，活動性が低い場合には訪問指導を利用する．

■引用文献

1) Garden RS：Low-angle fixation in fractures of the femoral neck. J Bone Joint Surg Br 1961；43：647-63.
2) Evans EM：The treatment of trochanteric fractures of the femur. J Bone Joint Surg 1949；31：190-203.
3) 昭和大学藤が丘リハビリテーション病院：整形外科ナーシングのポイント．メジカルビュー社；2004．p.33.
4) Seinsheimer F：Subtrochanteric fracture of the femur. J Bone Joint Surg Am 1978；60：300-6.
5) 中島育昌：片麻痺を有する大腿骨頸部骨折患者の治療ならびに成績について．総合リハビリテーション 1992；20：29-33.

■参考文献

1) 馬場秀夫ほか：腰椎圧迫骨折．関節外科 2009；28（増刊）：56-63.
2) 萩野　浩：転倒・骨折症例の問診のポイント．Orthopaedics 2009；22：1-7.
3) 大高洋平：高齢者の転倒・骨折リスクアセスメント．Orthopaedics 2009；22：9-14.

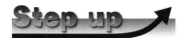

1．大腿骨近位部骨折の理学療法の流れ（図1，2）

　大腿骨近位部骨折の場合，臥床による二次的な合併症を防ぐために，ほとんどの場合手術療法が選択され，全身状態が安定すれば可及的に早期離床を行う．

頸部骨折

　骨接合術と人工骨頭置換術が行われるが，骨接合術のほうは脱臼の危険はない反面，早期に荷重歩行ができないためADLの獲得は遅れる．また人工骨頭置換術は早期荷重ができるが，脱臼リスクを伴うため起居動作やトイレ動作など生活指導も重要になる．

転子部および転子間骨折

　さまざまな固定材料が普及しているが，ここでは骨接合術のなかでよく行われるガンマネイルについて述べる．本骨折では安定型と不安定型で荷重時期が違うため注意が必要であるが，脱臼リスクもないため安定型では早期離床と歩行トレーニングが可能である．

LECTURE
6

安静期 →	回復期 →	社会復帰期 →

呼吸トレーニング
足関節パンピング
マッスルセッティング
上肢や体幹，健側下肢の
　筋力増強トレーニング

座位トレーニング

離床，歩行トレーニング
　→荷重制限に合わせ
　　車椅子への移乗トレーニング

術側下肢の自動介助・自動運動
　→筋力に合わせ抵抗自動運動へ

上肢や体幹，健側下肢の筋力増強トレーニング

座位トレーニング（脱臼しない方法で）
　立ち上がりトレーニング
　移乗トレーニング

歩行トレーニング
　許可された荷重に合わせての荷重トレーニング
　　　　　　　　　　　　　　歩行トレーニング
　→平行棒・歩行補助具の使用
　→安定すれば階段昇降トレーニングへ

トイレ，入浴，更衣，整容動作指導

退院に向けた家屋の環境調整
介護保険など公的補助の準備

脱臼指導

図1　大腿骨頸部骨折の理学療法（人工骨頭置換術）の流れ

安静期 →	回復期 →	社会復帰期 →

呼吸トレーニング
足関節パンピング
マッスルセッティング

上肢や体幹，健側下肢の
　筋力増強トレーニング

座位トレーニング
　→荷重制限に合わせ
　　車椅子への
　　移乗トレーニング

術側下肢の自動介助・自動運動
　→筋力に合わせ抵抗自動運動へ

上肢や体幹，健側下肢の筋力増強トレーニング

荷重制限に合わせ（安定型骨折と不安定型骨折で違う）
座位トレーニング
立ち上がりトレーニング
荷重・歩行トレーニング
　→平行棒・歩行補助具の使用
　→安定すれば階段昇降トレーニングへ

セルフケアトレーニング

退院に向けた家屋の環境調整
介護保険など公的補助の準備

図2　大腿骨転子部および転子間骨折の理学療法（ガンマネイル）の流れ

2. 脊椎圧迫骨折の理学療法の流れ（図3）

　脊椎圧迫骨折の場合，高齢者では受傷後約1〜2週間，安静臥床が強いられる．他の骨折と違い座位も制限されるため，離床期に起立性低血圧や筋力低下など廃用症候群となっていることが多い．そのため臥床期間から疼痛の出ない範囲で，筋力維持に努める．

　また，コルセットを数か月間装着し退院後にコルセット除去となるため，コルセット除去後に体幹の可動域制限や遅発性麻痺が起こる可能性がある．その予防のための教育的な指導も入院時に行う．

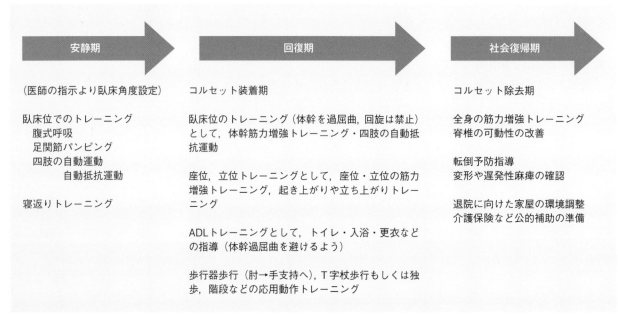

図3　脊椎圧迫骨折の理学療法の流れ

3. 高齢者の立ち上がり動作後の歩容の変化と転倒リスク

　一般に高齢者の転倒は，寝室や居間など動作の切り替え場面で発生することが多い．出村ら[1]は，椅子から立ち上がった後の歩容と転倒リスクの関係を検討し，在宅生活の高齢者女性13人に対し，椅子から立ち上がり後5mの歩行と通常歩行について比較した．その結果，立脚時間，両脚支持時間，歩幅，歩隔変数において1歩目のみに2歩目以降と比べ差がみられたと報告している．体重心が移動する変化に対し身体の不安定性が増すことから，高齢者は一歩目を小さくし両脚にて身体重心を安定させようとする動きがある．そのため，ベッド周囲やトイレ動作などの手すりは，これらの初期動作の一助になる．転倒経験の多い例や下肢筋力低下の顕著な場合には，一歩目の支持性が低下することを指導教育しておくことが重要である．

　また，転倒理由で最も多いのは，つまづきや滑り動作である．そのため歩行開始時の環境に加え，家屋内の段差や床材の滑りやすさ，スリッパの使用などの確認をする．

■引用文献

1）出村慎一：高齢者の歩容と転倒．関節外科 2011；30：100-7.

■参考文献

1）大峰三郎：大腿骨頸部骨折．石川　齊編．図解 理学療法技術ガイド，第2版．文光堂；2001．p.791-8.
2）立野伸一：椎体圧迫骨折の理学療法プログラム．理学療法 2008；25：99-105.

LECTURE
6

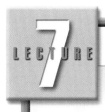

骨折と脱臼（5）
実習：高齢者の四大骨折
—評価と治療

到達目標

- 高齢者に必要な理学療法の評価について説明できる.
- 四大骨折の理学療法の流れを理解する.
- 四大骨折の代表的な関節可動域運動や筋力増強トレーニングを実践できる.
- 四大骨折の荷重・歩行指導やその他の ADL 指導を理解する.
- 骨折予防トレーニングについて説明できる.

この講義を理解するために

　この講義では，高齢者の四大骨折を理解したうえで，問診や視診，触診などの評価，関節可動域運動や筋力増強トレーニング，ADL 指導などの実践，また，骨折予防の要点やトレーニング方法について学びます.

　骨折の評価と治療を学ぶにあたり，以下の項目をあらかじめ学習しておきましょう.

□ 高齢者の四大骨折を学習しておく.

□ 関節可動域検査や徒手筋力検査などの評価学を学習しておく.

□ 関節可動域運動や筋力増強トレーニングの効果や注意点を学習しておく.

□ 松葉杖歩行や杖歩行を学習しておく.

講義を終えて確認すること

□ 高齢者骨折の評価項目をあげることができる.

□ 四大骨折の代表的な関節可動域運動や筋力増強トレーニングを理解できた.

□ 歩行指導や脱臼指導を理解できた.

□ 骨折予防トレーニングについて理解できた.

LECTURE
7

1. 高齢者の理学療法の評価

1）問診

高齢者の場合は，青壮年の骨折評価に比べて全身性に問題がみられることが多いため，呼吸・循環機能やバランス機能，認知症，視力や聴力，抑うつ傾向の情報が必要となる．特に高血圧や循環器・呼吸器疾患，骨粗鬆症の有無，転倒歴，意欲などの情報収集が重要である．また，一般の骨折評価の項目に加え，全身状態やバランス機能評価も行う．

2）視診

高齢者の場合，健側にもなんらかの問題をもつ場合があるため，両側とも正常ではないことを想定しながら評価を行う．特に筋萎縮や循環不全の評価は重要であり，骨折部以外の萎縮や浮腫，心臓や腎疾患の存在，膝関節などの変形に注意する．

3）触診

高齢者の場合，筋の膨らみや萎縮の程度，皮膚温なども評価し，問題がないかを確認する．一般の骨折評価の項目に加え，全身状態やバランス機能評価を加えて行う．

4）形態測定

筋萎縮や腫脹（浮腫）の有無，変形により肢長差がないかを確認する．

5）疼痛評価

認知症を合併している場合，疼痛がないと答えてしまうことが多い．そのため，座っている際に患部をさすったり，顔をしかめている場合があれば観察することも必要である．可能であれば VAS や NRS を用い段階づけを行う．

6）感覚検査

触覚・痛覚や複合感覚の有無を確認する．

7）関節可動域検査

高齢者では，受傷前から可動域制限のある場合がある．いつ生じた制限かについて情報収集する．

8）徒手筋力検査

骨折部が安定していない早期では，骨癒合が不十分であるために再骨折の危険性があり，また腹臥位などの肢位がとれない場合も多い．筋力測定ができない場合には座位保持や上肢リーチ，後述するブリッジングや起居動作から，おおよその筋力を想定する．

9）ADL 検査

退院後の生活指導に重要なため，どのような介護が必要かを考えて評価する．

10）バランス評価

バランス評価では ADL 自立度や転倒リスクを推測できる．

（1）Timed Up & Go Test (TUG)

背もたれのある椅子に座った状態から起立し，3m 先の目標物へ歩行，方向転換をして 3m 歩行し元の椅子へ着座するまでの一連動作での動的バランスや安定性，時間を評価する（図 1）．

TUG では，安定性を 5 段階に分けて評価するため簡便さはあるが，ある程度の歩行を獲得しないと測定できず，計測時の転倒に注意しなければならない．歩行は至適速度で行い，転倒リスクのあるカットオフ値を 13.5 秒以上とする（運動器不安定症と診断されるカットオフ値は 11 秒以上）．70 歳代では平均 9 秒，80 歳代では 11 秒を

LECTURE
7

VAS (visual analogue scale；視覚的評価スケール)

NRS (numerical rating scale；数値的評価スケール)

関節可動域検査 (range of motion test：ROM-t)

徒手筋力検査 (manual muscle test：MMT)

ADL (activities of daily living；日常生活活動)

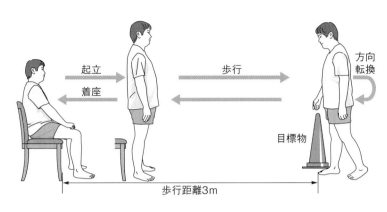

図1　Timed Up & Go Test

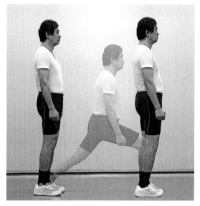

図2　最大一歩幅

越し，10秒未満のものは自立歩行，11〜19秒では移動がほぼ自立，20〜29秒は歩行が不安定，30秒以上は歩行障害ありとする[1]．

（2）片脚起立時間

開眼片脚立位でのバランス能力を確認する．転倒を回避できる体力をもつ目安は，65〜69歳で40秒，70〜74歳で30秒，75〜79歳で20秒，80〜84歳で10秒である[2]（15秒未満で運動器不安定症のリスクが高まる[1]）．

11）健脚度

下肢筋力の測定をするには専用の大型機器や自転車エルゴメータを利用するが，健脚度は脚の機能を表し，転倒回避能力の指標として，最大全力歩行，最大一歩幅，40 cm踏み台昇降を測定し評価する．

（1）最大全力（10 m）歩行

直線10 m（加速のためのスタート前2 m，ゴール後2 mの予備区間を設置）を全力で歩行する時間を測定する．これを秒で表し，5段階に分類する．

　　　速い　　：男性4.7秒以下　　女性4.9秒以下

　　　やや速い：男性4.8〜5.3秒　女性5.0〜5.7秒

　　　普通　　：男性5.4〜5.9秒　女性5.8〜6.7秒

　　　やや遅い：男性6.0〜6.9秒　女性6.8〜8.9秒

　　　遅い　　：男性7.0秒以上　　女性9.0秒以上．

（2）最大一歩幅（図2）

両脚をそろえ，片方の脚を最も大きく一歩踏み出し，最初に出した脚にもう片脚をそろえるように出す．この動作での踏み出す前後の足尖の距離をcmで表し，これを5段階で分類する．さらに個体差を考えるためには，下肢長比から補正値を求める（単位％）．

　　　広い　　：男性120 cm以上　　女性110 cm以上

　　　やや広い：男性110〜120 cm　女性100〜110 cm

　　　普通　　：男性100〜110 cm　女性90〜100 cm

　　　やや狭い：男性90〜100 cm　　女性80〜90 cm

　　　狭い　　：男性90 cm未満　　　女性80 cm未満

（3）40 cm踏み台昇降（図3）

高さ40 cmの踏み台を手すりなしに確実に昇り，台の上で一度両脚をそろえて立ち，台の反対側に確実に降りられるかを，「できる」「困難（ふらつきがある，上肢介助が必要，斜めになれば行えるなど）」「できない」の3段階に分類する．

⚡気をつけよう！

開眼片脚立位時間は，80歳代以降では著しく能力が低下するため，測定時は転倒しないように配慮をする．

LECTURE 7

📖 MEMO

下肢長比＝（下肢長/身長）× 100（％）

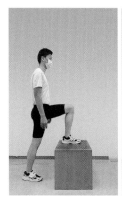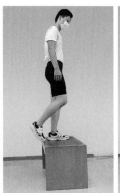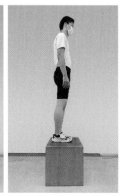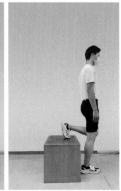

図3　40 cm 踏み台昇降

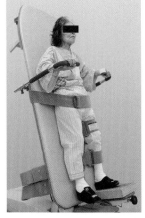

図4　ティルトテーブル（右足免荷立位）

表1　斜面台における角度変化による体重負荷状況

立位		体重の	理論値*
鉛直位		100%	
傾斜角	30°	28%	50%
	45°	50%	71%
	60°	70%	87%
	75°	85%	97%
	90°	98%	100%

*摩擦が働かない理論的な値.
（柳澤　健：理作療法 1977；11：743-9[3]）

中手指節（metacarpophalangeal：MP）関節

MEMO
ギプスシャーレ
仮骨形成に合わせて使用していたギプスを縦半分に切り，包帯で固定したものである.

MEMO
高齢者の場合には，立ち上がりが困難な場合も少なくなく，その際には手をついて立とうとするため，上肢への荷重を控え，転位を起こさないような指導も必要である.

2. 高齢者の理学療法

　高齢者では，認知症や肺炎などを合併すると長期臥床を引き起こし，廃用症候群が強まる．そのため高齢者の理学療法では，筋力や関節可動域などの機能面の回復やADLも大きく生命予後にかかわることを念頭に，できるだけ早期に離床を促し，退院時の歩行やADLの改善に努める．また，回復途中に転倒しないよう，病室でのADLを確認しながら介入する.

　下肢骨折では骨癒合に応じて荷重量が決められるが，高齢者は松葉杖歩行や部分荷重ができない場合も多く，免荷期間に健側の支持性が低下する．長期にわたり立位が困難な場合には，ティルトテーブル（**図4**）を選択したり，座位やいざり動作などの許容される動作で荷重トレーニングを行う.

　部分荷重を考えて荷重練習を行う場合，ブリッジングは1/3荷重，立位やスクワット，エルゴメータの負荷なしは1/2荷重程度となる．ティルトテーブルについても傾斜角度で体重に対しての荷重量が調整できるため，立位困難例では代用して荷重練習を行える（**表1**）[3].

　また，歩行補助具を用いた部分荷重は，平行棒内歩行は1/5荷重～1/2荷重までに相当し，両松葉杖歩行は1/3荷重以上，片ロフストランド杖は2/3荷重以上，片T字杖は3/4荷重以上が目安となる.

3. 四大骨折の理学療法

1）橈骨遠位端骨折

　橈骨遠位端骨折は，ギプスや副子による外固定後，約4～6週間固定を行う．固定は上腕遠位1/3から中手指節関節の近位まで行うため，肘関節から中手指節関節にまで大きく運動が制限される．後に仮骨形成が始まると，ギプスシャーレに変更となり，固定していた関節も可動域運動が可能となる.

　橈骨遠位端骨折では，保存療法，手術療法ともに理学療法の流れには大きな差がなく，手術療法のほうが早期固定を得られるため，関節可動域運動を早期から行える．以下，固定期と回復期に分け，必要な理学療法について示す.

（1）固定期

　二次的な肩関節痛などを予防するために，肩甲帯の自動運動と手指関節の可動域の維持を図り，必要であれば下肢を含めた筋力増強トレーニングを行う．高齢者の場合，ギプスがあるだけで，起居動作をはじめとしたADLが低下することもあり，起き上がりや立ち上がり動作，更衣動作などのADL，臥床時における上肢の良肢位も

含めて指導し，下垂位で生じる浮腫の予防や炎症の軽減に努める．

a．上肢

肩関節の関節可動域運動や筋力増強トレーニング，手指の浮腫予防を考慮し，自動運動を行う．

b．下肢

下肢筋力を維持し，ブリッジングなどを行う．

c．起居動作トレーニング

起き上がりや立ち上がりを維持改善し，寝たきりを防ぐ．

d．歩行

転倒しないようバランス能力などを考慮し，歩行能力を維持する．

（2）回復期

固定除去後，関節可動域運動では手根部の柔軟性獲得も考えながら，手関節背屈，前腕回内外運動を中心に可動域の改善に努める（図5）．筋力増強トレーニングは，握力強化や手関節の筋力強化を開始するが，回内外は骨折部に回旋運動が伴うため，X線検査での骨癒合をみながら段階的に行う．

a．手関節背屈ストレッチング

両手掌面を合わせるようにして背屈を促す．

b．手関節掌屈ストレッチング

手掌を上にし，もう一方の手で固定，前腕を起こすようにし，掌屈を促す．

c．前腕回内外の自動運動

棒などを把持し弧を描くように前腕の回内外を促す．

d．握力や巧緻性強化（つまみ動作）

手背部周囲の腫脹を軽減させる．

2）上腕骨近位端骨折

上腕骨近位端骨折は80歳代の高齢者に多く，歩行や立位バランスが低下していることが多い．

上腕骨近位端骨折の治療法の選択は，骨折部の整復の程度や骨片の数を基準とする（Lectur 5 図7〈p.46〉参照）．

ADLの到達目標は，結帯・結髪動作（背中に手をまわす，後頭部を触る動作）で，最終的にこの動作ができるか否かが，更衣や入浴，トイレ動作に大きく関与する．

肩関節の理学療法においては，三角巾で懸垂固定中にもかかわらず，物を取る動作で肩の外旋動作を行ったり，立ち上がり時に手すりを持とうとしたりすることがあるため注意する．関節可動域運動が許可された後も，疼痛のある場合は痛みのない範囲で行う．早期から積極的に行うと骨折部の離開や偽関節を起こし，また，疼痛や防御収縮が拘縮を生じさせるため，リラクセーションや自動介助運動から段階的に進める．

（1）固定期

約2〜4週間の三角巾固定のため，肘関節以遠の可動域の維持改善を行う．また，末梢に浮腫が起こりやすく，浮腫軽減を目的にグーパー運動を繰り返す方法でのパンピング（図6）の実施，臥床時に上腕骨頭が前方へ押し出されないような安静肢位の指導を行う．特に利き手側の骨折では，ADLが著しく低下するため，更衣や整容動作，起き上がりや立ち上がり動作を指導する．

a．上肢

肩関節に過度の回旋力を加えないよう，握力や手・肘関節の可動域維持に努める．また，健側の強化も行う．

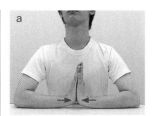
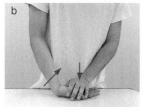
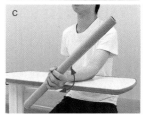

図5　固定除去後の関節可動域運動
a．背屈，b．掌屈，c．回内外．

💡ここがポイント！

早期から腫脹を防ぐため，骨癒合や疼痛に合わせて関節可動域運動が行われるが，骨折部はねじる力に弱いため，早期の前腕回内外運動は医師と相談しながら行う．またADL上でも前腕を過度にねじるような使い方をしないよう，指導することが重要である．

📝MEMO

防御収縮
限度を超えた痛みが起こす関節運動を阻止するために不随意に筋を収縮させること．

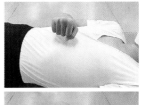
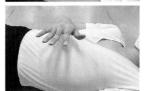

図6　上肢パンピング

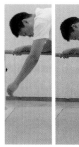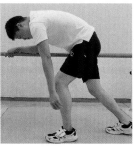

図7　コッドマン体操
健側上肢で体を支え，体幹を床面に平行になるように前屈し，三角巾もしくは肘伸展位で床に指尖がつくように行い，疼痛がなければ下肢の力を利用して振り子運動を行う。

コッドマン（Codman）体操

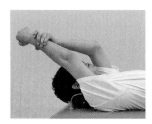

図8　上肢の挙上自動介助運動

b. 体幹・下肢

ふらつき感があった場合は，下肢の筋力の維持や強化を図り，T字杖を用いて再骨折しない支持性の獲得を目指す。ブリッジングや腹筋などにより体幹筋も強化する。

c. 起居動作トレーニング

寝返りや起き上がりの自立を目的とする。起き上がりができない場合は，ベッドの背もたれを少し上げて起き上がると自立できる場合が多い。

d. 歩行

歩行能力の維持に努める。

(2) 回復期

この時期は肩関節の可動域の改善，筋力の改善を目的に行う。疼痛や炎症所見を伴う場合，拘縮予防程度に実施し，早期から積極的には行わず，寒冷療法や電気療法なども併用し防御収縮を起こさないようにする。

a. 関節可動域運動

医師から関節可動域運動が許可された場合，最初にコッドマン体操（図7）より開始することが多い。これは，上肢の重さを利用し，重力にしたがって肩周囲のリラクセーションを図る体操である。疼痛が強く，図7のように行えない場合は，三角巾固定のままで行うとレバーアームが短くなるため行いやすく，体幹を前屈し相対的に肩関節屈曲約90度となるような下垂位を目標に行う。

肩関節屈曲約90°上肢下垂位に到達したら，背臥位での自動介助運動（図8）から段階的に自動運動を開始する。このとき肘屈曲位や肩甲骨の挙上運動といった代償運動をしないよう指導する。

約6週以降は積極的に他動運動を行う。ただし，肩の回旋運動については医師の許可のうえ開始を決定する。

b. 筋力増強トレーニング

自動介助での運動から開始する。上肢同士の持ち方を工夫することにより介助要素が加わって疼痛を軽減できる。また，両手を組む方法や棒を把持して挙上を行う方法を用いると，さらに負荷を上げることができる。背臥位で120°の挙上が自動で獲得できれば，座位での肩関節挙上トレーニングへと移行する。

3) 大腿骨近位部骨折

大腿骨近位部骨折のうち，大腿骨頸部骨折では人工骨頭置換術が多く，大腿骨転子部および転子間骨折では海綿骨螺子やガンマネイルなどの骨接合術が多く行われる。大腿骨近位部骨折の理学療法は，バイタルサインなど全身管理を行いながら離床し，許可された荷重以上に荷重がかからないよう配慮しながら，離床，歩行の自立に向けて進める。目標は，受傷前の動作や生活に近づけることであり，認知症や他の合併症に影響されると，理学療法が難渋することが多い。

(1) 関節可動域運動

術後は創部を保護しながら疼痛のない範囲で自動介助運動より関節可動域運動を行い，股関節屈曲伸展と内外転，膝関節屈曲伸展の自動介助運動を開始する（図9）。徐々に腫脹や疼痛など炎症が軽減し，疼痛なく関節可動域運動が行えるようになれば自動運動に変更する。また，上肢や健側の関節運動は積極的に行う。

(2) 筋力増強トレーニング

術後は，疼痛などの炎症所見に応じ，等尺性収縮を利用したマッスルセッティング（図10）や末梢灌流改善にもかかわるパンピング（図11）を行う。また，高齢者では，健側の下肢筋力維持や強化，起き上がりや立ち上がりに必要な上肢・体幹筋の強化も

LECTURE
7

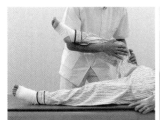
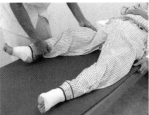
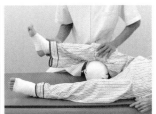

a. 股関節屈曲伸展　　　　b. 股関節内外転　　　　　c. 膝関節屈曲伸展

図9　自動介助運動

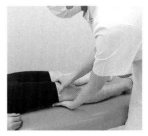

図10　マッスルセッティング

加えて行う．体重の 1/2 以上の荷重許可により，立位での筋力増強トレーニングが開始でき，スクワットや立ち上がりトレーニング，つま先立ちのような閉鎖性運動連鎖での運動を追加する．また，筋力が強く，理解力もある場合にはゴムバンドなどを用いた自主トレーニングを行う．

(3) 起居動作トレーニング

下肢を自分の力で動かせない期間は，離床にも介助を要する．転倒や脱臼を防ぐため，安全なトレーニングを指導する．

(4) 荷重・歩行トレーニング

医師から許可された荷重量で荷重トレーニングを実施するが，高齢者の場合，部分荷重が行えないことも多い．その場合はティルトテーブルを用いた方法で荷重感覚を養い，支持性の改善を目指す．

(5) ADL トレーニング

歩行がほぼ自立できても，床からの立ち上がりや浴槽のまたぎ動作は困難な場合がある．特に，人工骨頭置換術が行われると脱臼の危険があるため，入浴・更衣動作などで足先を触る動作自体が制限され，外旋位での足先リーチが推奨される．それができない場合は，福祉用具で対応する手段をとる．また，過度の屈曲動作も禁止されるため洋式主体の生活環境が望まれる．

人工骨頭置換術や人工股関節全置換術において，後方切開では股関節屈曲・内転・内旋，股関節伸展位での過度の外旋，深い屈曲運動，前方切開では股関節伸展，過外旋・内転，深い屈曲で脱臼することが多い．したがって，後方切開では靴下や靴の着脱，足の爪切り，下腿以遠の洗体動作や浴槽の出入り，床への座り込みや座礼，床の物を取る動作，和式トイレに注意し，前方切開では，膝を伸展したままのブリッジングや上半身だけでの寝返りに注意が必要である．

4）脊椎圧迫骨折

脊椎圧迫骨折は，殿部からの転倒や床から物を持ち上げた際の介達力で受傷する．しかし，陳旧性の脊椎圧迫骨折のある場合や骨粗鬆症が重度の場合，勢いよく座る動作や前屈動作により骨折することがある．脊椎圧迫骨折の治療は，1～2週間（成人の場合は4～6週間前後）のベッド上臥床が強いられるため，ベッドサイドより理学療法を開始する．

離床の許可後コルセットを装着し，疼痛に合わせて座位を促す．このとき，疼痛を増強させるような前屈姿勢や起き上がりは控える．約2～3か月で骨癒合が得られれば，コルセットを除去し，体幹の関節可動域運動を開始する．

(1) 臥床期

この時期は，座位が制限され脊柱で頭部を支えない姿勢が強いられる．廃用症候群を予防するため，四肢体幹を含めた関節可動域運動や筋力の維持・改善（**図12**）に努める．また，背臥位自体が呼吸機能の低下を引き起こすため，腹式呼吸トレーニング

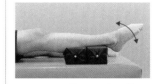

図11　下肢パンピング
足関節をゆっくり大きく底背屈させる．深部静脈血栓予防に重要である．

閉鎖性運動連鎖（close kinetic chain：CKC）

LECTURE
7

人工股関節全置換術（total hip arthroplasty：THA）

MEMO
脱臼はいつまで起こる？
基本的に，脱臼は術後早期に最も頻度が高くなる．しかし，軟部組織の修復や筋力の改善に伴い，脱臼件数は減る．一方で，脱臼肢位自体は構造上，変化しないため，長期的に不良肢位は避けるよう指導する．

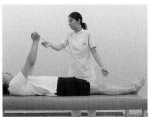
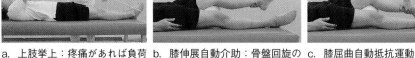
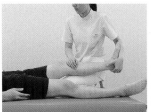
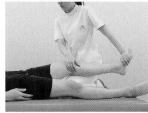

a. 上肢挙上：疼痛があれば負荷なしで行う

b. 膝伸展自動介助：骨盤回旋の代償が出ない範囲で行う

c. 膝屈曲自動抵抗運動

d. 足底屈自動抵抗運動

e. 足背屈自動抵抗運動

図 12 臥床期の筋力維持・改善

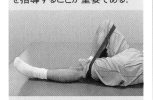

も実施する．

a. 上肢

重垂や鉄アレイ，ゴムバンドなどの利用や，徒手で筋力維持増強に努める．

b. 下肢

下肢全体の自動運動や抵抗運動を行う．負荷量が大きすぎる場合，体幹回旋の代償がみられ疼痛が誘発されやすいため，注意しながら行う．

(2) 離床期

a. 筋力増強トレーニング

脊椎圧迫骨折は，前方組織である椎体が圧迫されて骨折が起こるため，体幹コルセットに依存しなければ骨折後の姿勢は前傾優位になりやすい．そのため，体幹伸展にかかわる背筋群や荷重下で機能的体幹伸展作用のある大殿筋，肩甲骨内転筋の強化（**図 13a**）が必要である．高齢者の場合は徒手筋力検査の肢位のような背筋強化は困難である．したがって，立位で壁を擦る動作（**図 13b**）や肩甲骨内転筋強化（**図 14**），ブリッジング（**図 15**）を疼痛のない範囲で行い，立ち上がりや座り込みに必要な大腿四頭筋やハムストリングなどの筋力強化を図る．

b. 起居動作トレーニング

寝返りや起き上がり時に，体幹の屈曲や回旋を避ける．特に起き上がりでは，側臥位から両下肢の重さを利用して下垂させると疼痛を回避できる．また，椅子からの立ち上がり時も過度の前屈を避けるため，足を引くことで前傾せず立ち上がることができ，疼痛を軽減できる．

退院後の生活で，床からの立ち上がりやしゃがみ込み動作が必要な場合，これらの起居動作の指導が必要である．体幹が固定されることで下肢筋力により依存することを想定し，筋力に合わせて行う．

c. 歩行トレーニング

歩行トレーニングは，頭部の重さが脊椎にかかるため，離床時にコルセットを必ず装着して行う．平行棒や歩行器などの歩行補助具を使用した歩行から開始する．歩行器では前腕支持で行うと疼痛が軽減しやすい．

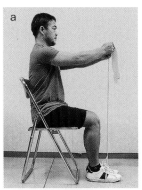

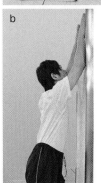

図 13 脊柱伸展運動
a. 座位（立位）での運動：疼痛がある場合は負荷なしで行う．
b. 壁擦りでの運動．

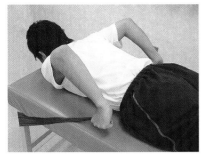

図 14　肩甲骨内転筋強化

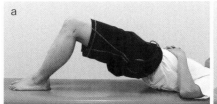
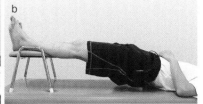

図 15　ブリッジング
a. 膝屈曲位での運動，b. 膝伸展位での運動.

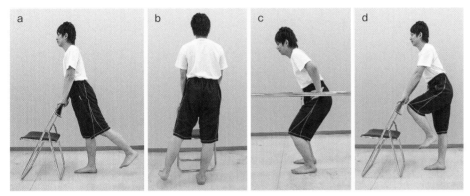

図 16　開放性運動連鎖（a，b）と閉鎖性運動連鎖（c，d）
a. 大殿筋強化，b. 中殿筋強化，c. ハーフスクワット，d. 片脚立ち.

4. 骨折予防トレーニング

　麻痺による不動や非荷重状態が長期化すると骨量の減少を生じ，骨の強度自体が低下する．骨量の維持のため，骨へ適当な荷重をし負荷を加えることが重要である．骨密度の改善には最大酸素摂取量の 60〜70％程度の負荷が必要であり，また，複数の関節や筋を使いながら動作を行うためバランス能力の改善がみられ，転倒や骨折予防につながる．そのため，荷重下の筋力増強トレーニングを習慣的に行う．

1）開放性運動連鎖トレーニング

　抗重力筋の大殿筋や大腿四頭筋，中殿筋，腹背筋を強化する（**図 16a，b**）．

2）閉鎖性運動連鎖トレーニング

　つま先立ちやスクワット，片脚立ちや階段昇降が推奨される（**図 16c，d**）．

■引用文献

1）日本整形外科学会：運動器不安定症とは．https://www.joa.or.jp/public/locomo/mads.html
2）坂田悼教ほか：地域在住高齢者の体力−転倒における片脚立位の測定の意義．埼玉圏央リハビリテーション研究会雑誌 2004；4：13-6.
3）柳澤　健：姿勢と体幹・頸の運動学．理作療法 1977；11：743-9.

■参考文献

1）市橋則明：OKC と CKC における運動療法．細田多穂ほか編．アドバンス版 図解 理学療法技術ガイド．文光堂；2005．p.409-25.
2）池添冬芽，市橋則明：高齢者の動作獲得に必要な筋力と筋力増強法．理学療法ジャーナル 2010；44：277-85.
3）小松泰喜：高齢者の転倒予防・対策と理学療法．理学療法 2001；18（9）：874-85.
4）増田幸泰：骨折と歩行．理学療法科学学会監，丸山仁司編．ザ歩行．アイペック；2003．p.131-7.

LECTURE
7

ここがポイント！
脊椎圧迫骨折は疼痛管理が重要であり，コルセットが装着可能となればなるべく早期に離床を図る．このとき画像評価は骨折の程度を把握するのに重要である．椎体骨折が複数であれば体幹の支持性も不安定になりやすい．重度に円背が起こると殿部や背筋の筋力低下がより顕著となり，呼吸量の低下やさらには下肢などのしびれなども合併し，頭部の脊柱の重心に破綻が生じることから後方に転倒しやすくなる．

開放性運動連鎖（open kinetic chain：OKC）

閉鎖性運動連鎖（closed kinetic chain：CKC）

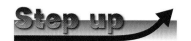

1. 障害高齢者の日常生活活動自立度（表1）[1]

障害高齢者日常生活活動自立度は，大腿骨近位部骨折患者の体力を，peak VO₂max/kg（mL/分/kg）で4段階に分けたもので，遠近らによって報告されている[1]．この中でランクJに該当するものは歩行機能が良好で，比較的活動量も維持できているが，屋内生活が中心であるランクAの場合，体力は顕著に低下している．

①70歳代以上の水準

$$= 10.2 \sim 14.1 \text{ mL/分/kg}$$

②ランクJの70歳代

$$= 11.3 \pm 2.9 \text{ mL/分/kg},$$

80歳代 $= 10.7 \pm 2.7$ mL/分/kg

③ランクAの70歳代

$$= 10.0 \text{ mL/分/kg を下回り } 8.0 \pm 1.4 \text{ mL/分/kg}, \quad 80 \text{歳代} = 7.9 \pm 1.3 \text{ mL/分/kg}$$

表1　障害高齢者の日常生活活動自立度（寝たきり度）判定

生活自立	ランクJ	何らかの障害等を有するが，日常生活はほぼ自立しており独力で外出する． 1. 交通機関等を利用して外出する． 2. 隣近所へなら外出する．
準寝たきり	ランクA	屋内で生活は概ね自立しているが，介助なしには外出しない． 1. 介助により外出し，日中はほとんどベッドから離れて生活する． 2. 外出の頻度が少なく，日中も寝たり起きたりの生活をしている．
寝たきり	ランクB	屋内での生活は何らかの介助を要し，日中もベッド上での生活が主体であるが座位を保つ． 1. 車椅子に移乗し，食事，排泄はベッドから離れて行う． 2. 介助により車椅子に移乗する．
寝たきり	ランクC	1日中ベッド上で過ごし，排泄，食事，着替において介助を要する． 1. 自力で寝返りをうつ． 2. 自力では寝返りもうたない．

（遠近高明ほか：理学療法学 2002；29：239-44[1]）

2. 合併症をもつ場合の理学療法の注意点

①循環器疾患：80歳代を超え，心不全や不整脈があり心電図や単純X線で異常がある場合，心臓エコー所見で壁異常がないかを医師に確認する．

②呼吸器疾患：慢性閉塞性肺疾患などが合併していると，術後肺炎を併発することが多いため注意し，血液ガスのデータを参考にする．また，痰が出にくい場合は肺炎リスクが高まるため，早期離床を進める．

③糖尿病：血糖値検査を確認する．日内変動がある点，創部や尿路などに感染しやすい点や，術後，血糖が不安定になる点に注意する．また，感覚障害を合併していることも多い．

④腎疾患：骨粗鬆症になりやすい．重度の腎障害では水分調節やカリウム制限があり，運動負荷量に注意する．

⑤貧血：術中出血で離床期に貧血が起こることが多い．血中のヘモグロビン量などを定期的に確認する．脱水や消化管出血などにも，気をつける．

⑥電解質異常：低ナトリウム血症では意識障害に至ることや，カリウム異常もリスクとなるため確認する．

⑦発熱：術後発熱の原因には，呼吸器，胆道，尿路系の感染もある．急に38.0℃を超えれば注意が必要である．

3. ゴムバンドでのトレーニング

ゴムバンドでのトレーニングは，張力を利用しながら筋力強化が行え，持ち運びに困らず，手軽にできる治療法の一つである．このトレーニングには，①負荷設定が本人に合わせられること，②疼痛に合わせ角度設定ができること，③どの姿勢でも行うことができること，④筋放電量が多く可動域改善効果も得られること，などの長所がある．一方，①最大筋力を求めることができない点，②強度設定の目安が感覚のみになり負荷量があいまいになる点，③収縮しきった時点の負荷が多い（終動負荷）ため血圧上昇反応が多くなる点，④初動負荷に対して乳酸の濃度が高い点，などの短所を踏まえて指導する必要がある[2]．

■引用文献

1）遠近高明，逢坂悟郎：大腿骨頸部骨折患者の体力―術後早期の運動負荷試験による検討．理学療法学 2002；29：239-44.
2）明日　徹：therapeutic band 療法．アドバンス版 図解 理学療法技術ガイド．細田多穂編：文光堂；2005．p.599-614.

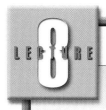

変形性股・膝関節症（1）
総論

到達目標

- 変形性関節症の病態について理解する.
- 変形性関節症の各病期について理解する.
- 変形性関節症に対する基本的な整形外科的治療の目的や内容を理解する.
- 変形性関節症に対する理学療法の目的や考え方について理解する.

この講義を理解するために

　この講義では，最初に股・膝関節の変形性関節症の病態について学び，患者像を把握します．次に，X線学的に分類される病期分類から各病期の進行度を学習し，各病期に適応となる基本的な整形外科的治療の目的と内容（種類や方法）について理解します．さらに，変形性関節症に対する理学療法の目的と考え方について学習します．

　変形性関節症の概論を学ぶにあたり，以下の項目をあらかじめ学習しておきましょう.

　　□ 股・膝関節にかかわる解剖学（特に骨・関節形態，股・膝関節周囲の筋や靱帯など）を学習しておく.

　　□ 股・膝関節にかかわる運動学（関節運動，筋や靱帯のはたらきなど）を学習しておく.

　　□ 整形外科学（変形性関節症）について学習しておく.

　　□ 基礎運動学で用いられる生体力学の用語（モーメント，モーメントアームなど）や意味を学習しておく.

講義を終えて確認すること

　　□ 変形性関節症の病態について理解できた.
　　□ 変形性関節症の各病期について理解できた.
　　□ 変形性関節症に対する基本的な整形外科的治療について理解できた.
　　□ 変形性関節症に対する理学療法の目的や考え方について理解できた.

1. 変形性関節症の病態

変形性関節症は，臨床上，比較的多くみられる疾患で，骨・関節疾患のなかでも多くを占める．本Lectureでは，代表的な部位である股関節と膝関節の変形性関節症を解説する．

本疾患は，骨および軟骨の増殖性変化を示す疾患である．従来は，関節軟骨の摩耗と変性を伴う疾患とされていたが，最近では，軟骨の喪失とその周辺組織の新生による形態の再形成が生じるものとされている．原因としては，明らかな原因疾患のない一次性関節症と他の基礎疾患に起因する二次性関節症に分類される．

臨床症状は，関節痛（主として運動時痛と荷重時痛）で関節可動域制限から発症し，滑膜の炎症から水腫を伴い，さらに進行すると関節変形を生じる．通常，経過は緩徐ながら進行性である．進行が進むと，関節運動の際に軋音（れき）を生じることがある．

主な症状である関節痛の原因は，炎症からの滑膜への刺激，関節水腫による関節包の過緊張，増殖した骨（骨棘）による刺激，関節の不安定性による筋や靱帯の過緊張などが考えられる．

関節可動域制限は，初期は疼痛によるものがほとんどであるが，進行すると徐々に軟部組織の拘縮を生じる．さらに関節症が進行すると，関節面の破壊や変形により徐々に可動域制限が著明となる．

関節変形は，軟骨破壊による関節裂隙の狭小化，骨の増殖性変化（骨棘，骨硬化）などにより生じる．股関節では骨頭の扁平化や脚短縮，膝関節では内反変形が生じやすい．

また，機能障害に伴い歩行障害も呈する．疼痛があまりない場合は，下肢の短縮や変形による特徴的な跛行を示す．一方，疼痛が生じると跛行はより顕著なものとなり，特徴的な逃避性（疼痛性）跛行を呈する．

変形性関節症の危険因子として，加齢，肥満，女性，外傷などがあげられるが，特に肥満は重要で，減量のみで症状の軽減がみられることも多い．

2. 変形性関節症の治療

治療の目的は，疼痛の軽減と関節運動制限の改善であるが，本疾患に対する根治療法はない．本疾患に対する治療には，①安静・免荷，②減量，③理学療法，④薬物療法，⑤整形外科的（観血的）治療，がある．

3. 変形性股関節症

1）病態

変形性股関節症患者の臨床症状は，疼痛，可動域制限，跛行，関節拘縮，脚短縮，筋力低下，日常生活活動（ADL）制限などである．病期が進行するにつれ，これらの障害が重度となる傾向にある．特に，股関節痛（多くは鼠径部痛から始まる）は主訴となるもので，疼痛の持続による活動量の低下（廃用症候群を招く）や不眠などの睡眠障害に陥る可能性があるため，最も重大な問題である．さらに，股関節の変形や拘縮，脚短縮などのアライメント異常により，腰部・膝関節部などの隣接関節にも生じる疼痛の訴えは臨床上よく見受けられる．

変形性股関節症患者の歩容は特徴的であり，疼痛による逃避性跛行，脚短縮による硬性墜下性跛行，筋力低下による軟性墜下性跛行，デュシェンヌ跛行，トレンデレン

変形性関節症（osteoarthritis：OA）

一次性関節症（primary osteoarthritis）

二次性関節症（secondary osteoarthrisitis）

MEMO
一次性関節症
まだ明らかではないが，加齢による関節軟骨の老化や肥満が原因と考えられている．

MEMO
二次性関節症
先天性疾患（先天性股関節脱臼，臼蓋形成不全など），外傷（大腿骨頸部骨折，骨盤骨折，脛骨近位端〈高原〉骨折など），関節の炎症や破壊を伴う疾患（関節リウマチ，痛風など）といったさまざまな疾患に続発する．

骨棘（osteophyte）

👁 覚えよう！
変形性関節症の好発部位
どの関節にも発症するが，一般的に外力の影響を受けやすい荷重関節（股・膝関節）で頻発する．しかし，足関節は例外的で，外傷からの二次性関節症を除き，あまりみられない．

MEMO
跛行（はこう）
外傷，障害，疾病が原因で正常の歩行が妨げられた状態．

変形性股関節症（coxarthrosis）

MEMO
変形性股関節症
日本では，欧米とは異なり，一次性股関節症はまれで，二次性股関節症がほとんどである（全股関節症の約80%）．女性に多い非炎症性の進行性変性疾患である．しかし，近年では高齢化が進み，一次性股関節症がみられるようになってきた．

ADL（activities of daily living；日常生活活動）

LECTURE **8**

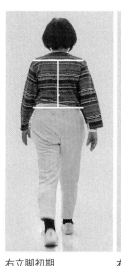
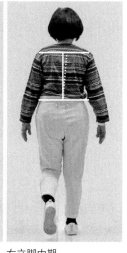
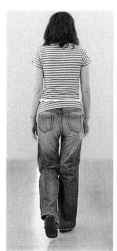
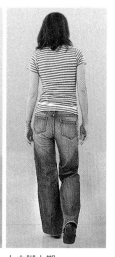
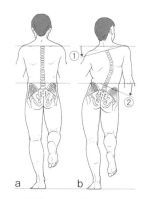

右立脚初期　　　　右立脚中期

a. 右デュシェンヌ跛行

右立脚中期　　　　左立脚中期

b. 左トレンデレンブルグ跛行

図1　デュシェンヌ跛行とトレンデレンブルグ跛行

a. 正常. b. デュシェンヌ（①）- トレンデレンブルグ跛行（②）.

図2　デュシェンヌ跛行とトレンデレンブルグ跛行

（進藤裕幸：最新整形外科学大系16 骨盤・股関節. 中山書店；2008. p.83-96[1]）

デュシェンヌ（Duchenne）跛行

トレンデレンブルグ（Trendelenburg）跛行

ブルグ跛行などを呈する（**図1, 2**[1]）.

（1）一次性股関節症

　本疾患では，本来，股関節に力学的な異常がないため，その原因は加齢による軟骨組織の脆弱化や肥満による過大な力学的ストレスが関与していると考えられている．ほかにも，関節軟骨内物質の質的変化，遺伝的要素，ホルモンの影響が考えられているが，いまだ明らかではない．

　しかし，現在，日本でも高齢化が進み，糖尿病，肥満の頻度が欧米並みになっており，今後いわゆる一次性股関節症が増加する可能性が高い．

　一次性股関節症の進行は，比較的急速に進むことが多いため，可動域制限，拘縮，筋力低下など二次的な機能障害が軽度なことが多い．

（2）二次性股関節症

　日本においてその大半を占める二次性股関節症は，発育性股関節形成不全や臼蓋形成不全に由来する．その発症時期は日常生活の活動量などにもよるが，20歳前後までになんらかの痛みを訴える．

　二次性股関節症の進行は，先天性股関節脱臼や臼蓋形成不全などが存在することで，荷重時に骨頭が外上方に移動し，荷重域が狭小化することで関節軟骨が摩耗して関節の破壊が起こる．その後，骨頭はますます亜脱臼位へ偏位し，変形も生じる．このように，二次性関節症は長期にわたり，緩徐な進行をたどる場合が多い．

2）病期分類

　変形性股関節症の病態の進行度を表す病期分類は，X線学的に前股関節症，初期股関節症，進行期股関節症，末期股関節症の4期に分類され，治療方針の決定のため重要な情報となる（**図3**）．

（1）前股関節症

　程度はさまざまであるが，長く歩くと疲れやすく（だるさや疼痛を含む），安静にすると治癒するといった症状が特徴的である．15歳～30歳代に多い．この時期では，著明な可動域制限や筋力低下はみられず，脚短縮もほとんどない．

　この時期のX線所見では，臼蓋形成不全など関節の不適合は認められるが，関節裂隙の狭小化や荷重部の骨硬化像などはみられない．

ここがポイント！

逃避性跛行：患側の立脚期を短くして歩行するため，反対側との接地時間の差を生じる．
硬性墜下性跛行：脚短縮側の骨盤の下降を生じる．
軟性墜下性跛行：先天性股関節脱臼の際などに，荷重時骨頭が殿筋内を上方に移動することで生じる．
デュシェンヌ跛行：患側の立脚期において，上体を患側へ傾斜させる歩行をいう．これは，トレンデレンブルグ跛行に対応するために起こる代償的反応と考えられている．そのため，二者を混合現象としてとらえ，デュシェンヌ-トレンデレンブルグ跛行とすることもある（**図2**）．
トレンデレンブルグ跛行：患側の立脚期において，反対側の骨盤が下制する歩行で，股関節外転筋力の低下により生じる．

LECTURE
8

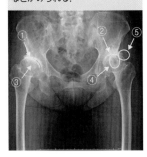

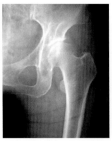 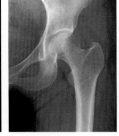 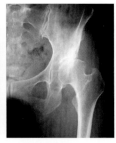 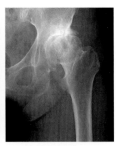

a. 前股関節症　　　　b. 初期股関節症　　　　c. 進行期股関節症　　　　d. 末期股関節症

図3　変形性股関節症各病期のX線像

(2) 初期股関節症

　疼痛がやや頻回に生じ，軽度の可動域制限や筋力低下をきたす例もある．また，日常生活も徐々に障害されてくるが，この時期も安静により，症状が軽快することが多い．

　この時期のX線所見では，関節裂隙のわずかな狭小化や骨硬化像がみられる．骨棘形成はまだみられない．

(3) 進行期股関節症

　疼痛が強くなり，持続する．機能障害も顕著となり，跛行や内転拘縮，筋力低下，筋萎縮などが生じる．

　この時期のX線所見では，関節裂隙は明らかに狭小化（部分的な軟骨下骨の接触）し，荷重部の骨硬化像，骨棘形成がみられる．

(4) 末期股関節症

　疼痛が強く，安静時や夜間時にも認められる．股関節は屈曲・内転・内旋（または外旋位）での拘縮をきたし，脚短縮を訴える．

　この時期のX線所見では，関節裂隙は完全に消失し，骨棘形成，骨破壊による骨頭変形（扁平化）が著明となる．また，骨嚢胞像や臼蓋二重像，骨頭内側部の骨棘（骨頭部下垂骨棘）が形成される．

3) 手術療法

　変形性股関節症に対する観血的治療の目的は，疼痛の軽減のみならず，可動性の改善，関節の力学的安定，荷重面積の拡大などがあげられる．

　観血的治療にはさまざまな種類が存在するが，関節症の進行度，年齢，両側罹患の有無などにより手術方法を変える必要がある．また，観血的治療は大きく分けて関節温存術と関節形成術の2つに大別される．以下に，病期別の治療選択について，股関節に対して行われる代表的な手術をあげ，その目的や適応などを述べる（図4）[2,3]．

(1) 前・初期股関節症

　20歳以前で症状の軽度なものは経過観察する．症状のあるものには，臼蓋の被覆率を上げることで，将来的な骨頭の外上方偏位を防止することを目的に，寛骨臼回転骨切り術や棚形成術などを行う．

(2) 進行期股関節症

　進行期股関節症は，初期に近いものから末期に近いものまで病態が広く，治療方針を進行期前期と進行期後期に分けて立てる必要がある．進行期初期では，寛骨臼回転骨切り術やキアリ骨盤骨切り術などが，進行期末期ではキアリ骨盤骨切り術も行われるが，大腿骨骨切り術（外反あるいは内反骨切り術）などが関節の適合性の改善などを目的に実施される．ただし高齢者では，この時期に人工関節置換術を行うこともある．

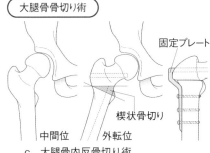

a. キアリ骨盤骨切り術：臼蓋形成不全の
　強い初期から進行期例に適応がある

b. 寛骨臼回転骨切り術：臼蓋不全の強い初期
　例に適応がある

固定プレート

楔状骨切り

中間位　外転位

c. 大腿骨内反骨切り術

応力分布

新しい
応力分布

d. 大腿骨外反骨切り術

図 4　各種骨切り術
（a，b：糸満盛憲：最新整形外科学大系 16 骨盤・股関節．中山書店；2008．p.155-78[2]．c，d：中村利孝ほか：
整形外科手術 4 股関節の手術．中山書店；1994．p.85-114[3]）

（3）末期股関節症

　一般的に，疼痛や関節破壊が強い 60 歳以上の高齢者では，術後早期からの股関節
機能の改善を目的に人工股関節全置換術を行う．また，60 歳以下で疼痛が強く，関節
可動域制限が強い場合にはオマリー法（内転筋群，大腿直筋直頭起始部，腸腰筋，関
節包の前内側部の切除）などの筋解離術といった関節温存術が選択される場合がある．

4）理学療法における X 線学的評価

　X 線写真は，評価・治療を進めていくなかで有用な情報が得られる大切な情報源で
ある．以下に評価上のポイントを示す．

（1）関節裂隙と骨棘

　狭小化している関節裂隙および骨棘の位置・程度について確認する．前・初期では
関節裂隙は比較的保たれており，可動域制限は少ないと予測される．これにより，可
能な運動方向や範囲，集中している荷重域の位置などを予測できる．なお，関節裂隙
の中で最も狭くなっている場所を最小関節裂隙幅（MJS）とよび，股関節痛を評価す
るうえで骨頭の被覆率と併せてみることが重要となる（**図 5**）．

（2）骨盤と下肢アライメント

　大腿骨側では頸体角，内外反，小転子の高位差に左右非対称部位がないかを確認す
る．これにより，脚長差や骨形態異常などを予測できる．

　骨盤側では前後傾，高位差，回旋の有無などがないかを確認する．これらは，骨盤
腔，坐骨結節，閉鎖孔の形状がポイントとなる．また，シャープ角（**図 6**）や CE 角
（**図 7**）を確認することで骨頭の被覆率を確認でき（Step up 参照），関節の不安定性を
予測できる．さらに筋力検査によって，どの程度求心力があるのかを評価すること
が，実際の関節の不安定性を評価するうえで重要となる．

5）変形性股関節症における理学療法

　変形性股関節症に対する理学療法のかかわり方は大きく 2 つに分けられる．一つは
保存療法の一環として，関節機能の維持・改善を目的に病期の進行を緩徐にすること

LECTURE 8

オマリー（O'malley）法

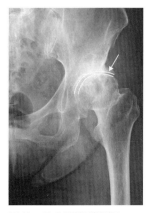

**図 5　最小関節裂隙幅
　　　　（MJS）**

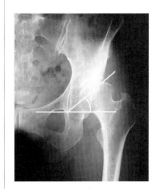

図 6　シャープ角

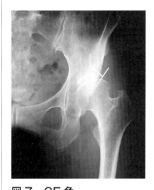

図 7　CE 角

CE 角（center-edge angle）

MEMO

hip-spine syndrome
股関節疾患と脊椎疾患の合併例は複雑な臨床症状を呈することがあり Macnab らが hip-spine syndrome と称して報告したのが始まりである.
simple：股関節，脊椎の両方に変形性変化を認めるが病態の主因はいずれか一方.
secondary：股関節，脊椎の病態が相互に影響しているもの.
complex：股関節，脊椎の両方に変形性変化を認め，その両方が病態に関与するもの.

開放性運動連鎖（open kinetic chain：OKC）

閉鎖性運動連鎖（closed kinetic chain：CKC）

MEMO

パウエルズ（Pauwels）の理論
通常，歩行のような片脚立位を強制された場合，体重線は正中線よりもやや遊脚側を通る. また，外転筋群の停止である大転子から骨頭中心（股関節軸）までの距離と体重線から骨頭中心までの距離の比は 1：3 となる. 骨頭中心を支点としたテコを想定すると，骨盤を水平位に保つために，体重によって生じる内転モーメント（外部モーメント）と拮抗する 3 倍の外転モーメント（内部モーメント）が必要となる（図8a）[4]. そのため，体重の 3 倍の外転モーメントが発揮できていない場合は，遊脚側の骨盤が下制するトレンデレンブルグ徴候となり，歩行時痛や病期進行を助長してしまう原因となりうる（図8b）[4].

である. もう一つは術後療法として，手術による罹患関節機能の改善効果を効率的に獲得させる目的で進められる. 臨床上，一般的には術後療法としてかかわる機会が多い.

次に，実際の理学療法について述べる. 末期股関節症に対して広く行われている人工股関節全置換術後の理学療法については Lecture 11 で詳しく述べるため，ここでは保存療法についての基本的な考え方について説明する.

変形性股関節症は長い罹病期間を経る慢性進行性の疾患であるため，病期の進行はもとより二次的な障害（腰・膝痛，異常姿勢など）も引き起こすことが臨床上よく見受けられる. そのため，罹患関節だけではなく全身的な慢性進行性疾患としてとらえ，理学療法を進める. この障害構造を理解し，罹患関節機能障害から派生する二次的障害の発生といった悪循環を断ち切ることが治療上重要となる.

実際には，関節可動域運動や筋力増強トレーニング，物理療法などを行い，加えて関節に負担をかけない生活も重要であるため，患者に対する ADL 指導も行う.

（1）物理療法

疼痛軽減を目的とした温熱療法が主体であり，ホットパックや極超短波，超音波治療などを行う. 関節可動域運動前の温熱療法が有効で，疼痛閾値の上昇だけでなく，軟部組織の伸張性増大を図ることができる. ほかにも筋に対するリラクセーション目的として，低周波治療なども行う.

（2）関節可動域運動

前・初期においては，軟部組織の短縮による制限に対し，反射性防御収縮を生じないように，ゆっくりと十分なストレッチングを行う. また，関節包・靱帯の場合には，持続伸張を用いるとストレッチング効果が高い. 例として，腸骨・恥骨大腿靱帯のストレッチングは，腹臥位で枕などを大腿部の下に挟み，伸展位での持続伸張を実施する.

進行・末期では，関節変形により，十分な運動範囲が保たれていないことが多い. そのため，事前に X 線写真にて関節変形の程度をある程度把握した後に正確な可動域測定を行い，可能な限り可動域の改善を図る. 疼痛が生じる際には，関節に対して牽引力をかけ，関節面が離開するようにして行う.

また，脊椎の可動性低下は ADL 制限に大きく影響するため，全期を通して維持する必要があるが，特に股関節の可動性が低下する進行・末期では，十分に可動性を維持する必要がある（hip-spine syndrome）.

（3）筋力増強トレーニング

股関節を安定させるため，求心性向上を目的に股関節外転筋力を中心とした股関節周囲筋の強化を行う. 一般的には，徒手やゴムチューブを用いた開放性運動連鎖にて行うが，近年ではスクワットのような閉鎖性運動連鎖による運動効果も良好であるといった報告もある. また，疼痛や変形が強く，可動性が十分でない場合は，等尺性収縮で実施する.

（4）ADL 指導

ADL 指導を行う前に，まずは関節にどのような力（負担）がかかっているのかを理解する. これは，パウエルズの理論を応用することで理解しやすい.

仮に，荷物を持つ場合には，体重線を骨頭中心に近づけ，モーメントアームの長さを短くすることで，弱い外転筋力であっても骨盤を水平位に保つことができる（図8c）[4]. そのため，軽い荷物であれば患側で持つよう指導する. また，杖などの支持物を用いる場合は，健側で支持することで外転モーメントを補助するモーメントが生じるため，弱い外転筋力であっても骨盤を水平位に保つことができる（図8d）[2].

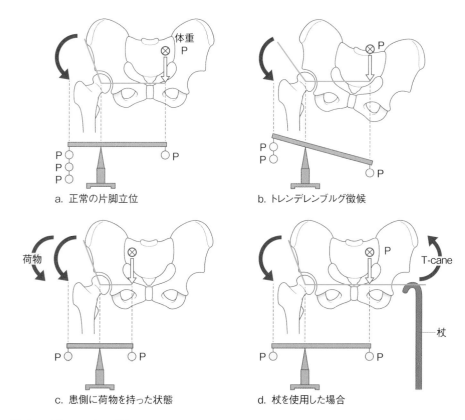

a. 正常の片脚立位

b. トレンデレンブルグ徴候

c. 患側に荷物を持った状態

d. 杖を使用した場合

図8　パウエルズの理論
（嶋田智明ほか編：実践 MOOK・理学療法プラクティス 変形性関節症．文光堂；2008．p.21[4]）

原則として，体重の増加を避けることや重い荷物を持たないことが勧められるが，日常生活を送るなかでいたしかたない場合には，前述のような方法をとる．

4. 変形性膝関節症

1）病態

変形性膝関節症患者の臨床症状としては，疼痛，可動域制限（特に屈曲拘縮），筋力低下，跛行，ADL 制限などがある．しばしば，膝関節内反変形（O 脚）を伴う（**図9**）．

膝関節のこわばる感じを初徴とすることが多く，長時間同じ姿勢をとった後の歩き始めに疼痛や膝が伸びにくいことを訴える．疼痛は膝関節の内側，あるいは膝蓋骨の周辺に出現することが多く，膝窩部に緊張感を訴えることもある．また，階段や坂道の昇降時において疼痛を強く感じる．

圧痛は内側関節裂隙，大腿骨内側顆関節面辺縁にあることが多い．関節包が肥厚し，時折，関節内に滲出液を認め，膝蓋跳動を認める．また，膝関節不安定性から外側方動揺や大腿四頭筋の筋力低下により片脚立位時に膝折れする前方動揺を生じる．

X 線所見では，関節裂隙の狭小化，骨硬化像，周辺の骨棘形成などがみられる（**図10**）．さらに，大腿脛骨角（Step up **表1**〈p.83〉参照）が増大する．日本の成人男性の平均（立位における大腿脛骨角）が 178°，女性が 176° であるのに対して，内反型変形性膝関節症では 180° 以上となる．正面像の撮影法には単純臥位撮影とローゼンバーグ撮影という膝関節軽度屈曲位での立位（荷重下）の 2 種類がある．膝の変性は後方部より始まることから，後者のほうが早期発見に適している．

2）重症度分類

変形性膝関節症は単なる関節炎ではなく，変形などの力学的要因により生じること

📷 MEMO

変形性膝関節症（gonarthrosis）
日本では，退行性変化として考えられてきた一次性関節症が圧倒的に多い．また，肥満との相関もきわめて明確である．したがって，一次性のものは両側性に，二次性のものは外傷や化膿性関節炎その他の炎症に続発するため，片側性に生じることが多い．男女比は 1：4 で，女性に多く発症している．

膝蓋跳動（floating patella）

📷 MEMO

膝蓋跳動テスト
膝関節内の貯留液をみるテストである．膝伸展位で大腿四頭筋の力を完全に抜かせ，検者は一方の手掌を膝蓋上包部に広く押し当てて，そこに貯留した液を下へ押しやる．これにより膝蓋骨は浮上し，他方の指で軽く膝蓋骨を沈めるように押してみる．液量が一定量を超えると膝蓋骨が明らかに浮き沈みするのを指で感じ取ることができる（Lecture 2〈p.13〉参照）．

📷 MEMO

膝関節液の過剰滞留
よく「水がたまる」と表現されるが，これは関節の炎症が原因であり，膝関節液の過剰滞留である．

外側方動揺（lateral thrust）

前方動揺（anterior thrust）

大腿脛骨角
（femorotibial angle：FTA）

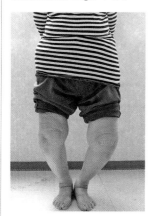

図9　内反変形（O 脚）

LECTURE
8

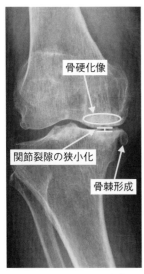

図10 膝関節のX線像

（左図ラベル）
骨硬化像
関節裂隙の狭小化
骨棘形成

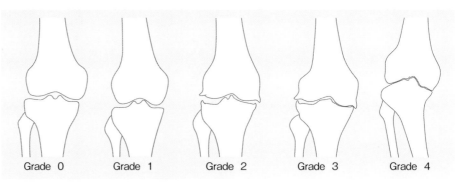

Grade 0　Grade 1　Grade 2　Grade 3　Grade 4

図11 ケルグレン-ローレンス分類
Grade 0：正常：所見なし.
Grade 1：疑い：疑わしい関節裂隙の狭小化. 骨棘の可能性.
Grade 2：軽度：明確な骨棘. 関節裂隙の狭小化の可能性.
Grade 3：中等度：中等度で複数の骨棘. 明確な関節裂隙の狭小化. 高度の骨硬化. 骨端部変形の可能性.
Grade 4：高度：大きな骨棘. 著明な関節裂隙の狭小化. 高度の骨硬化. 明確な変形.

が重要視され，関節裂隙の狭小化を荷重X線像でとらえ，関節軟骨の変性，摩耗の程度の指標とする分類がある.

　単純X線による進行度はケルグレン-ローレンス分類が用いられている（図11）. 変形性膝関節症の経過は正常（Grade 0），疑い（Grade 1），軽度（Grade 2），中等度（Grade 3），高度（Grade 4）に分類され，Grade 1・2では保存的治療を行い，Grade 3・4で保存的治療が奏効しない場合は，手術療法が考慮される.

3）手術療法

　変形性膝関節症の治療の基本は保存療法に努めることにあり，本疾患の発症要因を可及的に除去することである. しかし，1年以上積極的な運動療法や薬物投与，装具療法を行っても症状が不変あるいは増悪した場合は，観血的治療を検討する.

　変形性膝関節症の骨切り術は，一般的に高位脛骨骨切り術が行われる（図12）. 内反・外反変形を伴うときに変形を矯正し，荷重面を均等化する目的で行われる. 手術には膝の外側から脛骨に楔型の切れ込みを入れて取り出すことで矯正する外側楔状閉鎖型高位脛骨骨切り術（図12a）と，膝の内側から脛骨に切れ目を入れて楔型に広げることで矯正する内側楔状開大型高位脛骨骨切り術（図12b）がある. 近年では，より侵襲や合併症が少ない内側楔状開大型高位脛骨骨切り術を行うことが多い. しかし変形が大きく矯正角度が大きい場合や膝蓋大腿関節症を合併した場合には，外側楔状閉鎖型高位脛骨骨切り術が行われる. 成績は良好であるが，骨癒合するまで痛みが多少続くことや，末期変形性膝関節症は適応とならない. 一方，人工膝関節は，人工股関節とともに日本で行われている人工関節手術のなかで最も多く，末期膝関節症患者で60〜70歳代の高齢者に対して行われている.

4）X線学的評価

　X線写真は，評価・治療を進めていくなかで有用な情報が得られる大切な情報源である. 以下に評価上のポイントを示す.

（1）関節裂隙と骨棘

　狭小化している関節裂隙および骨棘の位置・程度について確認する. これにより，可能な運動範囲，集中している荷重域の位置などが予測できる. 特に，関節裂隙は立位（荷重下）と臥位で相違が生じることが多いため，双方を比較することが重要である. 図13のように立位になると明らかに内反しているような膝関節では荷重による関節の不安定性が生じていることがわかり，内側では関節内圧の上昇，外側では軟部組織の静止張力が高まり，痛みの原因となりやすい.

（左欄外）

ケルグレン-ローレンス（Kellgren-Lawrence）分類

覚えよう！

外側方動揺は歩行時に踵接地直後に膝が急激に外側へ動揺する現象で，内反変形にみられる（下図①）. 内側方動揺はその逆（内側へ動揺する）で，外反変形にみられる（下図②）. 変形性膝関節症では内反変形が多いため，前者のほうが臨床上多くみられる.

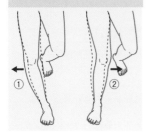

MEMO
薬物療法
抗炎症薬の内服や疼痛のある関節局所にヒアルロン酸の関節内注射が行われる. また，疼痛が強い場合は，劇的な消炎鎮痛効果のある副腎皮質ステロイドの関節内注射が用いられることもある.

高位脛骨骨切り術（high tibial osteotomy：HTO）

外側楔状閉鎖型高位脛骨骨切り術（closed wedge HTO：CWHTO）

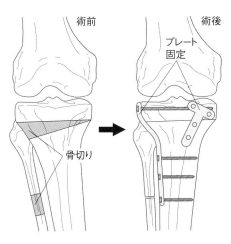

a. 外側楔状閉鎖型高位脛骨骨切り術（CWHTO）

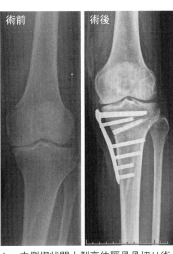

b. 内側楔状開大型高位脛骨骨切り術
（OWHTO）

図12　高位脛骨骨切り術

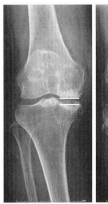

a. 臥位　　b. 立位

図13　臥位と立位による関節裂隙の見え方

（2）アライメント

　立位時の正面写真から，大腿脛骨角や下肢機能線（ミクリッツ線）を確認する（**図14**）．これにより，内外反モーメントの大きさの膝関節にかかる力学的ストレスを予測する．大腿脛骨角が大きくなったり，通常膝関節のほぼ中央を通る下肢機能線が内側へ位置すると内反モーメントが大きくなる．

5）理学療法

　変形性股関節症に対する理学療法と同様に，末期変形性膝関節症に対して広く行われている人工膝関節置換術後の理学療法については Lecture 11 で述べるため，ここでは保存療法について説明する．基本的には，関節可動域運動や筋力増強トレーニングが行われる．理学療法上の注意点は変形性股関節症に準じる．

（1）日常生活指導

　本疾患は，生活習慣に起因する場合が多く，疼痛を誘発させる動作は極力控えるように指導する．特に，膝関節にかかる力学的ストレスが大きい正座などの深屈曲や過度の階段昇降は避ける．また，重量物は関節にかかる負担の増大にかかわるため，原則的に持たないように指導する．肥満も同様であり，適度な運動と食生活の見直しによる減量などで，膝関節にかかる力学的ストレスの軽減を図る．

（2）物理療法

　熱感や関節水腫といった炎症症状の有無を確認しながら，疼痛軽減目的に温熱療法あるいは寒冷療法を実施する．温熱療法は，疼痛閾値の上昇だけでなく，軟部組織の伸張性増大を図る．しかし，炎症症状がある場合には，アイスパックやアイスマッサージなどで炎症症状を改善することが疼痛の軽減につながり，治療の選択には注意する．さらに，筋に対するリラクセーションを目的として，低周波治療なども行う．

（3）関節可動域運動

　病期が進行すれば，膝関節は屈曲，内反変形が増強することが多い．そのため十分

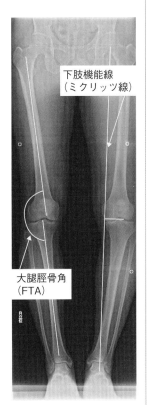

下肢機能線
（ミクリッツ線）

大腿脛骨角
（FTA）

図14　下肢アライメント

🔖 MEMO

内側楔状開大型高位脛骨骨切り術（open wedge HTO：OWHTO）（図12b）

膝の内側から切り込みを入れて矯正分だけ開き，人工骨を挿入する．人工骨は 2〜3 年で自分の骨に置換される（写真）．手術の際に人工骨を固定するためにプレートとボルトで固定するが，約1年後には体内から取り出す．

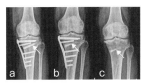

a：術後，b：術後3か月，c：術後1年．時間の経過とともに自分の骨と人工骨の境界が徐々に不明瞭になっており，人工骨が自分の骨に置き換わっているのがわかる．

🔖 MEMO

日常生活指導

理学療法の中で一見軽視されがちな日常生活指導ではあるが，実際には治療時間よりも生活時間のほうが長い．慢性疾患ということを考えれば，変形性膝関節症において正しい生活の仕方を指導することは治療効果を維持することだけでなく，効果的に治療を進める一役を担っている．

🔖 MEMO

大腿脛骨角（femoro-tibial angle：FTA）：大腿骨の長軸と脛骨の長軸のなす角度．正常は176°前後．

ミクリッツ（Mikulicz）線：股関節（大腿骨頭）中心と足関節中央を結ぶ線．

LECTURE
8

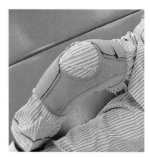

図 15 両側支柱膝装具

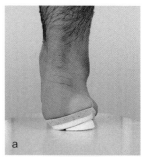

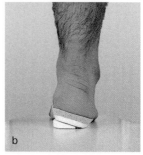

図 16 側方楔状板
a. 外側楔状板（右足）
b. 内側楔状板（右足）

💡 **ここがポイント！**
加齢による姿勢変化と関節モーメント
加齢による姿勢の変化は特に矢状面において著しく，頸椎前彎の増大，胸椎後彎の増大，骨盤の後傾化，膝関節屈曲位などの特徴的な立位アライメントを呈する．これにより，重心線は相対的に後方へと偏位し，膝関節において伸展モーメントが増大することで関節へのストレスが増大する．したがって，脊柱のアライメントの改善は治療上重要なポイントとなる．

固有受容感覚エクササイズ
（proprioceptive exercise）

な可動域を確保する目的でハムストリングなどの膝関節周囲筋に対するストレッチが重要となる．

この場合，膝関節の屈伸可動域運動の前に脛骨の前・後方滑りや膝蓋骨の上下・左右方向への滑りを十分に確保しておくと疼痛が少なく，可動域を拡大しやすい．さらに，二関節筋である腓腹筋の短縮が膝関節伸展制限を助長していることが多いため，足関節の背屈可動域運動も十分に行う．

また，自転車漕ぎは膝関節にかかる負担が少ないため，可動域が十分であれば，有用な運動の一つである．

（4）筋力増強トレーニング

膝関節周囲筋の強化は膝関節を安定化させ，膝関節にかかる力学的ストレスを軽減し，歩容の安定と膝関節症の自然経過の遅延に効果的である．高齢者では臥位や座位で重錘やゴムチューブなどを用いてのトレーニングが適している．

膝関節周囲筋の筋力強化以外に，股関節周囲筋の強化も必要である．そのなかでも，股関節外転筋である大腿筋膜張筋は，骨盤の安定と同時に膝関節の内反ストレスを軽減する作用ももつため重要となる．また，二関節筋である大腿直筋，縫工筋，ハムストリング，薄筋などのトレーニングは，膝関節周囲筋の強化ともなるため実施する．

（5）固有受容感覚エクササイズ

本疾患のように関節症が生じると，関節の固有感覚が減弱する．そのため，身体内外からの感覚情報の入出力の一連の過程を改善させることを目的とした神経-筋反応トレーニングを実施する．

患肢への荷重制限から起こる固有受容器の機能低下防止を目的にタオルギャザーや，荷重下での関節の安定化を目的に不安定板を用いて瞬間的な重心変化に対するバランストレーニングなどを行う．

（6）装具療法

運動療法に加えて，本疾患では杖などの免荷装具以外に，足底挿板（インソール）や膝サポーターなどの装具療法（**図15**）を実施する．特に，側方楔状板（**図16**）では，踵骨の回内・外を強制することで重心線を移動させ，膝関節にかかる内外反モーメントを軽減する効果がある．内反変形では外側楔状板，外反変形では内側楔状板が用いられる．

■引用文献
1) 進藤裕幸：身体所見のとり方．糸満盛憲編．最新整形外科学大系 16 骨盤・股関節．中山書店；2008．p.83-96.
2) 糸満盛憲：骨切り術．糸満盛憲編．最新整形外科学大系 16 骨盤・股関節．中山書店；2008．p.155-78.
3) 中村利孝，岡部　聡：変形性股関節症．二ノ宮節夫ら編．整形外科手術 4 股関節の手術．中山書店；1994．p.85-114.
4) 嶋田智明ほか編：実践 Mook・理学療法プラクティス 変形性関節症．文光堂；2008．p.21.

■参考文献
1) 腰野富久：膝診療マニュアル，第5版．医歯薬出版；2001.
2) 山本　真ほか：変形性関節症のすべて．医歯薬出版；1982.

LECTURE
8

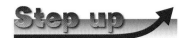

1. X線写真の読影法

1）X線写真から読み取れること

　理学療法士にとってX線写真は，術後では術式の確認やインプラントの設置位置，保存療法では病期進行の確認などにおいて，必要な情報源となる.

　変形性関節症は，長い経過によって関節に変形を生じ，疼痛を生じている. その変形や疼痛を理解する際には，関節に対してどのような力学的負荷，メカニカルストレスがかかっているのかを評価する必要がある. この力学的な負荷を画像所見により読み取ることができれば，有効な理学療法を展開することができる.

2）X線写真の読影に必要な計測値および指標

　股関節および膝関節のX線写真での計測の主なものを表1に示す. 股関節求心性や下肢荷重線は疼痛の有無や程度に大きくかかわり，表1に示す指標は関節にかかる力学的負荷，メカニカルストレスを把握するために重要となる.

表1　臼蓋形成および骨頭被覆率・大腿骨と脛骨とのアライメントを表す指標

シャープ角	正常約40°. 左右涙痕下端の接線と涙痕下端と臼蓋嘴を結ぶ線となす角. 数値が大きいと臼蓋傾斜が強く，求心性が乏しくなる.
CE角（center-edge angle）	正常約25°. 骨頭中心の垂線と臼蓋嘴を結ぶ線とのなす角. 数値が少ないと臼蓋形成不全となる.
臼蓋骨頭被覆率（acetabular head index：AHI）	正常約80%. 大腿骨頭内側縁から臼蓋嘴までの距離を大腿骨頭内側縁から大腿骨頭外側縁までの距離で除したもの.
頸体角	正常約125°. 大腿骨骨幹部と大腿骨頸部軸とのなす角. 数値が正常より大きい状態を外反股，小さい状態を内反股という.
前捻角	正常約15°. 頸部軸と大腿骨顆部横軸とのなす角. 臼蓋形成不全を伴う亜脱臼性股関節症では過度の前捻を有する場合がある.
大腿脛骨角（femorotibial angle：FTA）	正常約176° 大腿骨と脛骨とがなす角. 180°以上で内反膝，170°以下で外反膝となる.
下肢機能軸（ミクリッツ線）	正常では膝関節のほぼ中央を通る. 大腿骨頭中心から足関節中心を結ぶ線. 下肢荷重線を表す.

LECTURE

8

3）X線写真読影のポイント

　X線像は各検査測定数値や姿勢・動作の根拠となりうるものであり，評価・治療を行う前にX線写真を確認することを習慣化するとよい. 両股関節正面単純X線像（図1）からは，脚長差や骨盤・大腿骨のアライメントなどを確認することができる. 膝関節正面単純X線像（図2）からは大腿脛骨関節における関節裂隙や骨棘の有無，アライメントなどを確認することができる. また，膝関節側面X線像（図3）や膝蓋骨軸位（図4）からは大腿脛骨関節だけでなく，膝蓋大腿関節における関節裂隙や骨棘の有無，アライメントなどを確認することができる. このように異なる撮影方向のX線像をみることで変形部位を判断することが重要となる.

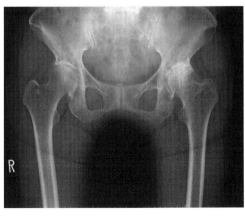

図1　両股関節正面単純X線像
①両坐骨を結ぶ水平線と小転子の位置で脚長差を確認する.
②骨盤腔，閉鎖孔の形状から骨盤の前後傾や回旋の程度を確認する.
③大転子，小転子の見え方から大腿骨の回旋を判断する.
④大腿骨の頸体角と臼蓋の形状から求心性を判断する.
⑤大腿骨骨幹部などの骨皮質の厚さで活動性（荷重の程度）を判断する.

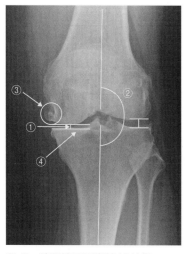

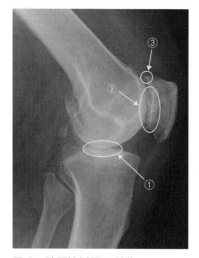

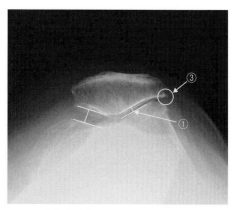

図2　膝関節正面単純X線像
①大腿脛骨関節の関節裂隙（内外側）の
　有無を確認する.
②大腿脛骨関節のアライメント（FTA）
　を確認する.
③骨棘の有無を確認する.
④骨硬化像の有無を確認する.
正常な膝関節裂隙は5～10 mm, 3 mm
以下では関節裂隙の狭小化.

図3　膝関節側面X線像
①大腿脛骨関節の関節裂隙（内外側）の
　有無を確認する.
②膝蓋大腿関節の関節裂隙（内外側）の
　有無を確認する.
③骨棘の有無を確認する.

図4　膝蓋骨軸位
①膝蓋大腿関節の関節裂隙（内外側）の有無を確
　認する.
②膝蓋骨のアライメントを確認する.
③骨棘の有無を確認する.
撮影方向により変形部位を判断する.

4）実際の股関節X線像

　骨盤腔と閉鎖孔の形状が，骨盤の前後傾および回旋により，見え方が異なる．具体的な例として，骨盤前傾位の場合は骨盤腔が大きくみえ，閉鎖孔は小さくみえる．また，骨盤後傾位の場合は骨盤腔が小さくみえ，閉鎖孔は大きくみえる．さらに骨盤の回旋方向については，右後方回旋の場合，回旋側の骨盤腔が大きくみえ，閉鎖孔の幅は狭くみえる（図5）．

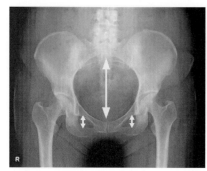

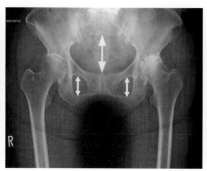

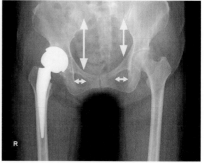

a．骨盤前傾位　　　　　　　　　　b．骨盤後傾位　　　　　　　　　　c．骨盤右後方回旋位

図5　骨盤傾斜による両股関節正面単純X線像の違い
骨盤腔と閉鎖孔の形状が，骨盤の前後傾および回旋により見え方が異なる．具体的な例として，骨盤前傾位の場合は骨盤腔が大きく丸くみえ，閉鎖孔は小さくみえる（a）．骨盤後傾位の場合は骨盤腔が小さく楕円形にみえ，閉鎖孔が大きくみえる（b）．さらに，骨盤の回旋方向については，右後方回旋の場合，回旋側の骨盤腔が大きくみえ，閉鎖孔の横径は狭くみえる（c）．

■参考文献

1）井樋栄二ほか編：標準整形外科学，第14版．医学書院；2020.

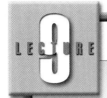

変形性股・膝関節症（2）
実習：評価と治療

到達目標

- 変形性関節症（股関節，膝関節）に対する保存療法の目的を理解する．
- 変形性関節症（股関節，膝関節）に対する運動療法を適切に実施できる．
- 術前評価の目的を把握し，適切に実施できる．
- 術後の理学療法におけるリスク管理を理解する．
- 術後の理学療法の目的を把握し，適切に実施できる．

この講義を理解するために

　この講義では，最初に股関節と膝関節の変形性関節症に対する保存療法の目的について理解します．そのなかでも，われわれ理学療法士が行う運動療法について，適切に実施する技術を身につけます．また，人工関節全置換術の術前評価の目的を把握し，適切に評価ができるように学習します．術後の理学療法では，最初に重要となるリスク管理について理解します．そして，関節可動域運動や筋力増強トレーニングなどの運動療法を中心に，その目的と方法を理解したうえで適切に実施できるように学習します．

　変形性股・膝関節症を学ぶにあたり，以下の項目をあらかじめ学習しておきましょう．

　□ 変形性関節症の病態について学習しておく．

　□ 股・膝関節の運動学や解剖学について学習しておく．

　□ 術後起こりうる静脈血栓症や脱臼などの合併症について病態を学習しておく．

　□ 形態測定や関節可動域検査などの検査測定方法について学習しておく．

　□ 開放性運動連鎖と閉鎖性運動連鎖の特徴について学習しておく．

講義を終えて確認すること

　□ 保存療法の各内容について理解できた．

　□ 術前評価に必要な項目を理解し，適切に実施できた．

　□ リスク管理の重要性を知り，起こりうる各々の合併症について理解できた．

　□ 術後理学療法に必要となる関節可動域運動や筋力増強トレーニングなどの運動療法について，目的を理解し，適切に実施できた．

1. 変形性関節症に対する保存療法

変形性関節症に対する保存療法の第一の目的は，疼痛軽減と歩行を中心とした身体能力の改善であり，加齢による股関節および膝関節機能の低下を予防し，さらに変形の進行や症状の増悪を予防することである．そのためには，疾患を十分に理解したうえで病期と関節構造の変化や異常を把握することが重要である．治療内容として，整形外科的治療，装具療法，物理療法，運動療法などがあげられる．

1）整形外科的治療

関節穿刺，関節内注射や消炎鎮痛薬，外用薬などである．患者に高齢者が多いことから，関節内注射や薬物療法は副作用を考慮して，症状の強いときのみに処方される．

2）装具療法

変形性膝関節症によく用いられる手法であり，膝関節のアライメントを矯正し，内側または外側に偏位した荷重を分散させることを目的としている．比較的多く用いられているものに，外側楔状足底板や両側支柱膝装具，硬性装具などがあり，臨床症状に応じて処方される．

（1）外側楔状足底板

外側を高く楔状にした足底板であり（**図1**），膝関節の内反変形における内側脛骨大腿関節への負担軽減を目的としている（**図2**）．

（2）両側支柱膝装具（図3）

アライメントの矯正力は弱いが，膝関節を圧迫することで，膝関節固有感覚に影響を与える．しかし，装具を持続して装着することは，常に膝周囲筋を圧迫するため，筋力低下を招く可能性がある．

（3）硬性装具

膝関節を内側2点，外側1点の3点で圧迫することにより，アライメントの矯正を図り，膝関節に外反力を加える．

3）物理療法

疼痛・炎症の鎮静，軟部組織の柔軟性維持，筋スパズムの抑制，運動療法の前処置などを目的に用いられる．方法として，温熱療法，寒冷療法，光線療法（レーザー光線），電気刺激療法などがある．

MEMO
楔状（けつじょう）
頭部が大きく，末端が平たくとがっている形．くさびがた．

MEMO
筋スパズム（muscle spasm）
筋スパズムに関して一定の定義は得られていないが，ここでは以下のように定義する．筋の病変の一つであり，疼痛や骨・関節・腱・靱帯などの病理的変化により起こる防御的反応である．2次的なものであり，筋スパズム自体が疼痛を起こすか否かは報告者によって異なる．

試してみよう
事前に温熱療法を行い，軟部組織の伸張性増大，筋リラクセーションを図ることで，関節可動域運動を円滑に進めることができる．

LECTURE
9

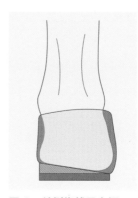

図1 外側楔状足底板

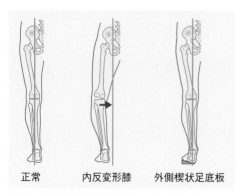

正常　　内反変形膝　　外側楔状足底板

図2 外側楔状足底板装着による荷重線の変化
内反変形では内側に荷重が変位しているが，外側楔状足底板の装着で荷重は膝の中央に矯正される．

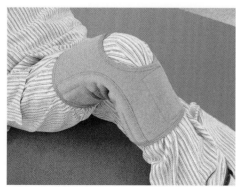

図3 両側支柱膝装具

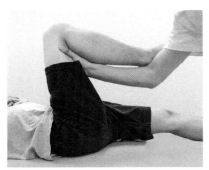

図4　股関節屈曲

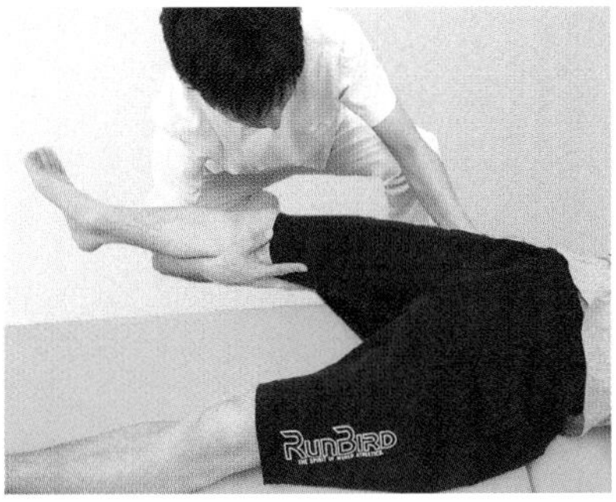

図5　股関節外転

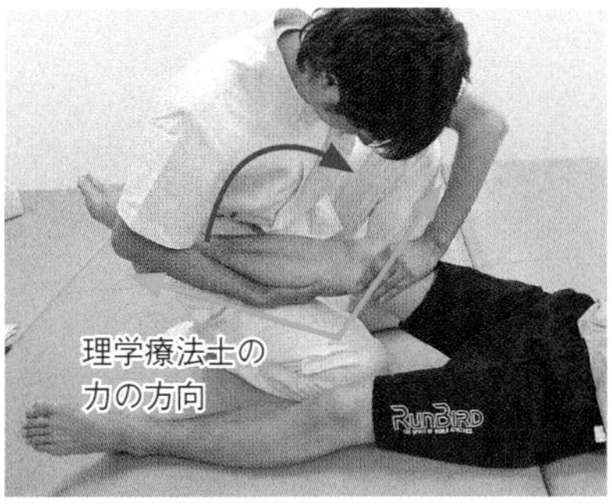

図6　膝関節伸展

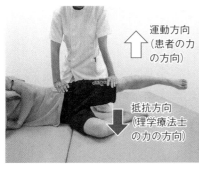

運動方向
（患者の力
の方向）

抵抗方向
（理学療法士
の力の方向）

理学療法士の
力の方向

図7　中殿筋の収縮を促す基本的な方法 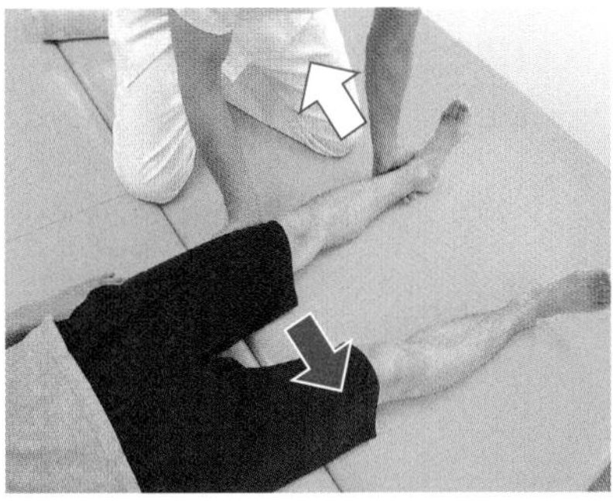　図8　背臥位での外転運動 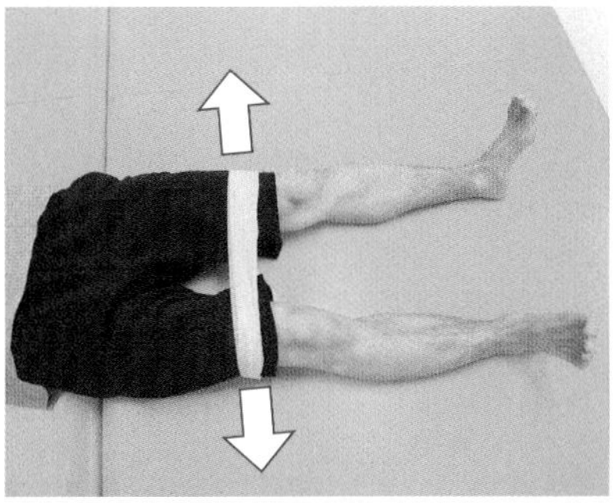　図9　ゴムバンドを用いた外転運動

4）運動療法

（1）関節可動域運動

関節可動域の制限は，跛行だけでなく，日常生活動作に大きく影響を及ぼす因子となる．変形性関節症が末期になると，骨棘を形成するため，さらに関節可動域制限が増強する．したがって関節可動域運動は非常に重要な理学療法プログラムである．

a. 股関節屈曲

大腿後面を支持しながら股関節を屈曲し，骨盤の挙上などの代償動作が生じないように注意する（図4）．

b. 股関節外転

股関節に牽引をかけ，関節面が離開するように行うことで，疼痛も少なく可動域を改善できる（図5）．

c. 膝関節伸展

脛骨の前方への引き出しと外旋運動を行うと同時に，長軸方向に牽引をかける（図6）．

（2）筋力増強トレーニング

a. 変形性股関節症

筋力低下による股関節周囲筋の機能不全は，関節（骨頭）の安定性と荷重機構を損ない，関節軟骨への負担を増大させ，股関節症の進行を早めるおそれがある．そのため，梨状筋，外閉鎖筋，中殿筋，小殿筋といった関節を安定化させる筋群を中心に筋力を増強する．

a）股関節外転運動

骨盤の位置を中間位に正しく固定して外転運動を行う（図7）．体幹の固定性が不十分な例においては，骨盤が回旋するか，股関節屈曲位の状態で大腿筋膜張筋を優位に収縮させて行うことが多いため注意する．

変形性股関節症患者は膝にも関節症を罹患している場合が多い．そのため，膝関節

LECTURE
9

📝 **MEMO**
外転筋の筋長が60％以下になると張力低下が起こり，跛行の原因となる[1]．

⚡ **気をつけよう！**
内転筋にも骨頭の求心性を高める作用がある．しかし，過内転位や臼蓋形成不全のある場合は脱臼方向へ作用するため注意が必要である．外転位では適合性が高いため，外転位での運動が推奨される[2]．

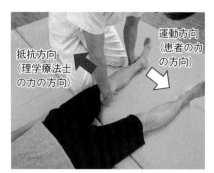

図10 背臥位での内転運動

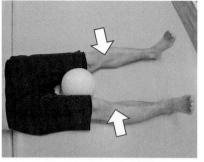

図11 ボールを用いた内転運動

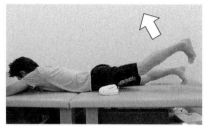

図12 腹臥位での股関節伸展運動

図10中のラベル：
抵抗方向（理学療法士の力の方向）
運動方向（患者の力の方向）

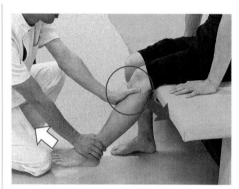

図13 膝関節伸展運動

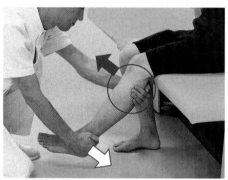

図14 膝関節屈曲運動

☝ **試してみよう**

変形性股関節症例などで骨盤が前傾している場合は，脊柱起立筋の筋活動が高まり，腰部痛が生じる場合がある．そのときは，反対側の膝関節を立てることにより骨盤前傾を抑制する．

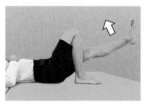

マッスルセッティング (muscle setting)

に内外反ストレスが加わらないように，抵抗は大腿部遠位にかけるように注意する（図8，9）．

b）股関節内転運動

膝に関節症を罹患している場合には，外転運動同様に，大腿部遠位に抵抗をかけるように行う（図10，11）．

c）股関節伸展運動

骨盤の下に枕やタオルを入れるほうが，可動範囲が広がり行いやすい．骨盤を挙上して腰椎が過伸展しないように注意する（図12）．

b．変形性膝関節症

変形性膝関節症の筋力増強トレーニングにおいては，大腿四頭筋を中心とした膝関節周囲筋の筋力増強が重要である．これは，筋収縮により生じる関節圧迫力が関節軟骨の強度や弾力性を増加させ，軟骨への栄養物の増加や血流の増加につながり，疼痛や腫脹の軽減，軟骨の退化の防止が図られるためである．

a）膝関節伸展運動

下腿遠位部に抵抗をかけると，下腿近位部が前方へ引き出されて疼痛を生じる場合がある．その場合は下腿近位部に抵抗をかける（図13）．

b）膝関節屈曲運動

伸展運動と同様に，下腿遠位部に抵抗をかけると下腿近位部に過度な後方滑りを引き起こし，疼痛を生じる場合がある．その場合も，下腿の近位後面より抵抗をかける（図14）．

c）マッスルセッティング

膝関節の後面にタオルやクッションを置き，大腿四頭筋の等尺性収縮を行う（図15）．足関節を背屈させると大腿四頭筋の収縮を効率よく行える．関節運動を伴うと疼痛が増強する場合に適している．

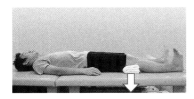
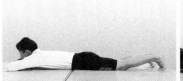
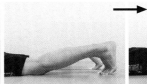
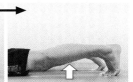

図 15　背臥位でのセッティング　　図 16　足趾踏み返しでの膝関節伸展運動

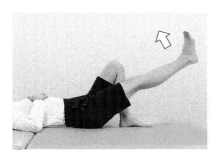
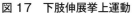

図 17　下肢伸展挙上運動

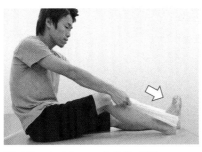

図 18　タオル・エクササイズ

表 1　患者教育のポイント

・長距離の歩行，長時間の立ち仕事などは控える．
・あぐらや正座，和式トイレの使用などの和式生活から，椅子への洋式生活へ変更する．
・重量物は極力持たない．荷物を持つ際は同重量を分けて両上肢で持つ．
・体重コントロールを行う．

d）腹臥位での膝関節伸展運動

　腹臥位になり，両足趾で床を踏み返しながら両膝関節を伸展させる（**図 16**）．大腿四頭筋のみならず，多関節の運動連鎖により大殿筋，膝屈筋群，下腿三頭筋，足底筋群の同時収縮を引き出すことができる[3]．

e）下肢伸展挙上運動

　膝関節を伸展位に保持したまま，踵を床から 30 cm ほど挙上する（**図 17**）．足関節を背屈させると効率よく挙上を行える．

f）タオル・エクササイズ

　両手で把持したタオルの中央を足部にかけ下肢伸展方向への抵抗とする（**図 18**）．

（3）有酸素運動

　有酸素運動は，変形性関節症の症状を進行させる肥満を改善する目的で行うのに有効である．歩行は疼痛を悪化させると考えられてきたが，症状に応じて徐々に運動量を増やせば安全で効果的な方法である[4]．水中トレーニングは，浮力作用による関節への荷重負担の軽減，水の粘性抵抗による筋力強化，温水による温熱効果が得られる[3]．また，変形性膝関節症の有酸素運動として自転車エルゴメータは膝関節にかかる負担が少なく，関節可動域および筋力の改善が可能であり，股・膝・足関節の多関節運動連鎖の促進にも有効である．

（4）患者教育

　変形性関節症例に対する患者教育で重要なポイントは，関節への負担を可能な限り軽減させることである．そのため理学療法士は患者の日常生活様式を十分把握し，具体的な注意点を生活場面に即して指導する（**表 1**）．

2．術前評価

　術前評価の目的は以下のとおりである．
①罹患期間と病期による現在の機能障害の把握
②手術によって得られる機能の予測
③手術によって失われる機能の予測
④手術後も残存する機能障害の把握
これらをもとに，術前から術直後の状態を予測し，患者個々に応じた適切な目標設定と理学療法プログラムの立案を行う．

MEMO

運動連鎖（キネティックチェーン；kinetic chain）
ある関節の運動が隣接する関節へ影響を及ぼすこと．それぞれの筋肉や関節が連動して動くことによって効率のよい運動（動作）が行える．

下肢伸展挙上（straight leg raising：SLR）運動

LECTURE
9

気をつけよう！
術前には疼痛が強い症例が多いため，むやみな再検査・再測定は避け，長時間にならないように気をつける．

表2　問診内容

現病歴	変形性関節症の発症時期や現在までの経過などから機能障害の把握を行い，術後の機能を予測する．
既往歴，合併症	静脈血栓塞栓症など術後合併症の発生リスクを事前に把握し，予防に努める．
職業歴，生活歴	重量物の運搬や重労働，農業など関節にかかる負担が大きい仕事では，人工関節の耐久性を考慮するうえで必要な情報である．
家族構成	家族構成やキーパーソンを把握し，退院後の援助が可能か否かを知る．
家屋環境	退院後の日常生活を送るにあたり，住宅改修や福祉用具の選定・変更に必要となる．

（萩原礼紀ほか：理学療法 2008；25：1192-9[5]）

表3　下肢長の測定方法

	測定方法
背臥位	棘果長（SMD）：上前腸骨棘から脛骨内果までの距離 転子果長（TMD）：大転子から腓骨外果までの距離
立位	上前腸骨棘や腸骨稜から床面までの距離
X線画像	寛骨涙痕と小転子の距離

1）問診

　問診により患者から得られる情報は，その後の理学療法の方針を左右するだけでなく，患者との相互理解を進めるうえで重要である（**表2**）[5]．

2）疼痛の評価

　疼痛の原因を追究するために，疼痛の部位と程度，種類を詳細に把握する．評価方法として，VASやNRS，フェイス・ペイン・スケールなどを用いる．

（1）変形性股関節症

　安静時痛や運動時痛，圧痛を評価する．圧痛は大転子部や骨頭部（スカルパ三角）に出現することが多い[6]．また，腰部疾患を合併している例では，腰椎神経根の刺激症状との鑑別が不可欠である．

（2）変形性膝関節症

　運動時痛と歩行時の荷重時痛（特に歩行開始時）が特徴的であり，変形が進行すると限局した圧痛を認めることが多い．疼痛は関節面だけでなく，膝蓋腱周囲，内側広筋付着部，腸脛靱帯，半膜様筋付着部などでも痛みを訴えることがある．

3）形態測定

（1）下肢長（表3）

　変形性股関節症では，軟骨消失，骨頭の扁平・上方化により患側の脚短縮が生じる．棘果長に左右差があり，転子果長に左右差がない場合は骨頭や頸部に脚短縮を生じさせる原因があると考えられる．しかし，背臥位での測定は，股関節内・外転拘縮による骨盤傾斜などの重度のアライメント異常や，膝関節の屈曲拘縮，内反変形などにより，正確に行うことは困難である．

（2）周径

　筋萎縮や浮腫・腫脹の程度および左右差を把握する．一般的に，大腿部では膝蓋骨上縁から0cmは関節水腫を，5cmは内側広筋の状態を，10cmは外側広筋を含めた大腿前面の筋の状態を，15cmは大腿部後面も含めた全体の筋萎縮の状態を知ることが可能である（**図19**）．

（3）大腿脛骨角（膝外側角，大腿外側角，下肢解剖軸）

　大腿骨と脛骨の長軸のなす角度を表す．正常な膝関節では約176°であり，軽度外反している．変形性膝関節症では，関節軟骨の変性が生じることで膝関節が変形し，大腿脛骨角が変化する．日本で多くみられる内側型の変形性膝関節症（内反膝，O

LECTURE 9

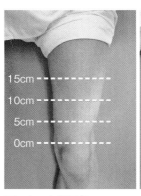 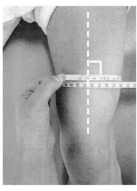 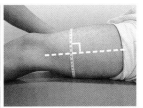

15cm
10cm
5cm
0cm

図19　大腿周径
メジャーは大腿部の長軸方向に垂直に当てる.

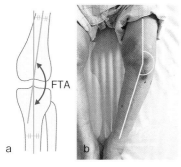

FTA

a　　　b

図20　大腿脛骨角（FTA）
a：正常，b：変形性膝関節症.

脚）では，180°以上となる．この角度は術前術後のアライメントの変化，左右のアラ
イメントの違いなどを比較することが可能となり，関節可動域などの運動力学的特徴
の把握へとつながる（**図20**）.

4) 関節可動域検査

　一般的には，日本整形外科学会・日本リハビリテーション医学会による測定法を用
いて行う．評価の際は疼痛や過剰な筋収縮，拘縮などにより代償運動が生じやすいた
め，注意する.

5) 徒手筋力検査

　関節可動域の評価と同様に筋力低下によるそれぞれの代償動作が生じやすいため，
評価の際は正確に行うことが重要である（詳細はStep up〈p.95〉を参照）.

6) 整形外科的徒手検査

　整形外科的徒手検査にて，疾患の評価を行う（Lecture 10のStep up〈p.106〉を参照）.

3. 術後のリスク管理

　術後の理学療法を施行するにあたっては，事前にリスクを想起して，管理すること
が重要である．そのためには医師からの手術所見などの情報やカルテから既往歴や合
併症，X線画像などの情報を収集する.

1) 荷重時のリスク管理

　骨移植の有無，人工関節の使用機種，固定方法，固定性により，早期荷重が可能か
判断される.

2) 静脈血栓塞栓症の予防

　可能な限り早期に理学療法を開始することで，静脈血栓塞栓症を予防する．具体的
な方法として，足関節自動運動やマッスルセッティング，早期離床があり，そのほか
に，弾性ストッキングや間欠的空気加圧装置，抗血栓療法などを用いる.

3) 脱臼の予防

　人工股関節全置換術では，術後脱臼に十分に注意する．術直後では，複合肢位に限
らず，単純な内旋や過度の屈曲で脱臼する可能性がある．また，軟部組織が修復し筋
力が回復しても，永続的に脱臼の危険性は存在するため，患者教育を含めたADL指
導において留意する（詳細はLecture 11を参照）.

4) 生化学データ

　白血球数，C反応性蛋白，ヘモグロビン，総蛋白質，アルブミン，Dダイマーなど
の検査数値を適宜確認する（生化学データの見方については，Step up〈p.96〉を参照）.

👆**試してみよう**
大腿脛骨角は非荷重位での測
定も重要であるが，荷重立位時
での測定も同時に行うことでより
詳細な評価が可能となる.

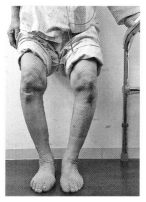

関節可動域検査（range of mo-
tion test：ROM-t）

徒手筋力検査
（manual muscle test：MMT）

人工股関節全置換術
（total hip arthroplasty：THA）

4. 術後の理学療法

人工関節の手術により変形性関節症由来の疼痛は消失しても，長年にわたり生じていた拘縮や筋力低下などの機能障害は根強く残存することがあり，後療法の状況によって予後が左右される．したがって，術後理学療法を行う際は，術前の経過や手術侵襲によってもたらされた関節可動域制限と筋力低下の改善，日常生活動作トレーニング，脱臼予防を含んだ動作指導が重要となる．

1) ベッドサイドトレーニング

全身状態がよければ，術直後から足関節底背屈運動，マッスルセッティング，下肢伸展挙上を行う．

2) 関節可動域運動

ADL の改善にとって関節可動域は重要な要素であり，術後の関節可動域運動は不可欠である．事前に医師から術式および術中麻酔下の関節可動域を聴取し，脱臼方向と角度を把握することで，術後理学療法の目標可動域の目安となる．創部の状態が許せば，可能な限り早期に開始する．

(1) 人工股関節全置換術

どのような肢位で脱臼が生じやすいのかは，術式により異なる．特に軟部組織が未修復である術直後は，愛護的に行う必要がある．

a. 股関節屈曲

過屈曲に注意し，膝関節が肩関節へ向かうイメージで行う．変形性膝関節症を伴う場合，下腿部を支持しながら股関節を屈曲すると，膝関節の屈曲を強制し，疼痛を生じる場合がある．その時は，大腿後面を支持して，膝関節の屈曲強制を避けるようにする (図21).

b. 股関節外転

骨盤の代償を抑えながら実施する．対側を外転位に保持しておくと骨盤の固定は得られやすい．両側同時に行うのもよい (図22).

c. 股関節外旋

十分な屈曲可動域が得られるまで，下垂座位で行うほうがよい[2] (図23).伸展位で行うと，前方脱臼の危険性があるため，注意が必要である．

(2) 人工膝関節全置換術

深屈曲が可能な人工関節の機種 (140°以上屈曲するものも多い) を除き，一般的には伸展0°，屈曲は120°を目標とし，最低でも100°の屈曲を目指す[7].また，膝関節の可動域制限の多くは膝蓋骨の可動域制限に由来するため，膝蓋骨の可動性を引き出すことも必要である．

足関節底背屈運動
(calf pumping)

下肢伸展挙上
(straight leg raising : SLR)

人工膝関節全置換術
(total knee arthroplasty : TKA)

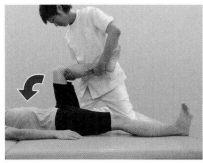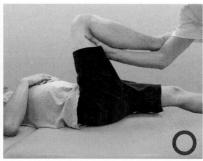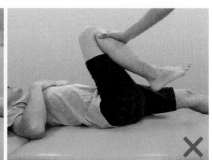

図21　股関節屈曲

a. 膝関節屈曲

自動，他動あるいは自動介助による膝関節の関節可動域運動を行う．

b. 膝関節伸展 (レッグハンギング)

腹臥位で足部をベッドの端から出し，力を抜くことで徐々に膝が伸展する[5]（**図24**）.

c. 持続的他動運動 (図25)

機械を用いた他動運動を術後早期より病棟にて開始する．目的は関節可動域を拡大するのではなく，関節を動かすことである．関節と機械の各々の運動軸にズレが生じていないかを確認する必要がある．

持続的他動運動（continuous passive motion：CPM）

3) 筋力増強トレーニング

関節可動域運動と同様に，日常生活活動の改善には筋力の回復も必要不可欠な要因である．術式や使用する人工関節の機種により剥離する筋や侵襲する範囲の大きさが異なり，事前に情報収集を行い，運動負荷および運動肢位に注意して行う．

(1) 人工股関節全置換術

床上での外転運動や股関節屈曲伸展運動などを，自動介助にて筋収縮を認知させる程度から開始し，疼痛の状態に合わせて負荷量を増加させる．骨頭の安定に重要な外旋筋群は切離されていることが多いため，術直後では強化を望めないことが多い．

a. 股関節外転運動

外転筋は片脚起立時の股関節の安定性に重要な筋である（**図7，8**）. 足底から股関節へ圧迫力を加え，閉鎖性運動連鎖に近い状態で運動すれば効果的である（**図26**）.

b. 股関節屈曲，伸展運動

外転筋などの股関節周囲筋の筋力強化は，脱臼予防にとって重要である．屈曲は，下肢伸展挙上の要領で膝関節伸展位にて股関節を屈曲する（**図27**）. 伸展は，下肢伸展挙上位より膝関節伸展位にて股関節を伸展する（**図28**）.

(2) 人工膝関節全置換術

膝関節の安定性には，大腿四頭筋やハムストリングのように直接膝関節の屈伸に関与する筋以外に，大腿筋膜張筋などの股関節外転筋や鵞足を通じて縫工筋や薄筋など

🖋 MEMO

閉鎖性運動連鎖

（closed kinetic chain：CKC）運動する関節のうち，遠位部の自由な動きが外力によって制限（固定）されているような場合の運動．複数の関節や筋肉を使って動作するので，日常生活の動作に近い状態で運動ができる．それに対し，遠位部の関節が自由に動くことができる場合の運動は，開放性運動連鎖（open kinetic chain：OKC）という．

LECTURE **9**

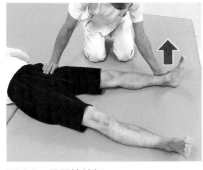
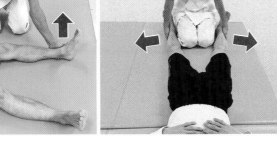

図22　股関節外転

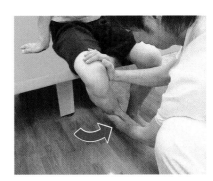

図23　座位による股関節外旋

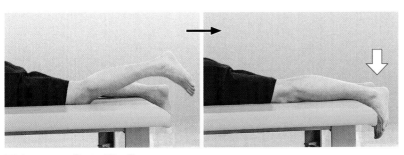

図24　レッグハンギング

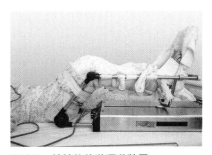

図25　持続的他動運動装置

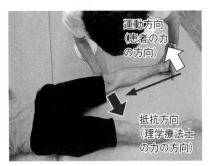

運動方向
（患者の力
の方向）

抵抗方向
（理学療法士
の力の方向）

図26　股関節外転運動

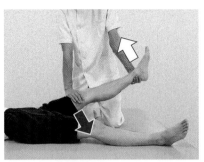

図27　股関節屈曲

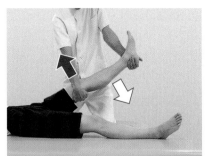

図28　股関節伸展

の内転筋による膝関節の内外側の補強も関係しており，膝周囲筋以外に股関節周囲筋の強化も重要である[7]．

a. マッスルセッティング

膝関節の後面にタオルやクッションを置き，大腿四頭筋の等尺性収縮を行う（**図15**）．足関節を背屈させると大腿四頭筋の収縮を効率よく行える．

b. 下肢伸展挙上運動

膝関節を伸展位に保持したまま踵を床から30 cmほど挙上する（**図17**）．足関節を背屈させると大腿四頭筋の収縮を効率よく行える．骨盤前傾例では，反対側の膝を立てることで，脊柱起立筋の過活動を抑制し，疼痛の発生を予防することができる（p.88「試してみよう」参照）．

c. 股関節内・外転運動

下腿遠位に抵抗をかけると，膝関節に内反・外反ストレスが加わり疼痛を生じる場合がある．そのため，抵抗は大腿骨遠位部にかけるように注意する（**図8，10**）．

4) 歩行

医師の許可が得られれば，疼痛の許容範囲内で最大荷重を行う．最初は平行棒歩行から始め，術側への荷重量，筋力の向上に応じて歩行器歩行，松葉杖歩行，T字杖歩行など適切な歩行補助具を用いて，歩行レベルを変更する．また，人工関節への負担を大幅に軽減するためにも，退院後も杖の使用を推奨する．

MEMO

術創部の安定していない時期では，関節運動を伴う等張性収縮は筋の張力や長さが変化するため，創部に痛みを生じる．

LECTURE
9

■引用文献

1) 岡　正典：股関節の biomechanics. 伊藤鉄夫編. 股関節外科学, 改定第3版. 金芳堂；1987.
2) 中川法一：変形性股関節症の病期別理学療法ガイドライン. 理学療法 2002；19：121-9.
3) 森　剛士：変形性膝関節症に対する理学療法のキーポイント. 理学療法 2002；19：783-90.
4) 高山正伸：変形性膝関節症保存療法・観血療法の理学療法プログラム. 理学療法 2008；25：231-7.
5) 萩原礼紀ほか：人工膝関節置換術後の理学療法最前線. 理学療法 2008；25：1192-9.
6) 尾崎心正：変形性股関節症の理学療法のための検査・測定のポイントとその実際. 理学療法 2004；21：128-34.
7) 河村廣幸：理学療法のコツと下肢関節術前後の理学療法. 理学療法 2006；35：30-6.

■参考文献

1) 朝野裕一ほか：高齢者の膝関節術後理学療法の留意点. 理学療法 2003；20：838-44.
2) 河村廣幸ほか：変形性関節症. 富士武史監. ここがポイント！整形外科疾患の理学療法, 改訂第2版. 金原出版；2006. p.148-208.
3) 坂本雅昭ほか：変形性膝関節症患者の筋力強化とその効果. 理学療法 2009；26：1097-103.
4) 城内若菜ほか：変形性膝関節症患者の装具と理学療法. 理学療法 2008；25：909-15.

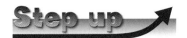

1. 筋力評価における代償動作

　筋力評価を正確に実施するためには，運動方向ごとの代償運動（表 1[1]，図 1〜5）を理解し，代償動作が生じないように注意する.

表 1　運動方向別の代償動作

運動方向	主動作筋	代償筋	代償運動
股関節屈曲 （図 1）	腸腰筋	①縫工筋 ②大腿筋膜張筋	①股関節の外旋，外転を伴う. ②股関節の内旋，外転を伴う.
股関節伸展	大殿筋	①体幹伸展筋 ②腰方形筋 　広背筋	①腰椎を後方に伸展し，重心を後方に移動させる. ②骨盤を持ち上げ，ハムストリングスにて下肢を支えると，股関節伸展の代償となる.
股関節外転 （図 2，3）	中殿筋	①股関節屈筋群 ②体幹側屈筋群	①股関節の屈曲，外旋を伴う. ②骨盤の挙上を伴う.
膝関節屈曲 （図 4）	ハムストリング	①腓腹筋 ②股関節屈筋群 ③縫工筋	①体重のかからないときに作用する. ②股関節屈曲により膝関節屈曲を生じる. ③股関節屈曲・外旋を伴う.
膝関節伸展 （図 5）	大腿四頭筋	①股関節回旋筋 ②腓腹筋 ③大殿筋	①股関節内旋・外旋を伴っての膝伸展. ②立位にて足関節を固定したとき. ③立位にて足関節を固定したとき.
足関節背屈内反	前脛骨筋	①長趾伸筋 ②長母趾伸筋 　第三腓骨筋	①足趾伸展を伴う. ②母趾を強く伸展しながら背屈・外反を伴う.
足関節底屈	腓腹筋 ヒラメ筋	①後脛骨筋 　長・短腓骨筋 ②長趾屈筋 ③長母趾屈筋	①前足部が後足部に対して底屈するが，踵骨の動きが認められない. ②足趾の強い屈曲を伴う. ③母趾の屈曲を伴う.

（大重　匡ほか：理学療法評価法，第 1 版．神陵文庫；1998．p.54-67[1]）

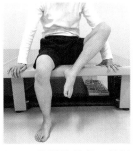
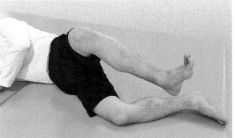
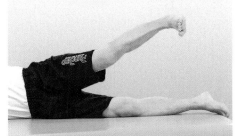

図 1　股関節外旋，外転を伴った股関節屈曲　　図 2　股関節屈曲，外旋を伴った股関節外転　　図 3　骨盤の挙上を伴った股関節外転

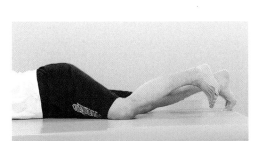
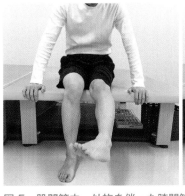

図 4　股関節屈曲を伴った膝関節屈曲　　図 5　股関節内・外旋を伴った膝関節伸展

2. 変形性股関節症に対する患者教育の効果

　変形性股関節症における患者教育には，股関節の解剖や疾患の理解，生活環境の改善，日常生活動作の指導，杖や装具の指導，電話相談などによって患者が再確認できる体制，および家庭での運動の指導などが含まれる．家庭での運動の指導を運動療法と考えるならば，これを伴わない狭義の患者教育単独における疼痛改善の効果などについての論文は少ない．

　一方，運動の指導を含んだ広義の患者教育に関する論文は多数存在し，患者教育は変形性股関節症の術前・術後の疼痛の緩和に関して有効とする論文が多い．しかし，教育の方法やツールがさまざまで統一されておらず，論文間での差異が存在するため，客観的な評価は困難である[2]．

3. 変形性股関節症に対する運動療法の効果

　近年発表されている国際的なガイドラインでの推奨は，変形性股関節症に対する運動療法の研究において症例数と報告数が少ないため，下肢関節症（膝，股）に対する研究結果を参考にして専門家の意見として作成されている．

　運動療法は変形性股関節症の疼痛，機能改善に有効であるとする質の高いエビデンスが複数あり，短期的な有効性のみならず，中期的な効果も報告されている．運動の種類としては，有酸素運動や筋力増強トレーニング（主に股関節外転筋，膝伸筋），水中運動が推奨されており，どの病期においても疼痛，機能障害の改善が期待できる．

　運動療法の効果を上げるためには，実施率の向上が重要である．理学療法士の指導下のグループ運動に引き続き，ホームエクササイズを行い，さらに追加の運動・指導を行うと患者の意欲の向上に有効である．

　しかし，運動の強度や頻度，継続期間に関してはコンセンサスが得られていない[2]．

4. 人工股関節全置換術に対するリハビリテーションの有用性

　人工股関節全置換術の術前・術後のリハビリテーションが臨床成績に及ぼす影響を検討することは，人工股関節全置換術の治療効果を最大限に獲得するために重要である．リハビリテーションの介入研究では，症例数が比較的限られる傾向はあるが，術後のリハビリテーションを施行することにより，筋力，股関節屈曲可動域，歩行能力や自己効力感の改善効果を有意に高めることが示されている[2]．

5. 生化学データの見方

　代表的な生化学データについては，表2に示すような点を理解しておく．

表2　生化学データの見方

項目	解説
白血球数 （WBC）	病原微生物などから体を防御する免疫機構の主役といえるもの．炎症や感染の際に増加する． 基準値　（男性）3,500〜9,200/μL，（女性）3,500〜9,200/μL
C反応性蛋白 （CRP）	体内での炎症反応や組織が破壊された際に血中に現れる蛋白質のこと． 基準値　0.3 mg/dL 以下
ヘモグロビン （Hb）	赤血球中の蛋白質の一種であるヘモグロビンの量を表す．ヘモグロビンが低下した状態を貧血とよぶ． 基準値　（男性）13.8〜16.6 g/dL，（女性）11.3〜15.5 g/dL
総蛋白質 （TP）	血液中に含まれるさまざまな種類の蛋白質の総量を表し，栄養状態を表す指標となる． 基準値　6.3〜8.1 g/dL
アルブミン （Alb）	単純蛋白質の一種で，栄養状態を表す指標となる． 基準値　3.8〜5.3 g/dL
Dダイマー	血栓の形成の有無を表す指標となる． 基準値　0.0〜0.9 μg/mL

■引用文献
1）大重　匡ほか：筋力検査．千住秀明ほか編．理学療法評価法，第1版．神陵文庫；1998．p.54-67．
2）日本整形外科学会診療ガイドライン委員会，変形性股関節症診療ガイドライン策定委員会編：変形性股関節症診療ガイドライン2016．南江堂；2016．

LECTURE
9

人工股・膝関節置換術（1）
総論

到達目標

● 人工関節の適応，構造と機構について理解する．
● それぞれの手術における術所見読解のポイントがわかる．
● 各人工関節術後のリスクについて理解する．

この講義を理解するために

　この講義では，人工関節について学習します．なかでも，日本で多く実施されている股関節と膝関節を中心に学びます．最初に，人工関節がどのような患者に対して適応となるのか，また，人工関節の構造について学び，どのような機構であるのか理解します．次に，手術記録を中心とした術所見における読解のポイントを把握し，各人工関節術後における合併症（リスク）について，内容の概説および理学療法を行ううえでの注意事項を学習します．

　人工関節の概論を学ぶにあたり，以下の項目をあらかじめ学習しておきましょう．

　　□ 股関節にかかわる解剖学（特に骨・関節形態，股関節周囲の筋や靱帯など）を学習しておく．
　　□ 膝関節にかかわる解剖学（特に骨・関節形態，膝関節周囲の筋や靱帯など）を学習しておく．
　　□ 基礎運動学で用いられる生体力学の用語や意味を学習しておく．
　　□ 人工関節の整形外科学について学習しておく．

講義を終えて確認すること

　　□ 人工関節の適応，構造と機構について理解できた．
　　□ それぞれの手術における術所見読解のポイントを理解できた．
　　□ 各人工関節術後の合併症（リスク）について理解できた．

人工骨頭置換術（hip arthro-plasty）

1. 大腿骨人工骨頭置換術（図1）

1）適応

本法の最も推奨されている症例は，高齢者の大腿骨頸部骨折，大腿骨頭壊死症，末期股関節症などである．しかし，近年では大腿骨頭壊死症，末期股関節症に対する適応範囲は狭くなってきている．

2）構造と機構

大腿骨側のみの置換を行い，寛骨臼側は置換を行わず，既存の臼蓋軟骨と人工骨頭が接触するしくみである．人工骨頭置換術のタイプには，臼蓋と人工骨頭で運動軸をもつ単極型とそれに加え人工骨頭内でも運動軸をもつ双極型がある．従来は，単極型が用いられていたが，臼蓋軟骨への侵襲が強いことから，近年は二軸性の双極型がよく用いられている．

単極型（monopolar type）

双極型（bipolar type）

ステム（femoral component）

金属カップ（outer head）

双極型人工骨頭は，ステム，骨頭，ポリエチレン製ベアリングインサート，金属カップの4つで構成される．そして，股関節の動きは，主としてステムの骨頭部とベアリングインサート間で行われ，金属カップと臼蓋軟骨とのあいだでも付加的に動く構造になっている（図2）．そのため，単極型と比べてより大きな可動性がある．

2. 人工股関節全置換術（図3）

人工股関節全置換術（total hip arthroplasty：THA）

1）適応

末期股関節症で疼痛が強く，可動域制限および日常生活動作の制約が著しい症例が適応となる．また，人工関節の耐用年数からも年齢は60歳以上がよいとされている．しかし，近年では人工関節の耐用年数も向上し，重症例，特に両側例では50歳代から行われる．

2）構造と機構

大腿骨側と寛骨臼側の双方ともに置換を行い，摺動面を人工臼蓋と人工骨頭が構成するしくみである．

人工関節は主に4つの部品（コンポーネント）から成る．

（1）ヘッド

大腿骨骨頭の役割を果たす．金属やセラミックが用いられる．

（2）ステム

股関節にかかる大きな力に耐えてヘッドを支えるために，土台として大腿骨に埋め込む．金属が用いられる．

LECTURE
10

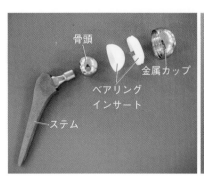

図1 人工骨頭

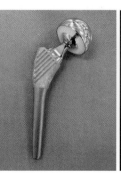

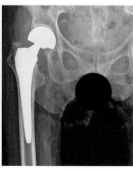

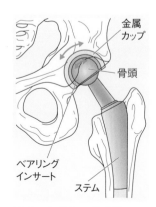

図2 可動部の模式図

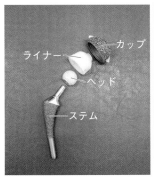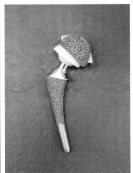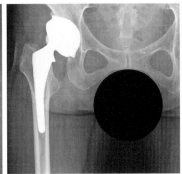

図3　人工股関節

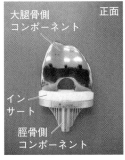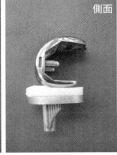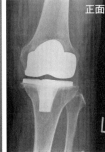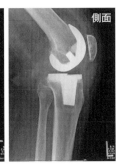

図4　人工膝関節

（3）ライナーもしくはインサート

臼蓋側で関節面の役割を果たす．主に超高分子量ポリエチレンが用いられるが，金属やセラミックが使用される場合もある．

（4）カップもしくはアセタブラーシェル

ライナーを支えるために土台として臼蓋に埋め込む．金属が用いられる．

3）人工関節の材質

人工股関節には主に4つの部品（コンポーネント）があり，材質の視点で分けると超高分子量ポリエチレン，金属とセラミックの3種類がある．

主に使用されている超高分子量ポリエチレンは，クロスリンクポリエチレンとよばれ，摩耗に対する耐久性を高める処理を行った素材である．これは骨盤側のカップのなかにライナーとして組み込まれ，関節軟骨の役割を果たす．

金属の材質には，チタン合金やコバルトクロム合金などがあり，ステム，カップ，ヘッドの素材として使用されている．セラミックはヘッドの素材として，一部で使用されている．

3．人工膝関節全置換術（図4）

1）適応

末期膝関節症で患者の年齢が60歳以上であれば，適応となる．ほかにも関節リウマチや外傷性関節炎など，炎症や関節破壊の強い症例に適応となる．

2）構造と機構

人工膝関節は，主として蝶番構造をなす蝶番型と関節の表面を置換する表面置換型の2種に大別される．1970年ごろまでは蝶番型の人工膝関節が用いられていたが，回旋ストレスを逃がすことが困難なため，長期的にゆるみの発生率がきわめて高かった．術後感染率が10～30％の高率に達したとも報告され，現在では表面置換型の人工膝関節がよく用いられている．術後の可動域は，蝶番型も表面置換型も120°程度の可動域を有しているが，近年では深屈曲が可能なものも存在する．

MEMO

メタルオンメタル（metal on metal）THA
近年，使用されるようになってきた人工股関節では，従来よりも骨頭径が大きく，摺動面は臼蓋側，骨頭側ともに金属が用いられている．特徴としては，大径骨頭が用いられるため，早期摩耗や脱臼といったリスクが低くなるといわれている．一方，金属摩耗粉による影響と思われる合併症の報告も少なくない．

人工膝関節全置換術（total knee arthroplasty：TKA）

蝶番型（hinge type）

MEMO

単顆型人工膝関節置換術（unilateral knee arthroplasty：UKA）
関節面のうち，内側のみまたは外側のみを置換する人工関節である．利点は手術侵襲が少なく，術後の回復が早く，可動域がよいところである．しかし，長期の耐久性はTKAのほうが良好であるとされる（UKAは約10年に対し，TKAは約20年）．

LECTURE
10

人工膝関節は，大腿骨側と脛骨側の金属製の部品（コンポーネント）と，関節軟骨の役割を果たす超高分子量ポリエチレン製のインサートで構成される．

4. 骨セメント固定とセメントレス

人工関節を固着させるには，①人工関節と骨とを密着させる，②スクリューやスパイクで機械的に直接固定する，③人工関節と骨とのあいだに骨セメントを充鎮する，④人工関節の金属表面を多孔質（ポーラス）にしてここに骨が入り込むことにより固定力を得る，といった方法がある．

また，セメントの使用有無が荷重プログラムに影響を及ぼすことがあるため，チェックが必要である．しかし，近年ではセメントレスであっても荷重制限が必要ないことがわかり，早期荷重が可能となっている．

5. 人工関節置換術の非適応

①全身性および局所性感染症（化膿性感染症，骨髄炎など）
②重篤な内科疾患（慢性腎不全，心疾患など）
③コントロールできていない糖尿病：細菌感染や血栓を生じやすいため．
④神経病性関節症（シャルコー関節）：人工関節設置部分の骨の折損やゆるみを生じやすいため．
⑤高度の認知症：脱臼に対する理解を得にくいため．

6. 術所見読解のポイント

理学療法を実施する際に必要となる術所見の読解のポイントを以下にまとめる．

1) 術中可動域

術後脱臼の防止や目標可動域の指標となるため，確認が必要である．

2) 荷重部の骨移植の有無

術後特定の期間，荷重制限が設けられるため，確認が必要である．

3) 軟部組織の状態

術後の関節の安定性や痛みなどに関与するため，アプローチ法（進入路）の確認や切離した軟部組織の部位・範囲などを確認する．

特に，人工股関節では術後脱臼にかかわる進入方向を確認する．一般的には，侵襲される軟部組織の影響から後方進入は後方へ，前方進入は前方への脱臼リスクが高いため，十分注意が必要である．また，これまでは主に後側方進入が多く行われていたが，近年では前側方および前方進入の手術が多く行われている．

人工膝関節では術後の膝関節機能にかかわる後十字靱帯の温存の可否について確認する．後十字靱帯は温存されることが多いが，変性が強い場合や周囲との癒着が強い場合には切除される．この場合，可動域は良好となる場合が多いが，支持性が低下する．

4) 設置位置

変形性関節症では病期の進行に伴い拘縮が生じ，相対的に周辺軟部組織が短縮した状態であるため，脚延長の具合によっては可動域改善に長期間を要したり，関節破壊が進行し，短縮位で設置した場合では筋長の短縮を招き，その結果，筋力の改善が困難となる場合がある．

7. 人工関節術後の合併症

人工関節全置換術は除痛効果と ADL および QOL の向上が得られる．一方，種々の合併症が発生する危険性がある（**表 1**）[1]．これらの合併症は術後の機能予後に大き

覚えよう！

セメント使用型，セメント非使用型の選択
セメント使用型，セメント非使用型の選択に関しては，一定の決まりはない．ただし，若年者で，将来，ゆるみを生じ，再置換術が行われると予測される場合などには，手術手技が容易であることからセメント非使用型を用いることが多い．

覚えよう！

再置換術（revision）
人工関節にゆるみを生じた場合などには，入れ替えの手術（再置換術）が行われる．2 回目ということもあり，手術侵襲の範囲も広く，1 回目よりも筋機能の回復が遅れることや，十分に回復しないことがある．

MEMO

神経病性関節症（シャルコー〈Charcot〉関節）
脊髄癆，糖尿病，脊髄空洞症などにより深部知覚神経が侵された場合に生じる．高度の関節破壊と骨頭の亜脱臼を伴う．臨床像は重大な感覚神経障害と顕著な関節破壊である．

MEMO

近年，在院日数の減少から早期に術後機能や歩行能力の回復が望まれる．特に歩行能力に関係の深い中殿筋を中心とする殿筋群の温存が勧められている．また，後方の軟部組織温存による後方脱臼予防も可能となる．

MEMO

筋長の短縮と筋力の関係
筋収縮の特性の一つとして，張力-長さ関係がある．関節破壊が高度で人工関節が高位に設置された場合，筋長が短縮され十分な筋収縮が得られず，筋力低下が残存することがある．

ADL（activities of daily living；日常生活動作）

QOL（quality of life；生活の質）

表1　人工関節全置換術の合併症

術中	臼蓋の穿孔，大腿骨の穿孔，骨折，血圧低下，血管損傷，末梢神経損傷
術後早期	感染，脱臼，静脈血栓塞栓症（深部静脈血栓症・肺血栓塞栓症），末梢神経損傷
術後晩期	遅延性感染症，人工関節のゆるみ，人工関節の摩耗，破損，異所性骨化，金属アレルギー

（岩野邦男ほか：整形外科クルズス，第3版．南江堂；1997．p.244-6[1]）

表2　肺血栓塞栓症/深部静脈血栓症の発生率

	人工股関節全置換術	人工膝関節全置換術
深部静脈血栓症	22.2〜32.9%	50.7〜60.9%
肺血栓症（症候性）	0.5〜10%	0.5〜1.9%

（日本整形外科学会肺血栓塞栓症/深部静脈血栓症（静脈血栓塞栓症）予防ガイドライン改定委員会：日本整形外科学会静脈血栓塞栓症予防ガイドライン．南江堂；2008[2]）

表3　静脈血栓塞栓症の症状

深部静脈血栓症	肺血栓塞栓症
下肢の色調変化	突然の呼吸困難
腫脹（周径の左右差）	冷汗
疼痛	胸痛
Dダイマー高値	失神
ホーマンス徴候	血圧低下
ローウェンベルク徴候	SpO_2低下

表4　肺血栓塞栓症の発生時期と発生率

術前	20.1%
術中	4.5%
術直後（12時間以内）	2.4%
術後1日目（24時間以内）	9.3%
術後2日目（48時間以内）	7.4%
術後3日目（72時間以内）	4.8%
術後4日目〜1週間以内	23.2%
それ以降（術後8日目〜）	27.5%

（日本麻酔科学会：2017[3]）

MEMO

● Dダイマー

正常値：0.0〜0.9 µg/mL．血栓が形成されていれば高値になるが，Dダイマーが高値でも血栓が形成されているとは限らない．高値である場合は，エコー検査か造影CT検査の画像による血栓の有無の確認が必要である．

● ホーマンス（Homans）徴候

足関節の背屈を強制することにより腓腹部に痛みが生じる．

● ローウェンベルク（Lowenberg）徴候

腓腹部をマンシェットで加圧すると痛みが生じる．

静脈血栓塞栓症（venous thromboembolism：VTE）

深部静脈血栓症（deep venous thrombosis：DVT）

MEMO

深部静脈血栓症は，血栓が刺激となって静脈の炎症を起こすため，血栓性静脈炎ともいわれる．

肺血栓塞栓症（pulmonary thromboembolism：PTE）

MEMO

急性PTE

塞栓源の約90%は下肢あるいは骨盤内の静脈で形成された血栓である．

MEMO

経皮的動脈血酸素飽和度（SpO_2）

血液（動脈）中にどの程度の酸素が含まれているかを示すもの．Sは飽和（saturation），Pは経皮的（percutaneous），O_2は酸素を表している．正常値は96%以上である．

く影響し，患者の生活を一変させる可能性がある．したがって，各々の合併症の特徴を理解し，予防することが重要である．

1）静脈血栓塞栓症（深部静脈血栓症，肺血栓塞栓症）

（1）概説

深部静脈血栓症と肺血栓塞栓症は密接に関係し，一連の病態と考えられることから，併せて静脈血栓塞栓症とよばれる．

a. 深部静脈血栓症（DVT）

大きな外傷や術後の長時間における臥床，座位などで動けなかった後に，下肢の静脈に血液の塊（血栓）ができることをいう．下腿部や大腿部の痛みが初期症状であるが，自覚症状がない場合も多く存在する．左下肢の発症が右に比べ多いとされるが，両側性も存在し，頻度的には下腿部に多く認められる．

b. 肺血栓塞栓症（PTE）

死に至ることもある重篤な合併症で，大きく急性PTEと慢性PTEに分けられる．多くは深部静脈に発生した血栓が遊離・移動し，肺動脈を閉塞することによって起こり，急性PTEは新鮮血栓が，慢性PTEは器質化血栓が塞栓子として肺動脈を閉塞する．深部静脈血栓症を予防することが最大の予防につながる．

（2）発生率

静脈血栓塞栓症の発生率を**表2**[2]に示す．

（3）症状

静脈血栓塞栓症は発症後の死亡率が高く，重篤な病態であるにもかかわらず，臨床症状が乏しく早期診断が困難である．しかし，下肢の理学所見，血圧や経皮的動脈血酸素飽和度（SpO_2）といったバイタルサインの変化に注意することで，静脈血栓塞栓症の特徴を見逃さないように努める（**表3**）．

（4）肺血栓塞栓症の発生時期

術後の離床開始時（歩行開始時，トイレ移動開始時など）に多いとの報告があるが，それ以外で生じる可能性もある（**表4**）[3]．

（5）予防法

人工股関節全置換術や人工膝関節全置換術は静脈血栓塞栓症の発症リスクが高い術式のため，予防は非常に重要である．理学的予防法あるいは薬物的予防法のいずれか

表5 整形外科手術における静脈血栓塞栓症の予防

	予防法	特徴
理学的予防法	早期歩行および積極的な運動	静脈血栓塞栓症の予防の基本である. 歩行は下肢を積極的に動かすことにより下腿のポンプ機能を活性化させ, 下肢への静脈うっ滞を減少させる. 早期離床が困難な場合は, 下肢の挙上やマッサージ, 自動および他動的な足関節運動を実施する.
	弾性ストッキング	下肢を圧迫して静脈の総断面積を減少させることにより静脈の血流速度を増加させ, 下肢静脈のうっ滞を減少させる. 他の予防法と比較して出血などの合併症がなく, 安価で簡易という利点がある.
	間欠的空気圧迫法	下肢に巻いたカフに機器を用いて空気を間欠的に送入して下肢を圧迫マッサージし, 下肢静脈のうっ滞を減少させる. 発生リスクが高い場合でも有意に発生率を低下させ, 特に出血のリスクが高い場合に有用となる.
薬物的予防法	低用量未分画ヘパリン	8時間もしくは12時間ごとに皮下注射する方法である. 単独でも有効であるが, リスクが特に高い場合には理学的予防法と併用して使用する.
	用量調節未分画ヘパリン	用量を調整しながら皮下注射を追加する方法である. 煩雑な方法ではあるが, リスクが高い場合では単独使用でも効果がある.
	用量調節ワルファリン	ワルファリンを経口投与する方法である. 内服開始から効果の発現までに3〜5日間を要するため, 術前から投与を開始したり, 投与開始初期には他の予防法を併用することもある.
	低分子ヘパリンおよびXa阻害薬	作用に個人差が少なく, 1日1〜2回の皮下投与あるいは経口投与で済み, 簡便に使用可能である.

(日本循環器学会ほか編:肺血栓塞栓症および深部静脈血栓症の診断, 治療, 予防に関するガイドライン〈2017年改訂版〉[4]).

ここがポイント!
足関節自動運動などのマッスルパンピング (muscle pumping) により大腿静脈血流量や血流速度が増加することで, うっ滞による血栓形成を予防する. 術前から術直後のベッド上での自動運動を想定して指導することが重要である.

MEMO
感染の危険因子
高齢者, 糖尿病, 関節リウマチ, 腎障害, アルコール依存症, 低栄養状態, 尿路感染, 手術の既往, ステロイド関節内注射, 手術時間, 手術室の環境など.

LECTURE 10

表6 感染に対する所見および検査

- 炎症反応 (赤沈値, CRP) および白血球数
- 発熱
- 局所の疼痛, 腫脹, 熱感
- 関節可動域制限
- 膿性関節液の貯留 (体表に近い膝関節でみられる)
- 肉芽, 滑膜などの肉眼的所見
- X線画像 (早期感染では所見はみられない)
- 関節造影
- 骨シンチグラム, Gaシンチグラム
- 穿刺液や手術時の組織採取による細菌学的検索

(岩野邦男ほか:整形外科クルズス, 第3版. 南江堂;1997. p.244-6[1])

を実施するか, 両者を併用する必要がある. 具体的な方法を**表5**に示す.

2) 感染

(1) 概説

感染の発生率は日本整形外科学会の『変形性股関節症診療ガイドライン2016』[5]によると, 初回手術で0.2〜3.8%, 再置換術では0.5〜17.3%である.

a. 表層感染

創部周囲の皮膚, 皮下組織に限局し, 深部の関節とは筋, 筋膜, 関節包などで隔てられているものである. 深部に化膿が及ばない早期に治療をすれば問題はない.

b. 深部感染

人工関節を入れた関節腔内や骨と骨セメントのあいだに発生あるいは及んだものである.

(2) 感染型

a. 早期感染

術後数日から約3か月以内に起こるものであり, 発熱, 局所の疼痛, 腫脹などを伴う. 一般的には診断は容易である. 術中もしくは術後の手術創癒合前の細菌感染の可能性が高い.

b. 遅発性感染

人工関節全置換術に特徴的であり, 術後数か月から年余にわたり慢性潜行性に進行する. 疼痛も次第に増強するが, 炎症症状が明確でないこともあり, 診断は容易ではない. 上気道感染や胆石など, なんらかの原因で血液中に入った細菌が, 人工関節のコンポーネントに生着, 増殖して発生する.

(3) 診断 (表6)[1]

感染の診断は各種検査を統合して初めて可能となるが, 術後に続発する疼痛や比較的早期での人工関節のゆるみなどは, 精査する必要がある.

(4) 治療

a. 表層感染

切開・ドレナージ, 化学療法で比較的早期に治癒できる. 関節穿刺などで表層の感染菌を深部に送り込まないように注意する.

b. 深部感染

診断後直後に抗菌薬を開始する. 手術では人工関節とセメントのすべてを除去する

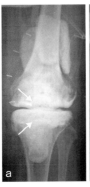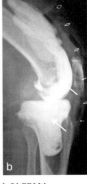

図5　深部感染（左膝関節）
a. 正面像，b. 側面像.
人工膝関節を抜去し，抗菌薬入りのセ
メントを挿入している.

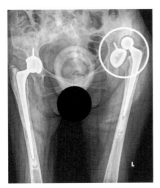

図6　脱臼（左股関節）

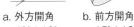

a. 外方開角	b. 前方開角	c. 前捻角
40°±10°	15°±10°	15°〜20°

図7　人工股関節の適正設置角度
（Lewinnek GE, et al.：J Bone Joint Surg Am 1978：60：217-20[6]）

のが一般的である．除去した後，炎症性肉芽や壊死組織の搔爬，除去を十分に行って
から持続洗浄や抗菌薬含有セメントを挿入する（**図5**）．炎症が軽度で，ゆるみのない
ときは人工関節とセメントを温存して持続洗浄のみ実施することもあるが，X線像で
すでに骨の変化が出現している場合は適応とはならない．一度沈静化したかにみえて
も，感染が再発することがある.

3）脱臼　（図6）

（1）人工股関節全置換術における脱臼発生率

初回人工股関節置換術で1〜5％，再置換術で5〜15％との報告がなされている．ま
た，年齢（高齢），男性，小さな骨頭径で脱臼率が高くなるとの報告がある[5].

（2）人工股関節全置換術における脱臼方向と肢位

a．前方脱臼

股関節の伸展・内転・外旋の複合肢位

b．後方脱臼

股関節の過屈曲の単一肢位または屈曲・内転・内旋の複合肢位

（3）人工股関節全置換術における脱臼原因

a．カップの設置角度

カップの前方開角が大きい場合には前方脱臼，後方開角が大きい場合には後方脱臼
が起こりやすい（**図7**）[6].

b．骨や人工関節部品のインピンジメント（衝突）

臼蓋縁と大転子前方，臼蓋縁とネック，カップとネックなどが各々インピンジメン
ト（衝突）を起こし，その部分がテコの支点となって脱臼を誘発する.

c．股関節周囲軟部組織の弛緩

切離した関節包の修復の有無により脱臼率は異なり，未修復例では脱臼率が高くなる.

d．筋緊張バランスの不均衡

術前に股関節が（亜）脱臼位であったために内転筋の緊張が高い例や，著明な筋力
低下のある例では脱臼率が高くなる.

e．術後肢位

低い椅子からの立ち上がり，座位での靴や靴下の着脱動作などは，股関節の過屈曲
が強制される．また，移乗動作での回旋や，後側方にある物を取ろうと体幹を捻じる
動作は，相対的に下肢の回旋位が強制されるため注意が必要である.

（4）人工膝関節全置換術における脱臼

脛骨大腿関節での脱臼は0.5％未満とされているが，膝蓋大腿関節においては亜脱

💡 **ここがポイント！**
著明な筋力低下のある例では
外転筋を中心とした筋力増強ト
レーニングや，脱臼予防を目的
とした外転装具を使用すること
がある.

📝 **MEMO**
● 抗菌薬含有骨セメント
セメントの形状としてスペーサーと
ビーズがある.
スペーサー：インプラントの形状
に合わせて作製されるため関節
の安定性は高いが，日々の荷重
によりスペーサーの折損の可能
性がある.
ビーズ：作製に時間がかかるが，
ビーズ数を調節することでさまざま
な大きさのスペースに対応でき，
表面積が大きいためスペーサーと
比べて抗菌薬徐放性が高い.
● 徐放
中身が徐々に放出されること．こ
こでは薬効成分が一挙に放たれ
るのではなく時間をかけてゆっくり
と出ることにより，抗菌作用が長
期間持続する.

LECTURE
10

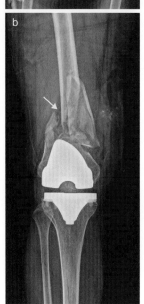

図9　術後骨折
a．THA周囲骨折，b．TKA周囲骨折．

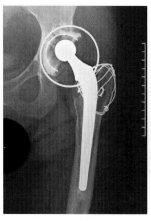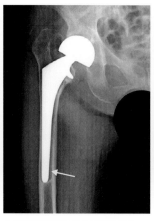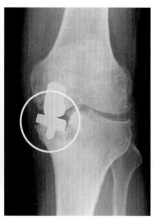

人工股関節のカップ側のゆるみ　　人工股関節のステム側のゆるみ　　人工膝関節の脛骨側のゆるみ

図8　人工関節のゆるみ

臼を含めた症候性の不安定性が1〜20％に認められたとの報告もある[7]．脱臼原因として，外側支帯の過緊張や大腿骨・脛骨コンポーネントの設置位置の問題がある．また，膝蓋骨の外方への偏位は屈曲方向の可動域制限の原因となる．

4）ポリエチレン摩耗

人工関節は金属部品とポリエチレン部品から構成されているものが多く，このポリエチレンが高度に摩耗することがある．進行すると関節液の貯留や関節不安定性を生じるようになり，再置換術の原因となる．

5）人工関節のゆるみ

人工関節のゆるみを生じると歩行時などの運動時痛と股関節の支持性低下が生じる．ゆるみの多くは年単位で緩徐に進行するが，短期間にゆるみが進行しそれに伴って疼痛が持続する場合には，感染の可能性も考慮する．予防法として，農作業や重労働，スポーツ参加などは極力避けるように指導する．また，肥満に対する体重コントロールなどの生活指導も必要である（図8）．

6）術後骨折

人工股関節のステム周辺や人工膝関節の大腿骨・脛骨・膝蓋骨コンポーネント周辺において骨折を生じることがある（図9）．コンポーネントに非常に近い位置で骨折するとゆるみが生じ，再置換術が必要となる場合がある．

■引用文献

1) 岩野邦男ほか：人工関節置換術後感染．長野　昭ほか編．整形外科クルズス，第3版．南江堂；1997．p.244-6.
2) 日本整形外科学会肺血栓塞栓症/深部静脈血栓症（静脈血栓塞栓症）予防ガイドライン改定委員会：日本整形外科学会静脈血栓塞栓症予防ガイドライン．南江堂；2008.
3) 日本麻酔科学会：2017年JSA肺血栓塞栓症調査結果の概要．https:anesth.or.jp/files/download/news/kekka_haikessen2017.pdf
4) 日本循環器学会ほか編：肺血栓塞栓症および深部静脈血栓症の診断，治療，予防に関するガイドライン（2017年改訂版）．
https://j-circ.or.jp/old/guideline/pdf/JCS2017_ito_h.pdf
5) 日本整形外科学会診療ガイドライン委員会，変形性股関節症診療ガイドライン策定委員会編：変形性股関節症診療ガイドライン2016．南江堂；2016.
6) Lewinnek GE, et al.：Dislocations after total hip-replacement arthroplasties. J Bone Joint Surg Am 1978；60：217-20.
7) Mulvey TJ, et al.：Complications associated with total knee arthroplasty. In：Pellici PM, et al.（eds）Orthopaedic Knowledge Update-Hip and Knee Reconstruction 2. American Academy of Orthopaedic Surgeons；2000. p.323-8.
8) 池田真一ほか：人工関節置換術術後の問題点と続発性合併症．理学療法 2008；25：1156-60.

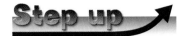

1. 人工股関節全置換術後の脱臼対策

　術後に発生する脱臼は患者の骨形態や不良肢位に関する因子に加えて，手術手技やインプラントに関する因子も含めた多因子が関係している．脱臼対策として，手術アプローチの選択や軟部組織修復，脱臼の発生要因となるインプラントと骨やインプラント同士のインピンジメントを回避できる骨頭径の選択やインプラントの設置角度に関する報告がなされてきた．

　骨頭径について，32 mm 以上の骨頭を使用した人工股関節全置換術では術後脱臼率が低下したという報告が複数ある．前方・外側進入法は後方進入法に対して脱臼率を減少させるという報告があるが，後方進入法においても後方軟部組織（関節包，外旋筋群）の修復により脱臼率が減少し，前方・外側進入法と脱臼率は同程度であったと報告されている．

　また，インプラントの適切な設置により脱臼リスクを軽減できるという報告や，術前に脱臼肢位や筋力運動を指導することにより，術後の脱臼率を減少させる効果が期待できる[1]．

2. 手術進入法は人工股関節全置換術の成績に影響するか

　手術進入法として，前方進入法，前外側進入法，外側進入法，後方・後外側進入法がある．前方進入法，前外側進入法，外側進入法の前方系進入法では，後方・後外側進入法の後方系進入法に比べ脱臼率が少ないという利点が報告されている．また，インプラントの設置に関して，仰臥位の前方進入法と側臥位の後方進入法とを比較すると，仰臥位の前方進入法でソケットの安全域が Lewinnek の安全域に入っている確率が高いとする報告もある．一方で，後方・後外側進入法は外側進入法に比べ，臨床的に重要といえるほどの差ではないが，臨床成績，患者満足度が高いとする報告もある[1]．

3. 人工股関節全置換術による QOL の向上

　従来，人工股関節全置換術の治療効果は，日本では日本整形外科学会股関節機能判定基準（JOA hip スコア），海外では Harris hip スコアなどの評価尺度を用い，疼痛や身体機能の改善効果を中心に医師が評価・判定を行ってきた．近年，患者の日常生活機能や満足度の評価の重要性が高まるとともに，人工股関節全置換術の治療効果も患者自身が質問紙に自己記入で回答する健康関連 QOL（quality of life）尺度の重要性が指摘されている．

　健康関連 QOL 尺度は，身体機能から心の健康にわたり広い領域を対象とする MOS 36 Short-Form Health Survey（SF-36）などの包括的健康尺度と，関節症などの特定の疾患に特化した Westen Ontario and McMaster Universities Osteoarthritis Index（WOMAC）や Oxford hip スコア，日本で作成された日本整形外科学会評価質問票（JHEQ）などの疾患特異的尺度の大きく 2 つに分類される（表1）[1]．

LECTURE
10

表 1　人工股関節全置換術の主な臨床評価基準

	医師記入式	患者記入式
疾患特異的尺度	JOA hip スコア Harris hip スコア	WOMAC Oxford hip スコア JHEQ
包括的尺度		SF-36

（日本整形外科学会診療ガイドライン委員会，変形性股関節症診療ガイドライン策定委員会：変形性股関節症診療ガイドライン 2016．南江堂：2016[1] より抜粋）

4. 整形外科的徒手検査

股・膝関節症に対する代表的な整形外科的徒手検査を示す（表2, 図1～4).

表2 整形外科的徒手検査

検査名	肢位	方法	陽性
パトリックテスト（図1）	背臥位	患側の足部を反対側の膝に乗せ, 股関節屈曲, 外転, 外旋位のまま床に向かって, 股関節を開く.	鼠径部に疼痛を生じる（股関節ないしは周辺筋腱組織の疾患）.
トーマステスト（図2）	背臥位	健側の股関節を屈曲しながら, 患側の下肢の股関節を伸展させる.	股関節が屈曲し, 膝窩がもちあがる（腸腰筋拘縮）. 膝関節が伸展する（大腿直筋拘縮）. 股関節が外旋する（縫工筋拘縮）.
エリーテスト（図3）	腹臥位	患側の股関節, 膝関節を伸展位から膝関節を屈曲させる.	尻上がり現象が認められる（大腿直筋拘縮）.
オーバーテスト（図4）	側臥位	患側上の側臥位になり, 股関節伸展・膝関節90°屈曲させた状態から他動的に外転させて落とす.	落ちない, もしくはガクガクと落ちていく.

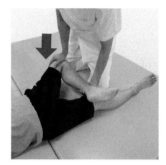

図1 パトリック（Patrick）テスト

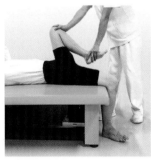 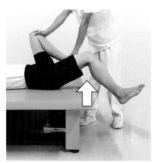 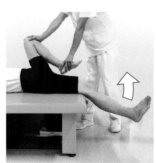 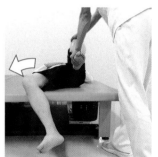

a. 陰性例　　b. 陽性例（腸腰筋拘縮）　　c. 陽性例（大腿直筋拘縮）　　d. 陽性例（縫工筋拘縮）

図2 トーマス（Thomas）テスト

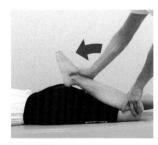 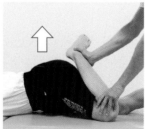

a. 陰性例　　b. 陽性例（大腿直筋拘縮）

図3 エリー（Ely）テスト

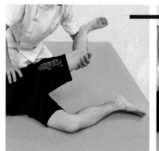 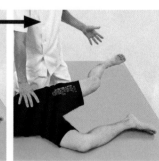

a. テスト肢位　　b. 陽性例

図4 オーバー（Ober）テスト

■引用文献

1）日本整形外科学会診療ガイドライン委員会, 変形性股関節症診療ガイドライン策定委員会 編：変形性股関節診療ガイドライン2016. 南江堂；2016.

人工股・膝関節置換術（2）
実習：日常生活動作トレーニング

到達目標

- 人工股関節全置換術後の理学療法における脱臼予防の重要性を認識する.
- 各動作において脱臼を生じやすい肢位について理解する.
- 脱臼予防のために必要な動作方法について理解する.
- 人工膝関節全置換術後の関節可動域や筋力に応じた動作方法について理解する.
- 自助具，補助具の特徴を理解し，正確に使用できるようになる.
- 人工股関節の保護を目的とした指導内容について理解する.

この講義を理解するために

　この講義では，人工股関節全置換術後の理学療法において重要となる脱臼予防を主とした動作指導について学びます. そのため，最初に各動作において，どのような場面や肢位で脱臼を生じやすいのかを理解します. そして，それを予防するために，どのような手順で動作を遂行すればよいかを学びます. 次に，人工膝関節全置換術後の膝関節の関節可動域や筋力に応じた動作方法について学びます. また，自助具や補助具の特徴を理解し，必要に応じて指導を行いますが，その前にまず正確な使用方法を理解しましょう. 最後に，人工関節の耐用期間をできるだけ長くするために，人工関節の保護を目的とした指導のポイントや指導方法について理解します.

　日常生活動作トレーニングを学ぶにあたり，以下の項目をあらかじめ学習しておきましょう.

　　□ 脱臼肢位と脱臼方向について学習しておく.
　　□ 各動作において股関節や膝関節の可動性および筋力の必要性について学習しておく.
　　□ 人工股関節の保護の目的について学習しておく.

講義を終えて確認すること

　　□ 人工股関節全置換術後の理学療法における脱臼予防の必要性を理解できた.
　　□ 各動作の脱臼を誘発する動作様式について理解できた.
　　□ 脱臼を予防し，安全に行える動作方法について理解できた.
　　□ 膝関節の可動域や筋力に応じた動作方法について理解できた
　　□ 自助具や補助具の使用目的を理解し，適切に使用できた.
　　□ 人工股関節を保護するために必要な指導内容を理解できた.

この講義では，手術側を「術側下肢」，非手術側を「健側下肢」と記載し，術側下肢はすべて左側（図中では弾性ストッキング装着）として説明する.

人工股関節全置換術
(total hip arthroplasty：THA)

MEMO
手術方法による注意点
手術方法によって脱臼しやすい肢位や脱臼の危険性が異なるため，事前に手術方法の確認が必要である.
● 手術の進入方法：禁忌肢位が異なる.
● 切開した組織の修復：修復をしていない場合は，脱臼の危険性が高い.
● カップやステムの設置異常：設置異常があれば脱臼の危険性が高い.

MEMO
脱臼の指導は入院中の動作だけでなく，退院後の日常生活を想定して実施する．退院後の生活環境や必要な日常生活動作を事前に聴取して，患者個々に応じた指導が必要である.

ここがポイント！
事前に生活環境を聴取しておこう.
● 寝具（ベッドか布団か）
● 普段使用する椅子の座面高
● 階段の有無と段高
● 玄関の上がり框の高さ
● トイレ様式（洋式か和式か）
● 浴槽の深さ
● 浴槽の椅子の有無と座面高
● 自宅内の手すりの設置位置

LECTURE 11

1. 人工股関節全置換術後の脱臼予防

人工股関節全置換術後の理学療法において，関節可動域運動や筋力増強トレーニングなどの運動療法は重要であるが，同時に脱臼予防を前提とした日常生活動作トレーニングも重要である．脱臼は，股関節の過屈曲や屈曲・内転・内旋の複合肢位では後方脱臼を，股関節の伸展・外旋では前方脱臼を生じる．脱臼の発生誘因にはさまざまな状況が考えられるが，結果的には不良肢位をとることで発生に至る．そのため，この講義では動作別に脱臼予防のポイントについて学ぶ．脱臼予防のための指導ポイントは次のとおりである.
● 患者は体幹と連動した股関節の相対的な動きを理解しにくいため注意する.
● 口頭での説明だけでなく，理学療法士が実際に体を使って動作を指導する.
● 一度だけでなく，繰り返し指導を行う.
● 可能な限り，術前から指導を開始する.
● 再置換術や股関節周囲筋の筋力低下が著しい例には，特に注意が必要である.

2. 人工股関節全置換術後の日常生活動作トレーニング

1）寝返り動作
術後，疼痛による筋収縮抑制のため術側下肢を随意的にコントロールできない時期は脱臼肢位をとりやすい．そのため，両下肢を一塊に保持させ，術側下肢を上にして寝返るよう指導する（図1，2）.

2）起き上がり動作
過度な体幹回旋を行わないように注意しながら，上肢にて体幹を支え正面に起き上がる方法を指導する（図3）.

3）長座位から端座位に（健側下肢回り）
術直後や著明な筋力低下によって，自力で術側下肢をベッドから下げられない時期は，上肢の支持や健側下肢で介助する方法を指導する（図4〜7）.

4）端座位から長座位への動作（健側下肢回り）
術直後や著明な筋力低下によって，自力で術側下肢をベッドへ上げられない時期は，上肢の支持や健側下肢で介助する方法を指導する（図8〜10）.

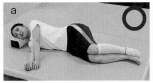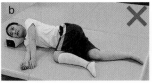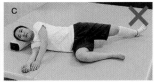

図1　寝返り動作
a. 正しい方法：両下肢を一塊に保持させ，術側下肢を上にして寝返るよう指導する.
b. 後方脱臼例（屈曲・内転・内旋位）：術側の下肢が先行し，股関節屈曲・内転・内旋位となる.
c. 前方脱臼例（伸展・外旋位）：体幹が先行し，股関節伸展・外旋位となる.

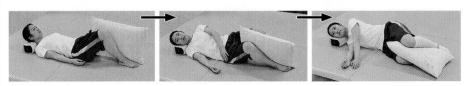

図2　クッションを使用した寝返り動作
両膝でクッションを挟み，体幹の回旋と同時に寝返る.

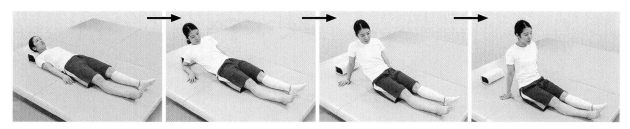

図3　起き上がり動作

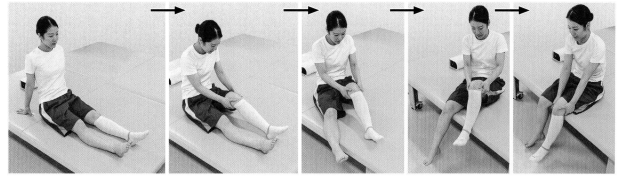

図4　長座位から端座位への上肢を用いた動作
上肢で術側下肢を持ち上げて体幹と同時に回す.

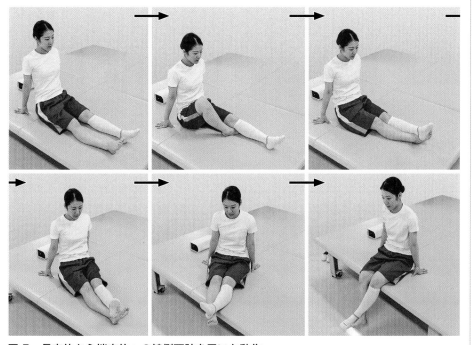

図5　長座位から端座位への健側下肢を用いた動作
健側下肢を術側下肢の下に入れて，健側下肢で術側下肢を運び，同時に体幹を回す．健側下肢を優位に動かすことで，術側下肢が内転・内旋位を強制しないように注意する.

5) 移乗動作　（図11）

　ベッドと車椅子の移乗を自立するためには，健側・術側回りのどちらも指導する．これは，ベッドから車椅子へ健側回りで移乗する場合，次に車椅子からベッドに移乗するときは必ず術側回りとなるためである．術側下肢の向きを変えないまま着座を行うと，股関節屈曲・内転・内旋が強制され，後方脱臼の危険性がある（**図12**）.

6) 立ち上がり，着座動作

　体幹が過度に前傾することで，股関節屈曲角度が増加すると，後方脱臼の危険性がある（**図13**）．上肢による支持を強調し，片側例では動作時に術側下肢を前方に位置

🖐️試してみよう
ガットを取り除いたテニスラケットを足底に引っ掛けて術側下肢を移動させる（図6）.

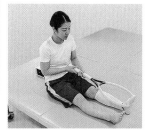
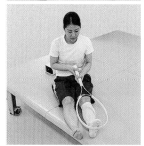
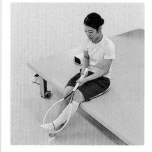

図6　長座位から端座位へのテニスラケットを用いた動作

LECTURE
11

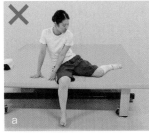

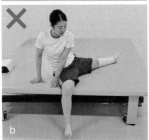

図7 脱臼肢位
a. 後方脱臼例：股関節屈曲・内転・内旋位となる.
b. 前方脱臼例：股関節伸展・外旋位となる.

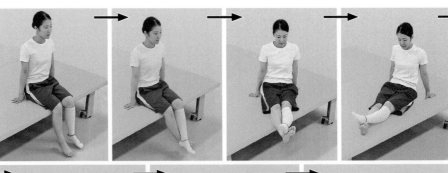

図8 端座位から長座位への健側下肢を用いた動作
健側下肢を術側下肢の下に入れ，健側下肢で持ち上げて術側下肢をベッド上に上げる. 持ち上げたあとは健側下肢の膝関節を屈曲させてから引き抜くと，術側下肢が内転・内旋位を強制されずに動作が可能となる.

テニスラケットを足底に引っ掛けて術側下肢をベッドへ持ち上げる（図9）.

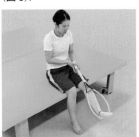

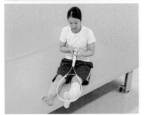

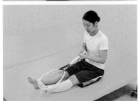

図9 端座位から長座位へのテニスラケットを用いた動作

〰️ **MEMO**
股関節に多大な負荷を生じるため，日常使用する椅子や便座，シャワーチェアは，足の届く範囲でできるだけ高く設定する.

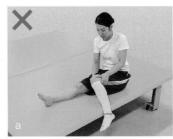

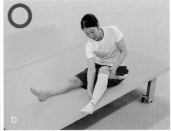

図10 端座位から長座位への上肢を用いた動作
a. ベッドへ持ち上げるときに足部がベッド縁に引っかかり，屈曲・内転・内旋位が強制される.
b. 大腿部だけでなく下腿部も同時に持ち上げ，屈曲・内転・内旋位が強制されないようにする.

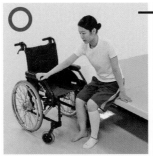

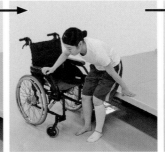

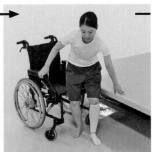

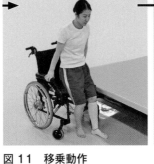

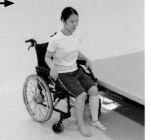

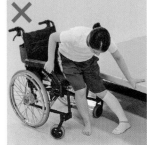

図11 移乗動作

図12 屈曲・内転・内旋位のまま着座

LECTURE
11

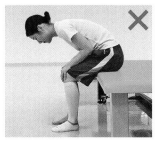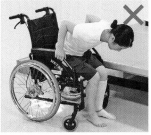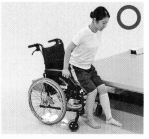

図13　過度の体幹前傾を伴った動作
過度に体幹が前傾すると，相対的に股関節が過屈曲する．

図14　立ち上がり，着座動作

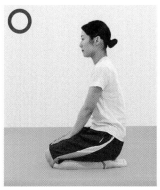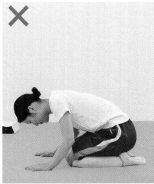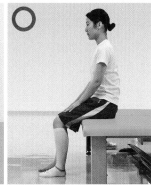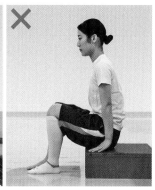

正座　　　　　　座礼　　　　　　高い座面　　　　低い座面

図15　座位

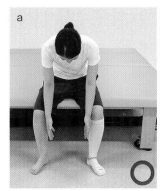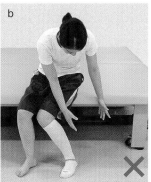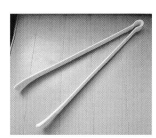

図16　床の物を拾う動作
a. 正しい方法. 股関節が過屈曲しないように注意する.
b. 屈曲・内転・内旋位が強制.

図17　火挟み

LECTURE
11

させるよう指導する（図14）.

7) 座位

　横座りや座礼は，基本的に行わない. 正座やあぐらは可能であるが，これらの肢位に至るまでに脱臼肢位をとることがあるため，注意が必要である. 低い座面では股関節に過度の屈曲が強制される（図15）.

8) 座位で床の物を拾う動作

　座位で床の物を拾う場合，拾う物を両下肢でまたいだ状態で拾うように指導する（図16）. 股関節の過度の屈曲が強制される場合は，火挟みを使用する（図17）.

9) 靴と靴下の着脱動作

　靴と靴下の着脱には足部へのリーチ動作を要し，股関節に大きな可動域が要求されるため，過屈曲などに注意が必要である. 早期の動作獲得のために，関節可動域，筋

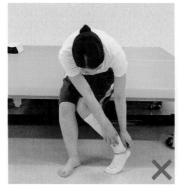
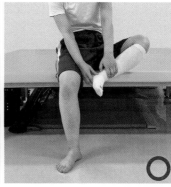
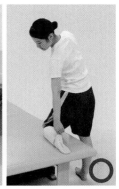

a. 屈曲・内転・内旋が強制　　　b. 開排位　　　　　　　c. 立位

図 18　靴下の着脱動作
a. 股関節屈曲・内転・内旋位が強制されるため禁止する.
b. 端座位では股関節屈曲・外転・外旋位の開排位にて行う.
c. 立位では股関節中間位・膝屈曲位にて行う.

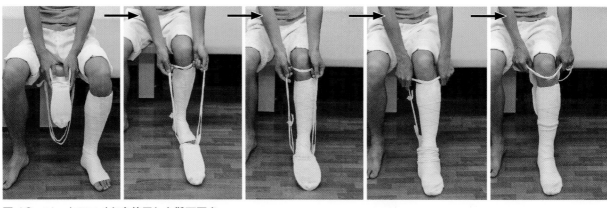

図 19　ソックスエイドを使用した靴下履き

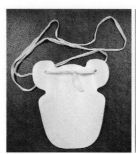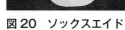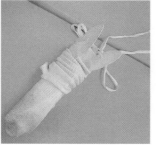

📖 **MEMO**
開排位とは, 股関節屈曲・外転・外旋での肢位であり, 脱臼の危険性のない安全な肢位である.

図 20　ソックスエイド　　　　　　**図 21　靴べら**

力, バランス能力などを考慮し, 患者個々の状態に合った動作指導を行う. 可動域制限が著しい場合は, ソックスエイドなどの自助具を使用した方法などを指導する (**図 18〜21**).

10) 爪切り動作

靴や靴下の着脱と同様に股関節に大きな可動域が要求されるため, 過屈曲などに注意が必要である (**図 22**).

11) 床上立ち座り動作

(1) 座り込み動作

立位から四つ這い位を経由した動作を指導する. 股関節の過屈曲を防止するために, 術側下肢を後方に引いた状態から健側下肢に体重を移して四つ這いとなる. その後, 術側下肢を伸展したまま, 股関節が内転しないように身体を回旋させる (**図 23**). 座り込みの際に, 不安定になるようなら, 椅子やこたつ台などを使用して, 上肢によ

LECTURE 11

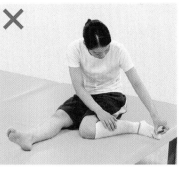

図22　爪切り動作

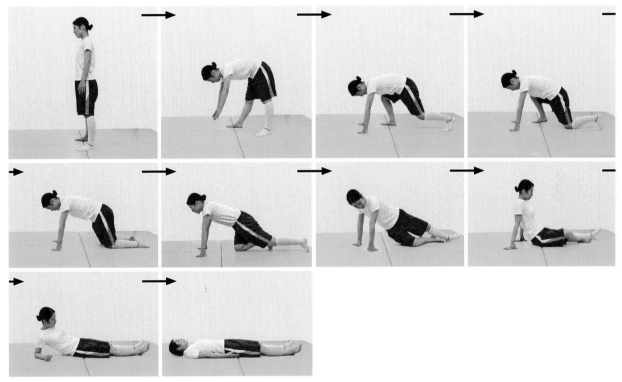

図23　台を使用しない床上立ち座り動作
股関節の過屈曲を防止するために，術側下肢を後方に引いた状態から健側下肢に体重を移して四つ這いとなる．その後，術側下肢を伸展したまま，股関節が内転しないように身体を回旋させる．

る支持を得ることが重要である（**図24**）．

（2）立ち上がり動作

基本的には座り込みの逆動作である．

12）入浴動作

著明な可動域制限のため，立位で浴槽に入れない場合には，いったん腰かけてから入る方法を指導する（**図25〜27**）．

13）高いところの物を取る

高いところの物を取ったり，洗濯物を干すときの上方へ伸び上がるような動作は，股関節に過度の伸展または伸展・外旋位をもたらすことがあり，前方脱臼の危険性がある．そのときは，踏み台に乗るか，洗濯竿の高さを下げて，可能な限り目の高さで作業を行うように指導する（**図28**）．

14）歩行

大股での歩行および方向転換時に，股関節伸展・外旋位になることがある．方向転換時には体幹の回旋が優位になりすぎないよう指導する（**図29**）．

LECTURE
11

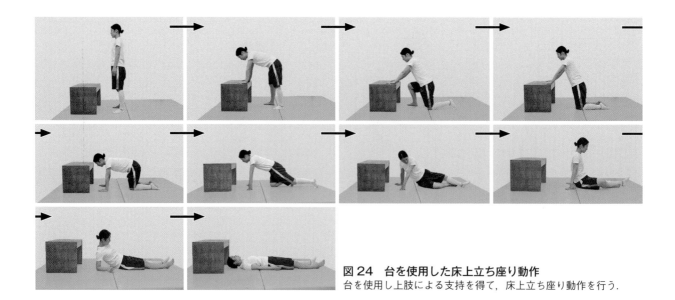

図24 台を使用した床上立ち座り動作
台を使用し上肢による支持を得て，床上立ち座り動作を行う．

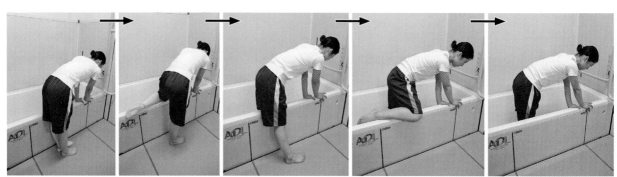

図25 立位でのまたぎ動作
浴槽縁または手すりを支持してまたぎ動作を行う．基本的には，先脚下肢はどちらでもよい．

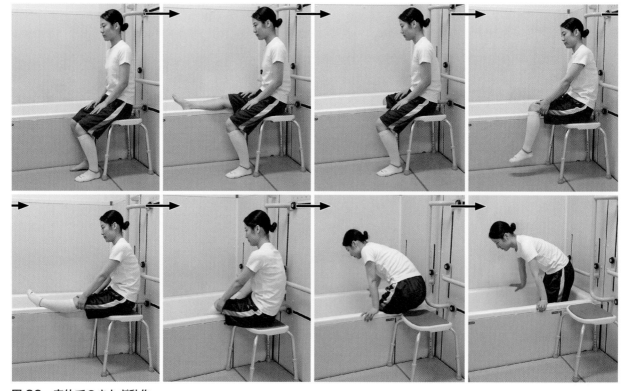

図26 座位でのまたぎ動作
シャワーチェアに座り，片側ずつ浴槽内に入る．自力でまたげない場合は，上肢で持ち上げる．シャワーチェアの座面と浴槽縁の高さをそろえることで，動作が行いやすくなる．

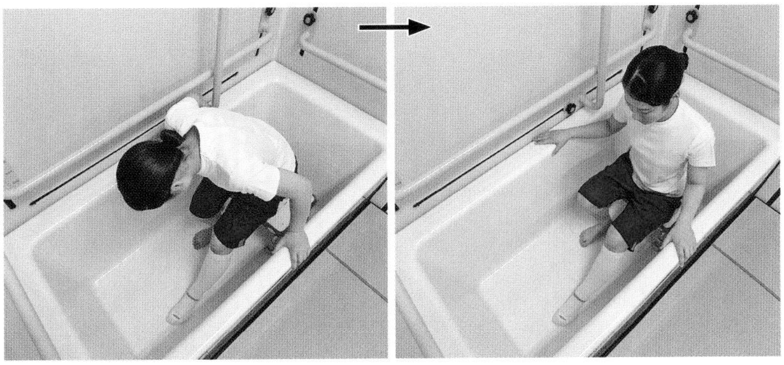

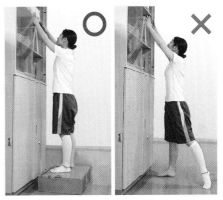

図27　浴槽内での着座動作
術側下肢を前方に位置させてから着座する.

図28　高いところの物を取る動作
踏み台に乗るか，洗濯竿の高さを下げて，可能
な限り目の高さで作業を行う.

15）性行為

　女性の場合，開脚肢位は問題はなく，後背位も過屈曲しないよう注意すれば問題はない.

3. 人工膝関節全置換術後の日常生活動作トレーニング

　人工膝関節全置換術後の膝関節の関節可動域や筋力に応じた動作方法について解説する.

1）起き上がり動作

　術側下肢をベッドから下げるときに，下肢の重みにより膝関節の屈曲が強制され疼痛を生じる可能性がある. そのため，上肢の支持や健側下肢で介助する方法を指導する（図30）.

2）座位

　膝関節の屈曲可動域が十分に得られていない場合は，座面の高さや下肢の位置を工夫して膝関節に過度な負担がかからないように指導する（図31）.

3）立ち上がり，着座動作

　膝関節の屈曲制限や筋力低下がある場合，上肢による支持を強調し，片側例では動作時に術側下肢を前方に，健側下肢を後方に位置させ，健側下肢を優位に支持するように指導する（図32）.

4）移乗動作

　ベッドと車椅子の移乗を自立するためには，健側・術側回りのどちらも指導する. 術側下肢の向きを変えないまま着座すると，膝関節が回旋（ねじれ）してしまい疼痛が生じる可能性があるため，注意が必要である（図33，34）.

5）歩行

　膝関節の伸展などの筋力低下があるときは，歩行中の膝折れに注意が必要である（図35）.

6）階段昇降

　術側下肢の膝関節に可動域制限や筋力低下があると通常の方法（一足一段）で交互に昇降するのは困難である. そのときは，昇段時は健側下肢を最初に持ち上げ，続いて術側下肢を健側下肢にそろえる，降段時は術側下肢を最初に下ろし，健側下肢を術側下肢にそろえる（二足一段）方法を指導する（図36）.

4. 自助具，補助具

　術後の疼痛軽減に伴い，身体機能は徐々に改善する. ただし，人工股関節全置換術

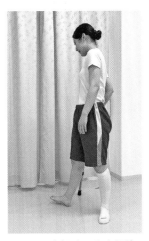

図29　歩行時の方向転換
体幹の回旋が優位な方向転換は股関節伸展・外旋位になりやすい.

人工膝関節全置換術（total knee arthroplasty：TKA）

LECTURE
11

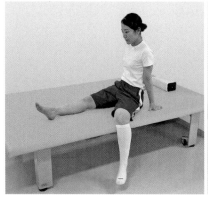 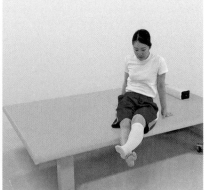

a. 膝屈曲が強制　　　　　　　b. 上肢で支持　　　　　　　　c. 健側下肢で支持

図 30　起き上がり動作

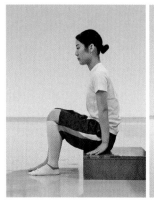 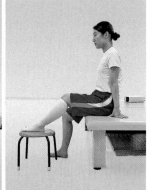 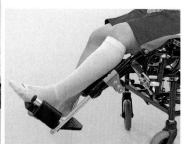

a. 低い座面　　　　　b. 高い座面　　　　　c. 台にのせる　　　　　d. レッグレストの角度調整

図 31　座位

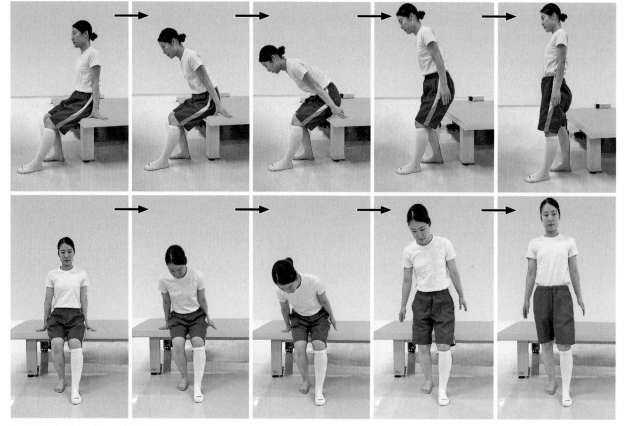

図 32　立ち上がり，着座動作

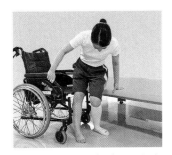

図 33　移乗動作

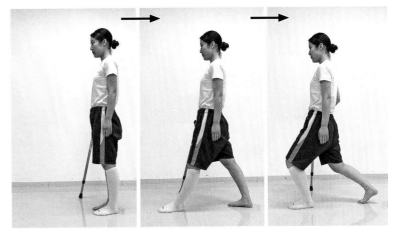

図 34　方向転換が不足した
　　　　移乗動作
術側下肢の向きを変えないまま
着座すると，膝関節が回旋（ねじ
れ）してしまう．

図 35　歩行中の膝折れ
過度な振り出しは膝折れの危険性がある．

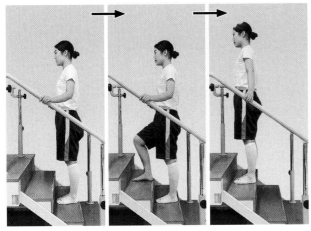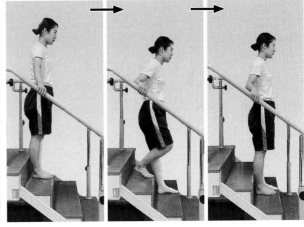

a. 昇段　　　　　　　　　　　　　　　　　　　b. 降段

図 36　階段昇降

では，脱臼を考慮して過度な股関節の可動域拡大は行わず，人工膝関節全置換術では
膝関節に可動域制限が残存するため，術後も少なからず種々の日常生活動作に影響を
及ぼす．その際，自助具，補助具の使用を検討し，適切に指導する．

■参考文献
1）神先秀人ほか：人工股関節術後患者の退院指導の実際．PT ジャーナル 2000；34：717-23.
2）河村廣幸ほか：変形性関節症．富士武史監．ここがポイント！整形外科疾患の理学療法，第 2
　版．金原出版；2006．p.148-208.
3）葛山智宏ほか：人工股関節置換術前後の理学療法とリスク管理—理学療法プログラム逸脱例へ
　の対応も含めて．理学療法 2004；21：631-8.
4）佐々木秀幸ほか：変形性股関節症に対する手術療法と理学療法．理学療法 2002；19：706-11.

Step up

人工股関節保護のための指導の注意点

　人工股関節全置換術後の晩期合併症として，ゆるみや脱臼などがあげられ，これらの合併症を予防するために人工股関節の保護に重点をおいた指導が必要となる．しかし，やみくもに活動制限を加えることは，患者の不安を高め，ADL や QOL の低下を招きかねない．そのため，人工股関節全置換術後の退院指導にあたっては，合併症の予防，身体機能の維持，生活の質の向上といった3点を念頭に入れて行われるべきである（表1[1]，2[2]）．

表1　人工股関節保護のための主な指導内容

1) 布団や和式トイレの使用などの和式生活からベッドやイスなどの洋式生活へ変更する．
2) 座面の低いイスは使用しない．
3) 歩行時はなるべく杖を使用する．
4) 長距離の歩行，長時間の立ち仕事などは控える．
5) 階段は手すりを使用する．
6) 重量物は極力持たない（重量物は同重量を分けて両上肢で持ち，軽量物は患側上肢で持つ）．
7) 体重コントロールを行う（テコ理論上，体重1kgの減少は股関節への負担を3kg軽減させる）．

（神先秀人ほか：PT ジャーナル 2000；34：717-23[1]）

表2　各動作時における股関節にかかる負担

動作	条件	最大負荷圧	測定日	著者
歩行（補助具なし）	荷物なし 術側に荷物 非術側に荷物	55 kg/cm² 歩行時の約90% 歩行時の約130%	術後2週 術後75か月 〃	Hodge[3] Bergmann[4] 〃
椅子からの起立 （38 cm） （56 cm） （48.3 cm） （62.4 cm） （62.4 cm）	特になし 〃 〃 両下肢揃え 術側下肢を前方に移動	150 kg/cm² 92 kg/cm² 70.9 kg/cm² 29.6 kg/cm² 12.1 kg/cm²	術後6か月 〃 術後9日 術後5日 〃	Hodge 〃 Fagerson[5] 〃 〃
階段昇り （17.8 cm） （17.8 cm）	T字杖と手すりで2足1段 1足1段	59 kg/cm² 138 kg/cm²	術後9日 術後1年	〃 〃
階段降り （17.8 cm） （17.8 cm）	T字杖と手すりで2足1段 1足1段	37 kg/cm² 155.2 kg/cm²	術後9日 術後1年	〃 〃
床の荷物を持ち上げる	腰で持ち上げる（荷物は両下肢間） 膝で持ち上げる（荷物は両下肢間） （荷物は爪先より2.5 cm前）	49〜115 kg/cm² 117〜137 kg/cm² 66〜86.6 kg/cm²	5〜28か月 〃 〃	Luepongsak[6] 〃 〃

（佐々木秀章ほか：理学療法 2002；19：706-11[2]）

■引用文献

1) 神先秀人ほか：人工股関節術後患者の退院指導の実際．PT ジャーナル 2000；34：717-23.
2) 佐々木秀幸ほか：変形性股関節症に対する手術療法と理学療法．理学療法 2002；19：706-11.
3) Hodge WA, et al.：Contact pressures from an instrumented hip endoprosthesis. J Bone Joint Surg Am 1989；71：1378-86.
4) Bergmann G, et al.：Hip joint forces during load carrying. Clin Orthop 1997；335：190-201.
5) Fagerson TL, et al.：Examining shibboleths of hip rehabilitation protocols using in vivo contact pressures from an instrumented hemi-arthroplasty. Physiotherapy 1995；81：533-40.
6) Luepongsak N, et al.：Hip stress during lifting with bent and straight knees. Scand J Rehab Med 1997；29：57-64.

関節リウマチ（1）

総論

LECTURE 12

到達目標

- 関節リウマチおよび類縁疾患の病態を理解する.
- 関節リウマチの病期と理学療法の関係を理解する.
- 関節リウマチおよび類縁疾患の一般的な評価項目について理解する.

この講義を理解するために

　この講義では，関節リウマチと類縁疾患の理学療法を行ううえで必要な知識として，病態と一般的に使用されている検査項目について学習します. この講義で扱われる疾患は，整形外科的な知識のみならず，内科的な知識も必要であり，全身状態の変動が大きくかかわっていることを考えなくてはいけません. それらの病態を確認したうえで，必要な理学療法評価と理学療法への流れを理解します.

　ただし，リウマチ類縁疾患は多岐に及ぶため，そのすべてを網羅することは困難です. そこで理学療法評価および理学療法は，関節リウマチを主体に説明しています. 関節リウマチは進行・増悪していくことが多く，理学療法は維持的あるいは予防的な面が強調されます. しかし，実際には ADL の改善を積極的に考えることが，よりよい治療のために不可欠です.

　関節リウマチについて学ぶにあたり，以下の項目をあらかじめ学習しておきましょう.

　　□ 生理学および病理学（免疫・炎症）を学習しておく.
　　□ 関節の異常が多くみられるため，基礎運動学，運動解剖学について学習しておく.
　　□ 関節リウマチの整形外科学について学習しておく.

講義を終えて確認すること

　　□ 関節リウマチと類縁疾患の病態について理解できた.
　　□ 関節リウマチは，自己免疫疾患であることを理解できた.
　　□ 関節リウマチと類縁疾患における理学療法評価の必要性と内容を理解できた.
　　□ 関節リウマチと類縁疾患における理学療法の必要性を理解できた.
　　□ 関節リウマチと類縁疾患における理学療法を行ううえでの注意点やリスクを理解できた.

LECTURE 12

関節リウマチ（rheumatoid arthritis：RA）

MEMO
自己免疫疾患
体内の異物（細菌やウイルスなど）を攻撃・排除する免疫機能が，自身の正常な細胞や組織に過剰に反応してしまう疾患．膠原病も自己免疫疾患の一つである．

💡 **ここがポイント！**
関節リウマチは女性に多発し，慢性進行性に経過するものが多い．朝のこわばりから始まり，手関節や手指近位関節に対称性に痛みを生じる．逆に変形性関節症では手指遠位部で生じやすい．

近位指節間（proximal interphalangeal：PIP）関節

中手指節（metacarpophalangeal：MP）関節

ADL（activities of daily living；日常生活活動）

MEMO
上強膜炎
白眼の部分の眼球壁である強膜の表面に炎症を起こした状態．

MEMO
メトトレキサート（methotrexate：MTX）
葉酸代謝拮抗薬に分類される抗リウマチ薬で，DNA合成を阻害することで細胞の増殖を抑制する．中等度活動性以上のリウマチで，かつ少なくとも一つの抗リウマチ薬が無効なものに用いられる．抗癌薬としても広く使われている．

スティル（Still）病

MEMO
弛張熱（spiking fever, remittent fever）
日内変動が1℃以上で，37℃以下まで下がらない熱型．

MEMO
虹彩毛様体炎
虹彩および虹彩に隣接している毛様体の炎症．視力低下，眼痛，結膜の充血などを生じる．

LECTURE
12

1．関節リウマチと類縁疾患の病態

1）関節リウマチ

　以前は慢性関節リウマチという名称が使われていたが，2002年に日本リウマチ学会にて関節リウマチという名称に変更された．

　原因は確定されていないが，自己免疫疾患の一つと考えられている．正常な滑膜細胞を異常な免疫細胞が異物と誤認し攻撃することにより生じる多発性の関節炎（関節痛，腫脹）が，増悪と軽快を繰り返す慢性進行性の疾患である．関節症状以外にも，腎炎，肺炎，血管炎，リンパ腺腫，虹彩炎などの眼症状といった多様な症状を随伴する全身性炎症性疾患である．

　男女比は1：4〜5で，女性（30〜50歳）に好発する．日本での有病率は人口の0.6〜1％弱で，総患者数は70〜100万人と考えられている．自然経過では罹病して10年で5割は失職，3〜5割の患者が要介助となる．

　関節炎の特徴として，罹患関節が左右対称的であり，滑膜の炎症より発症する．初発関節は手関節や手の近位指節間・中手指節関節が多い（手関節や肘関節・頸椎など滑膜の豊富な関節で症状が出やすい）．症状が進行すると関節破壊を生じ，ADLが著しく障害される．疾患の経過は，患者により種々のパターンがあり，その予後はさまざまである．

2）悪性関節リウマチ

　関節リウマチに，全身性血管炎をはじめ四肢の壊死，末梢神経炎，皮膚出血，間質性肺炎などの関節外症状を強く認めるものをいう（**図1**）．種々の治療に対し抵抗性を示し，関節破壊は重度なことが多く，生命予後も不良である．死亡の原因は，多いものから呼吸不全，感染症，心不全，腎不全となっている．

　患者数は関節リウマチ患者の0.6％で，男女比は1：2である．

　全身血管炎型では多発関節痛に，発熱（38℃以上），体重減少，紫斑，筋痛，筋力低下，間質性肺炎，胸膜炎，多発単神経炎，消化管出血，上強膜炎などの全身の血管炎に基づく症状がかなり急速に出現する．

　最近は，メトトレキサートの使用や禁煙により，減少傾向にあるといわれている．

3）若年性特発性関節炎

　16歳未満の小児に発症する慢性関節炎で，小児の膠原病のなかでは最も多い．以前は若年性関節リウマチとよばれていた．

　骨端軟骨が障害されやすく，成長障害や変形を生じることが多い．

　全身型（スティル病），多関節型，小関節型の3型に分類される．全身型は，弛張熱とよばれる日差が3〜4℃ある発熱を認め，皮疹，リンパ節腫脹，脾腫などの全身症状を伴う．多関節型は成人の関節リウマチに類似する．小関節型は関節炎の罹患部位が非対称性で4関節以下と少ないが，虹彩毛様体炎を認めるものもあり，注意が必要である．

4）成人スティル病

　小児にみられるスティル病が成人に発症したものである．原因は不明だが，感

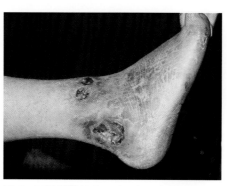

図1　悪性関節リウマチによる皮膚壊死

染と免疫異常が関係しているのではないかと考えられている.

　三主徴として発熱, 関節症状, 皮疹がある. 特徴的な発熱を示し, 昼間は平熱で夕方から夜間に発熱する. 関節炎は手関節や膝関節に好発し, 多くは関節の腫脹を伴う.

　検査所見では, 赤沈値の亢進, 白血球増加, 肝機能障害などを認める. 原則, リウマトイド因子や抗核抗体などの自己抗体（自己組織に対する抗体）は陰性である.

2.　関節リウマチの診断基準

　関節リウマチでは早期診断, 早期治療開始が必要なため 2010 年に改訂された米国リウマチ学会・欧州リウマチ学会で提唱された以下の分類基準が使われている[1].
- 腫脹・圧痛関節指数
  1 個の中〜大関節：0
  2〜10 個の中〜大関節：1
  1〜3 小関節：2
  4〜10 の小関節：3
  10 関節以上（1 つ以上の小関節）：5
- 血清学的検査
  リウマトイド因子・抗 CCP 抗体陰性：0
  リウマトイド因子か抗 CCP 抗体のいずれかが低値の陽性：2
  リウマトイド因子か抗 CCP 抗体のいずれかが高値の陽性：3
- 滑膜炎の期間
  6 週間未満：0
  6 週間以上：1
- 急性期反応
  C 反応性蛋白・赤沈正常：0
  C 反応性蛋白・赤沈正常いずれかが異常値：1

以上のスコアが 6 点以上で「関節リウマチ」と診断される.

3.　関節リウマチの関節破壊度と機能障害の評価

　関節リウマチの評価は, 関節破壊度と機能障害についてはスタインブロッカーのステージ分類とクラス分類が一般的に用いられる.

　リウマチの活動性の評価では, ランスバリーの活動性指数の使用が多い.

1) スタインブロッカーのステージ分類　（表 1）

　関節リウマチにおける関節破壊の評価には, 主として X 線所見を用いたステージ分類が用いられる. 罹患関節のうち最も進行している部位のステージで表現されることが多い. そのため, 着目している関節のステージと一致していない場合もあるため注意する.

　関節リウマチそのものの活動性を直接表すものではないが, 高い活動性が長期に及ぶとステージも進行する.

2) スタインブロッカーのクラス分類　（表 2）

　機能障害はクラスで表される.

3) ランスバリーの活動指数

　関節リウマチの急激な活動性の変化を細かくとらえ, 定量的に判定できる点でランスバリーの評価法が世界的に広く用いられていた. ただし, その主目的は消炎療法の効果判定であり, 機能障害の評価ではない. 理学療法では, 物理療法の消炎効果をみ

米国リウマチ学会（American College of Rheumatology：ACR）

欧州リウマチ学会（European Alliance of Associations for Rheumatology：EULAR）

MEMO
リウマトイド因子（rheumatoid factor：RF）
免疫グロブリンの一つである IgG に対する自己抗体. 関節リウマチ患者のリウマトイド因子陽性率は約 80％である. 関節リウマチ以外にもシェーグレン症候群, 全身性エリテマトーデスなどの膠原病, 肝硬変, 慢性の感染症でも高値となる.

抗 CCP 抗体（anti-cyclic citrullinated peptide antibodies：抗シトルリン化ペプチド抗体）

C 反応性蛋白（C-reactive protein：CRP）

スタインブロッカー（Steinbrocker）のステージ分類とクラス分類

ランスバリー（Lansbury）の活動性指数

MEMO
朝のこわばり（morning stiffness）
朝起床時に, 手指の腫れぼったさや動かしにくさを感じること. 手指の伸展時よりも屈曲時に強く感じる. 原因としては, 関節痛や拘縮ではなく, 睡眠による長時間の不動による周囲組織の浮腫, 関節液貯留, 関節包の肥厚により生じるとされている. 通常, 起床後の運動や温熱で改善される.

LECTURE 12

表 1　スタインブロッカーのステージ分類

ステージ 1	破壊像なし, 時に骨萎縮はあるが強直はない.
ステージ 2	骨萎縮はあるが強直はない.
ステージ 3	骨萎縮・骨や軟骨の破壊像.
ステージ 4	骨性強直あるいは線維性強直.

表2 スタインブロッカー
のクラス分類

クラス 1	身体機能は完全で, 不自由なく普通の仕事は全部できる.
クラス 2	運動制限があっても普通の生活ならなんとかできる程度の機能.
クラス 3	普通の仕事, 自分の身の回りのことが, ごくわずかできるか, ほとんどできない程度の機能.
クラス 4	寝たきりあるいは車椅子生活.

ウェスターグレン (Westergren) 法

関節点数 (joint score)

📷 MEMO

ラーセン (Larsen) のグレード分類 (下表)[2]

関節破壊の評価には, ラーセンのグレード分類もよく用いられる.

グレード 0	骨構造は保たれ, 関節は正常.
グレード I	径1mm以下の骨びらん, あるいは関節裂隙が狭小化.
グレード II	径1mm以上の骨びらんが1〜数個ある.
グレード III	著しい骨びらんを認める.
グレード IV	著明な骨びらんがある. 関節裂隙は消失しているが, 骨の輪郭は部分的に残っている.
グレード V	もとの骨の輪郭がみられず, 関節の安定性が失われている (ムチランス変化).

骨びらんはX線像でみられる骨皮質の虫食いのような欠損像. 関節リウマチでは, 比較的早期からみられる.

るために用いられることもある.

ランスバリーは関節リウマチの諸症状のうち, 次の6項目を選出した. ただし, 疲労と疼痛については除外されることが多い.

①朝のこわばり:起床時間からこわばりの消退時間までのこわばりの持続時間.

②疲労:起床時から疲労の発現時までの時間.

③疼痛:疼痛を軽減させるのに服用したアスピリンの錠数 (日本ではアスピリンをあまり使用しないため, 除外されることが多い).

④筋力低下:水銀血圧計のマンシェットを利用した握力計で握力を測る.

⑤赤沈亢進:ウェスターグレン法がよく使用されている.

⑥関節点数:圧痛・運動痛のある関節を点数表より算出し, その総和を関節点数とする.

上記の項目から, 活動性の高低を評価する.

4. 関節リウマチの代表的な関節破壊, 関節変形

関節リウマチは, 進行すると特徴的な関節破壊や関節変形を示す. 特に滑膜の多い関節でその症状が顕著である.

1) 頚椎

環軸関節亜脱臼 (図2), 軸椎垂直亜脱臼, 軸椎下亜脱臼が代表的である.

特に環軸関節亜脱臼と軸椎垂直亜脱臼は死亡原因ともなるため, 頚部痛や後頭部痛に注意する. 軽度の不安定性には頚椎カラー, 重度の場合には内固定材による観血的治療 (図3) が行われる.

2) 肩関節

特に肩甲上腕関節で滑膜炎やローテーターカフの機能障害を生じる.

3) 肘関節

肘関節屈曲拘縮.

4) 手関節

尺骨頭背側脱臼, 手根骨圧潰.

5) 手指

尺側偏位 (図4), スワンネック変形 (図5), ボタンホール変形 (図6), Z変形.

6) 股関節

比較的罹患頻度は低いが, まれに臼底突出 (大腿骨の中心性脱臼) を生じる.

7) 膝関節

内外反変形 (外反変形が多い) (図7), 屈曲拘縮.

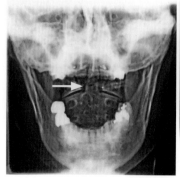

図2 歯突起骨折による環軸関節亜脱臼 (矢印)

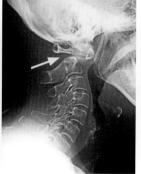

図3 内固定材による頚椎固定術後

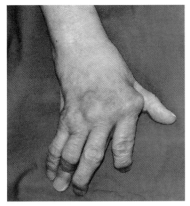

図4　尺側偏位

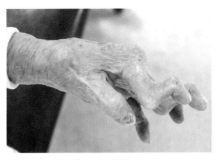

図5　スワンネック変形

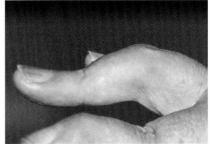

図6　ボタンホール変形

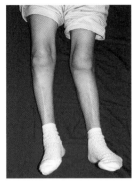

図7　左膝外反変形

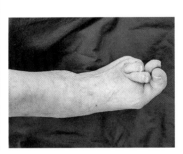

図8　外反母趾と槌趾変形

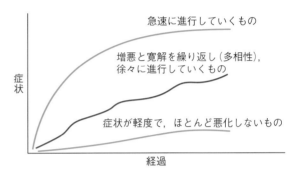

図9　関節リウマチの経過

8) 足部・足趾

外反母趾，扁平足，槌趾（図8）.

5. 関節リウマチの経過

関節リウマチは慢性進行性の疾患であるが，その経過は大別するとおおむね3つのタイプに分けられる（図9）.

①症状が軽度で，ほとんど悪化しないもの.

②増悪と寛解を繰り返し（多相性），徐々に進行していくもの.

③急速に進行していくもの.

急速に進行するものは初期の段階（1年目）から急速に増悪していくため，各タイプの判定は比較的容易である．理学療法のプログラムを組むうえでも，進行のスピードに遅れないように対応していく工夫が必要である（Step up〈p.128〉参照）.

6. 関節リウマチの治療

診療ガイドラインでは，「EULAR リコメンデーション 2019 改訂版」を治療原則としている[2].

治療の目標は，QOL の維持，関節破壊の阻止，関節変形の予防であり，関節外病変のコントロールと病気の寛解が主たる目標となる.

治療としては，薬物療法，リハビリテーション，手術の3つが根幹をなす.

1) 薬物療法

薬物治療は，免疫異常を改善し関節破壊の進行を遅らせる抗リウマチ薬を主軸として行われる.

ここがポイント！

環軸関節亜脱臼
軸椎を支持している環椎横靱帯の破壊や軸椎の歯突起骨折による前方不安定性で，脊髄圧迫による四肢の麻痺のほか，横隔神経の圧迫による呼吸筋麻痺を生じる．頸部屈曲で不安定性が増悪する.

軸椎垂直性亜脱臼
環軸関節の破壊による垂直不安定性で，呼吸中枢である延髄の圧迫により，呼吸ができなくなる.

軸椎下亜脱臼
軸椎以下の頸椎の破壊で，多くは下位頸椎の前方すべりを生じる.

LECTURE **12**

QOL (quality of life；生活の質)

MEMO

サイトカイン（cytokine）
種々の組織の細胞が産生する蛋白質で，それに対するレセプターをもつ細胞に作用する生物活性因子．多くの種類があるが，免疫や炎症に関係したものが多い（サイトカインについては Lecture 1〈p.3〉を参照）．

TNF（tumor necrosis factor；腫瘍壊死因子）

非ステロイド性抗炎症薬（non-steroidal anti-inflammatory drugs：NSAIDs）

（1）疾患修飾性抗リウマチ薬（DMARDs）

関節リウマチの活動性を抑制する抗リウマチ薬で，第一選択薬である[3]．

日本ではメトトレキサート（リウマトレックス® など）が主として用いられているが，その他に，サラゾスルファピリジン（アザルフィジン EN®），ブシラミン（リマチル®）などが用いられている．関節リウマチと診断されたなら，できるだけ早く投与したほうがよいとされており，投与患者の 60〜70％に有効性が認められている．ただし長期投与中に効果が減弱してくることがある（エスケープ現象）．

また，副作用の頻度も高いため，定期的な検査が必要となる．

（2）TNF 阻害薬

関節リウマチの寛解が期待されている薬剤で，炎症性サイトカインの一つである TNFα のはたらきを抑え，炎症を落ち着かせると考えられている．

DMARDs の効果が不十分な際に導入することで，炎症の寛解状態を長期にわたり維持できる．日本ではインフリキシマブ（レミケード®），エタネルセプト（エンブレル®）などが用いられている．

（3）消炎鎮痛薬

非ステロイド性抗炎症薬（NSAIDs）やステロイド薬が抗炎症・鎮痛のために補助的に用いられるが，関節リウマチの自然経過を変えることはない．NSAIDs では消化性潰瘍・腎障害・浮腫，ステロイドでは長期にわたる使用で骨粗鬆症が問題となるなど多くの副作用がある．そのため抗リウマチ薬の効果をみながら減量中止する．

（4）その他

関節リウマチは，関節症状以外にも付随する種々の症状を示すため，それらに対応した薬物療法も行われる．腎臓の障害により尿が出にくくなれば利尿薬が使用されるような直接治療に用いられるもの以外に，易感染性に対し，予防的に肺炎球菌ワクチンやインフルエンザワクチンなどが用いられる場合もある．

2）理学療法

障害の程度に合わせて，運動療法，物理療法，生活指導，装具療法などが選択される．早期よりの介入が，機能予後を改善するといわれている．

また，次に述べるような手術が施行された場合，それぞれに対応する理学療法を行う．

3）手術療法

現在は薬物療法，特にメトトレキサートによる治療が発達し，手術療法に至る関節リウマチ患者はかなり減少している[4]．

（1）滑膜切除術

滑膜炎が主な原因であるため，増殖した滑膜の切除が消炎効果につながり，局所の進行を抑制する[5,6]．しかし，全身の進行は抑えられない．

（2）人工関節置換術

疼痛があり関節面の骨破壊が著明なもの，下肢ではさらに歩行障害が著明なものなどが適応となる．ただし，免疫機能が低下している患者も多く，ほかの関節疾患よりも感染症の問題が多い．特にステロイド使用例では感染率が高いことが指摘されている[3]．また，肩関節への人工関節置換術は，ある程度機能が残存しているうちに行わないと機能予後はよくない．

（3）関節形成術・切除術

高度な外反母趾や手関節の疼痛があり，関節破壊が高度なときに適応となる．

（4）頸椎環軸固定術

頸椎環軸亜脱臼（不安定性），運動障害などが適応となる．

7. 関節リウマチの評価

　関節リウマチの評価や治療には，整形外科的な知識として，関節の構造や周囲組織を含めた機能の理解が必要である．さらに，種々の病態を示すことからも，患者の全体像の把握には幅広い内科的知識も必要とされる．

1）全身状態

　ほかの整形外科疾患とは違い，全身状態や精神状態の不安定な患者も多い．それらの症状としては，発熱，全身倦怠感，血清学的異常（貧血，低栄養，炎症反応など），脱力，血管炎，肺炎，うつ症状などがあげられる．そのうち，炎症の程度についてはC反応性蛋白，栄養状態についてはアルブミン，貧血についてはヘモグロビンをみるとよい．

2）画像の確認

　一連の検査を行う前に画像を確認しておく．特に図2の環軸関節亜脱臼でみられるような頸椎での不安定性は重篤な麻痺や，場合によっては生死にかかわるので確認する．そのほか関節が骨性強直していたり，対応する骨どうしが嵌入していれば関節に可動性を求めるのは不可能である（図10）．

3）視診および触診

　全身性，多発性に関節の炎症を生じるため，炎症所見として熱感，発赤，疼痛，腫脹（および機能障害）をみるとともに，関節周囲の形状を細かく観察する．

　アライメントと同時に各関節の変形を確認する．特に下肢関節ではアライメントの異常と荷重による力のかかり方を考慮し，次に生じる変形をできるだけ予防する．

4）関節可動域検査

　関節可動域制限や可動域の異常（過剰な可動域や異常な方向への可動性）は，炎症によって引き起こされる機能障害の総合的評価ともなるため，関節リウマチの評価と治療に欠かすことができない．

　しかし，関節可動域制限がADLの制限に直接的に結びつかない場合もあるため，注意が必要である．特に関節リウマチでは徐々に変形や可動域制限が進行することが多いため，ADLが保たれている場合がある．また，外科的治療で関節固定術が行われ，ADLに役立つ良肢位に固定されれば，痛みが軽減されたり，自助具の使用で代償されたりすることもある．

5）筋力検査

　炎症，疼痛，関節破壊，廃用以外に，頸椎の病変による脊髄圧迫や神経根症，手根管症候群や血管炎に伴う末梢神経障害や筋病変で筋力低下を生じる．ただし，純粋な筋力は，疼痛や拘縮のため正確に把握することが困難なことも多い．

　一般的には徒手筋力検査が用いられる．筋力検査の際，通常，抵抗は遠位端にかけられることが多い．しかし，関節保護の観点からは関節近傍（近位端）で抵抗を加えるほうがよい．

　握力測定の際，握力計での測定が困難な場合は，血圧計のマンシェットを握ることにより，握力を測定する（マンシェット法，図11）．

6）ADL検査

　スタインブロッカーのクラス分類（表2）が一般的だが，これは大きく4段階に分けるものであるため，詳細なADLを評価できない．そのため，他の指標を併用することが多い．身体機能とQOLを考慮したADL検査として，HAQやAIMS2などが

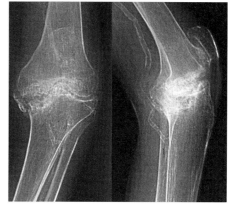

図10　骨破壊の著明な膝関節
大腿骨と脛骨がお互いに嵌入し，関節が動かせなくなった状態．

関節可動域検査
（range of motion test：ROM-t）

💡 **ここがポイント！**
関節可動域の制限因子
疼痛以外に，関節自体の構造の変化による構築学的な問題なのか，軟部組織による拘縮なのかを考えながら行う．また，変形や関節不安定性についても調べておく．

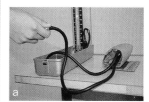
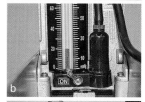
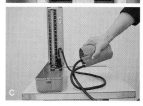

図11　マンシェットを利用した握力測定
a. 血圧計のマンシェットを丸める．
b. 20 mmHgまで空気を入れる．
c. マンシェットを握らせる．100 mmHgが8 kgに相当する．

LECTURE 12

MEMO

HAQ（Health Assessment Questionnaire）と AIMS 2（Arthritis Impact Measurement Scales 2）
どちらもリウマチや関節炎に対し，疼痛や機能障害のみでなく，これらによって生じる社会的・経済的・精神的苦痛を質問紙法により評価するもの．治療の効果，薬剤の副作用，疲労感や不安感，医療費などについても考慮されている．

FIM（Functional Independence Measure；機能的自立度評価法）

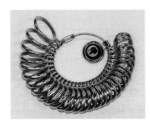

図 12　リングゲージ

MEMO

VAS（visual analogue scale；視覚的アナログ目盛り法）
痛みの測定法として，疼痛の程度をがまんできない最大の痛みを 10，まったく痛みなしを 0 として，指で表を指してもらって記録する．患者個人により痛みの感じ方が異なるため，患者間での比較は困難だが，個々の患者の痛みの変化はよく反映される．

あるが，日本では FIM もよく用いられる．

7）形態測定

（1）周径

筋萎縮や低栄養を伴うことが多い．また逆に，炎症のために腫脹を生じることもあるため計測しておく．手指の腫脹に関しては，全国標準指環番型（リングゲージ，図 12）が用いられる．

（2）四肢長

変形や関節破壊に伴い，四肢長は変化する．

（3）四肢・体幹のアライメント

変形の状態を把握する．また，関節不安定性の評価も重要で，荷重関節においては非荷重下と体重負荷時でのアライメントの変化を測定する．

8）疼痛評価

一般的には VAS がよく用いられる．運動時痛か安静時にも存在するのか，気象による変動があるのかなどを調べる．

8. 関節リウマチの理学療法

理学療法や生活指導は，早期から行えば，機能を比較的長期にわたり維持することができる．しかし，現在のところ，早期治療は一般的ではない．

理学療法の目的には，以下のようなものがある．

①関節可動域の維持と改善
②筋力の維持と増強
③関節変形の予防と矯正
④疼痛の軽減
⑤ ADL 能力の維持と改善
⑥全身体力の維持と改善

1）物理療法

主として温熱療法が用いられる．温熱療法は疼痛の軽減，血流改善，筋萎縮の改善，関節拘縮の改善が期待できる．炎症による疼痛には，寒冷療法が用いられることも多い．寒冷療法は炎症が著明で痛みを伴う際に，消炎を目的に行われる．また，水治療法は温熱を加えながら運動も可能であるためよく使われる．水の粘性や浮力，静水圧などが運動療法と効果的に組み合わされて使用される．

2）運動療法

主体は関節の動きを維持・改善する関節可動域運動と，痛みや関節可動域の制限などから二次的に生じる筋力低下に対応する筋力維持・増強トレーニングである．特に関節可動域運動は，拘縮予防のために臥床中でも 1 日に数回の全関節の自動運動が必要である．自主トレーニングとしてリウマチ体操もよく行われるが（Lecture 13〈p.133〉参照），これも自動運動で関節可動域全体に全身の関節を動かすものである．

筋力維持・増強トレーニングの際には，関節保護が重要となる．そのため，関節内圧の高くなる荷重下での運動は避けたほうがよい．また，抵抗運動は大関節にのみ行い，抵抗部位も関節の近位とするように注意する．

プールなどを利用した水中トレーニングでは，体重による関節にかかる負担を軽減した状態で筋力増強トレーニングや関節可動域運動を行える．ただし，水温が低くなりすぎると症状を悪化させるため注意する．また，起立歩行，移乗動作，起き上がりを中心とする起居動作の指導も関節保護や QOL の維持向上のため必要である．

これらの運動療法は単純に維持を目的とするだけでなく，運動し続けることにより

関節裂隙が再生されて治癒傾向となることも示唆されている．特に気をつけなければならない点は，第一頸椎椎間関節や横靱帯に病変が及ぶ環軸関節亜脱臼である．環軸関節亜脱臼がある場合，頸の屈曲により歯突起が頸髄を圧迫するおそれがある．この高位レベルでの脊髄圧迫は，四肢の感覚障害や麻痺，最悪の場合，呼吸障害のために死亡する可能性があるため，頸椎の安定性については医師に確認する必要がある．

3）生活指導

生活指導は，機能維持のためにきわめて重要な役割を担っている．目的は日常生活において生じる関節への負担を軽減することにある．関節に負担を与えざるをえない場合には，力学的ストレスに弱い小関節の負担を減らし，できるだけ大きな関節で受け止めるように工夫する．また，関節リウマチによって生じやすい関節変形方向への外力を避けるようにする．

一般的には，以下のような生活指導を行う．

①炎症症状の強い時期には安静：ただし，拘縮を予防するため，激しい炎症がないかぎりは関節を動かす工夫が必要である．

②過労やストレスの回避：十分な静養と睡眠．可能ならば，昼間にも1時間程度睡眠を確保する．

③栄養の考慮：リウマチは全身疾患であり，低栄養症や骨粗鬆症も生じやすい．バランスのとれた食事が必要となる．

④保温：身体を冷やすと関節痛やこわばりなどの症状が悪化する．逆に朝のこわばりが強い場合でも，朝風呂やシャワーなどで身体を温めると症状が軽減する．

4）装具療法

装具療法の目的は，以下のとおりである．

①関節の安静を保ち，炎症を鎮静化．

②関節の変形予防，不良肢位の防止．

③関節の免荷や不安定性に対する支持．

④関節にかかる力学的ストレスの軽減．

■引用文献

1）Aletaha D, et al.：2010 Rheumatoid arthritis classification criteria：an American College of Rheumatology/European League Against Rheumatism collaborative initiative. Arthritis Rheum 2010；62（9）：2569-81.

2）Larsen A, et al.：Radiographic evaluation of rheumatoid arthritis and related conditions by standard reference films. Aita Radio Ding (Stockh) 1977：18：481-91.

3）日本リウマチ学会編：関節リウマチ診療ガイドライン2020. 診断と治療社；2021.

4）Asai S, et al.：Concomitant Methotrexate Protects Against Total Knee Arthroplasty in Patients with Rheumatoid Arthritis Treated with Tumor Necrosis Factor Inhibitors. J Rheumatol 2015；42（12）：2255-60.

5）大脇　肇：生物学的製剤と滑膜切除術．臨床リウマチ 2007；19：5-10.

6）阿部修治，西林保朗：関節リウマチ膝に対する関節切開による滑膜切除術．日関外誌 2004；23（2）：141-7.

7）水落和也，坂本安令：関節リウマチ（RA）の上肢装具．日本義肢装具学会誌 2012；28（1）：23-8.

ここがポイント！

環軸関節亜脱臼の症状

局所症状として頸部痛が高頻度に認められる．特に運動時痛は不安定性が関与していることが多い．

関節痛の伴わない手の巧緻性障害や手袋・靴下型のしびれなどは，頸椎からの神経症状を疑ったほうがよい．

ここがポイント！

生活指導のコツ

リウマチ患者は失った機能を気にしがちであり，また治療者側も「これをすると関節に悪い」などマイナス面を強調しがちである．同じ生活指導をするにしても，「この点に気をつければ，関節を守ることになる」「こうすれば長く続けることができる」など，前向きな指導を心がけるようにするほうがよい．

MEMO

装具療法の問題点

リウマチ患者に対する装具療法は，種々の困難さが指摘されている．変形や疼痛など障害の状況が患者により千差万別で，個別の対応が必要となる．そのため，作業療法士が装具を作成している施設もよくみられる[7]．また，手指の変形や疼痛により患者が自分で装具を装着することが困難となる点も問題となる．そのため，装着の容易さを，他の疾患以上に考慮するべきである．

LECTURE 12

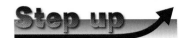

1. リウマチの活動性に対する最近の評価

リウマチの活動性には，前述したようにランスバリー活動性指数がよく用いられていたが，最近ではACRコアセット（表1），DAS（disease activity score），DAS28（disease activity score 28）などがよく用いられている．ACRコアセットは米国リウマチ学会（American College of Rheumatology：ACR）が提唱する治療法の有効性を評価する指標で，7項目のコアセットからなる[1,2]．

評価は疼痛（圧痛）関節数と腫脹関節数がともに20%以上の改善がみられ，かつ③以降の5項目のうち，いずれか3項目で20%以上の改善がみられる場合をACR20，50%ならACR50と表す．ACR20が満たされるときを改善と判定する．

③〜④については，VASまたはリカート（Likert）のスケール（1つの質問に対し「1. まったくそう思わない」「2. あまりそう思わない」「3. まぁまぁそう思う」「4. かなりそう思う」などの4つの選択肢にそれぞれ1〜4点の得点を与え，各質問の回答の合計点で各個人の意識を測る方法）で評価する．

表1 ACRコアセット

①疼痛（圧痛）関節数
②腫脹関節数
③患者による疼痛度の評価
④患者による疾患活動性の全般的評価
⑤医師による疾患活動性の全般的評価
⑥患者による運動機能の評価
⑦血沈，C反応性蛋白の値

2. 関節リウマチの経過と対応する理学療法

関節リウマチの病態は経過によりさまざまな変化を示すため，対応する理学療法も柔軟な変更が必要となる．

そこで，病態の変化をステージごとの関節破壊様式で区分けし，それに対応する理学療法について述べる．ただし，この対応も個々の状態により変化があるものとしてとらえる必要がある．

ステージ1：滑膜の炎症が始まった時期であり，手指の近位指節間・中手指節関節や手関節の疼痛・熱感が生じる．朝のこわばりも生じる．疼痛が強い場合は，安静や変形予防に努める．疼痛が寛解しているときには温熱療法，関節可動域運動や自動運動，等張性収縮運動を行う．

ステージ2：パンヌスを生じ，これが滑膜付着部から骨内に侵入し，骨や軟骨を破壊し始める．なお，パンヌスは滑膜が炎症により増殖してできた肉芽組織で，軟骨や骨を破壊する物質を生じる．疼痛のため筋力低下が生じやすいため，疼痛が軽度の場合は等張性収縮，重度の場合は等尺性収縮が用いられる．特に屈筋でスパスムを生じやすいため，伸筋の筋力強化に努める．関節炎の症状が強い場合は，痛みのあまり生じない範囲で自動的または他動的関節可動域運動を行う[3]．

ステージ3：骨破壊に伴う変形が生じる．靱帯の弛緩や関節包の拘縮から，関節不安定性や変形・拘縮が生じる．筋力増強は，しばしば等尺性収縮を選ばざるをえなくなる．変形予防のためにスプリントや関節不安定性に対する固定装具も必要となる[3]．

ステージ4：関節軟骨は消失し，関節が骨性または線維性に強直を示す．多くの場合，徐々に生じる機能障害に対し患者が適応しており，変形の程度のわりにADLが維持されている．そのため，機能維持を目的に生活指導や自助具の使用などが勧められる[3]．

LECTURE 12

■引用文献

1) Felson DT, et al.：The American College of Rheumatology preliminary core set of disease activity measures for rheumatoid arthritis clinical trials. The Committee on Outcome Measures in Rheumatoid Arthritis Clinical Trials. Arthritis Rheum 1993；36：729-40.

2) Felson DT, et al.：American College of Rheumatology. Preliminary definition of improvement in rheumatoid arthritis. Arthritis Rheum 1995；38：727-35.

3) 西田圭一郎ほか：関節破壊，変形，予防，骨関節疾患のリハビリテーション．千野直一ほか編．リハビリテーションMOOK 6. 金原書店；2003. p.103-10.

関節リウマチ(2)
実習：評価と治療

到達目標

- 関節の保護を考慮しながら，徒手筋力検査や関節可動域検査などの各検査を行える．
- 関節可動域維持のためのリウマチ体操を指導できる．
- 関節の保護を考慮しながら，関節可動域運動，筋力増強トレーニングを指導できる．
- 疼痛寛解や運動療法の前処置として適切な物理療法を選択し，施行できる．
- 関節リウマチの脆弱な関節を保護する具体的な ADL 指導を実践できる．
- それぞれの検査や治療，運動の指導を実用的な時間内に行える．

この講義を理解するために

　関節リウマチおよびリウマチ類縁疾患では，一般的な機能テストや運動療法を行うと，脆弱な関節や骨を損傷してしまう可能性があります．特に一般的に用いられる徒手筋力検査や筋力増強トレーニングは，該当関節に対し，より遠くにある遠位端に抵抗をかけるため，関節が負荷に耐えられないことが往々にしてみられます．そこで，それぞれの検査，運動療法において愛護的な手段が必要となることを理解し，実施できるようにします．また，日常生活における活動も関節破壊や変形を助長する動作が多いことと，それを回避する手段について理解し，実施できるようにします．

　ただし，ここで紹介する方法はすべてのリウマチ患者に適応できるものではなく，一つの方法や考え方を示していることを念頭において下さい．

　関節リウマチの検査，運動療法を学ぶにあたり，以下の項目をあらかじめ学習しておきましょう．

　　□ 関節リウマチおよび類縁疾患の病態について学習しておく．

　　□ 基本的な徒手筋力検査，関節可動域検査，深部反射について，実技を含め学習しておく．

　　□ 温熱療法，寒冷療法を主体に，物理療法について学習しておく．

　　□ 基本的な関節可動域運動，筋力増強トレーニングについて，実技を含め学習しておく．

講義を終えて確認すること

　　□ 関節リウマチと類縁疾患における理学療法評価の必要性と内容を理解できた．

　　□ 関節リウマチにおける理学療法の必要性を理解できた．

　　□ 関節リウマチにおける理学療法を行ううえでの注意点やリスクを説明できる．

MEMO
症状は一般的に左右対称性に発症する．特に手関節の朝のこわばりや痛みから発症することが多い．

VAS（visual analogue scale；視覚的アナログ目盛り法）

MEMO
（全身）倦怠感
自覚症状の一つで，いわゆる「だるさ」として感じるものであり，身体的あるいは精神的な要因により生じる．

ここがポイント！
関節リウマチは，重症化するタイプでは初期の段階から急速に増悪するため，予後の推測は比較的しやすい．

ここがポイント！
リウマチ気質
リウマチのような慢性疼痛性疾患の患者は，消極的で依存心が強かったり，非常に細かいことに執着したり，時に攻撃的な面をみせたりする．また，モチベーションも低い場合が多い．

全身性エリテマトーデス（systemic lupus erythematosus：SLE）

MEMO
ムチランス型リウマチ（ムチランス型関節炎）
ムチランス型リウマチには，いまだ一定の定義はないが，本来強直で終わる関節破壊が，急速かつ高度な骨破壊により不安定性を呈するものをいう．薬剤に対する抵抗性も強く，関節リウマチの2〜6％が該当する．

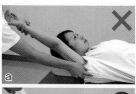
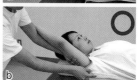

図1　背臥位での肩関節屈曲可動域検査

1. 評価

1）医療面接（病歴聴取，問診）

（1）症状
どの関節に疼痛，腫脹，こわばりなどの症状があるのか，その症状はどのような場合・時間に感じられるのかを聴取する．疼痛に関してはVASも使われる．朝のこわばりは，どの程度の症状が，どれくらいの時間持続するのかを把握する．

全身性疾患であるため，関節以外の症状では全身倦怠感，食欲不振などがあるのかについても，注意深く情報を収集する．

（2）現病歴
現病歴は慢性進行性の関節リウマチでは重要な情報である．発症時期，初発関節，発症前後の全身倦怠感，過労，発熱などの状況，今までの症状の変化，ほかの医療機関で治療を受けていたなら，薬剤の副作用，理学療法を受けた際の効果や不具合などその際の状況が，今後の理学療法を考えるうえで重要な要素となる．特にステロイドの長期服用は骨の脆弱性や骨折との関係が深い（Lecture 12〈p.124〉参照）．

また，今までの症状の変化と時期は，今後の症状の進行速度を考えるうえでの目安となるため，詳細に情報を収集する．

（3）既往歴
これまでに罹ったことのある病気について，特に関節リウマチとかかわりのある甲状腺疾患，高血圧などを把握する．

（4）家族歴
関節リウマチは遺伝病ではないものの，遺伝的素因が多分に関連する疾患である．関節リウマチ，全身性エリテマトーデスやそのほかの自己免疫疾患の既往歴のある家族の有無を確認する．

（5）社会的状況
職業や趣味，生活環境は，関節にかかる負荷や体力の消耗を考えるうえで重要な情報である．また，周囲の人たちが，疾患のことをどのように理解しているのかも聴取する．関節リウマチでは，変形が比較的軽度なのに疼痛が持続していたり，全身倦怠感のために十分に仕事ができず，周囲から誤解を受けていることも多い．このような私生活にかかわる問題については，問診の際に細心の注意を払う．

2）関節可動域検査
ほかの疾患では他動的関節可動域のみを測定することが多いが，リウマチ性疾患では自動運動も測定する．自動的関節可動域は痛みによる制限を多く受け，他動的関節可動域とのあいだに大きな乖離を認めることも多い．

可動域制限のみならず異常可動性を生じる場合も多く，本来と異なる運動方向への可動性を認めることもある．またムチランス型リウマチでは，過大な可動域を示すこともある．

関節可動域検査の実習では，できるだけ四肢の重量を支えながら，当該関節近位を把持し，関節を正常な位置に保持することに留意する．

（1）肩関節（図1〜3）
関節可動域検査を行う場合，図1aのように遠位を保持する方法では関節痛を生じやすい．できるだけ肢全体を保持し，当該関節に負荷がかからないようにする．

（2）肘関節

　前腕自体は軽くとも，モーメントアームとしては相当に大きく，肘関節に負担がかかりやすいため，検者は自分の前腕を利用するなどして，当該関節以遠を保持し，前腕全体を支持する（図4）.

（3）股関節

　下肢伸展挙上テストなども遠位端のみを保持することが多いが，検者は肩と手を使用したり，自分の一側上肢全体で被検者の下肢を保持したりするなどの工夫をする（図5）. 内外転などは，両手で下肢を移動させたあと，ベッド上に置いてから計測する（図6）.

（4）膝関節

　臥位にて膝関節を可動する際，より近位の関節である股関節にも負荷がかかることに留意する. また，ほかの関節と同様に関節近位を支持し，関節を可動させる（図7）.

（5）リーチ

　身体のどこまで手を届かせることができるのかを調べる（図8）. 洗髪や整髪，服の着脱や靴・靴下の脱ぎ履き，排泄などの重要な情報となる.

3）筋力検査

　筋力検査に先立ち，関節可動域を検査し考慮する. 全可動域にわたるアクティブレジスタンステストは，関節面に不整のあるリウマチ患者では痛みを生じやすいため，抑止テストを中心に行う. 抑止テストの間違った方法として，被検者が固定している関節を検者が動かそうと抵抗をかけていることが多い. 正しい方法は，被検者が最大限に動かそうとする運動を抑止することによって筋力を判断する.

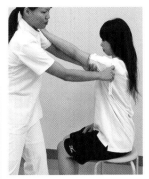
図2 座位での肩関節屈曲可動域検査

MEMO
アクティブレジスタンステスト（active resistance test）
測定する筋肉が伸張された位置から短縮位になるように，被検者に運動を促す. それに対し，検者が全可動域にわたり抵抗を加え，筋力を測定する検査法. 以前の徒手筋力検査では，この方法を主体として行われていた.

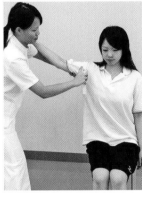 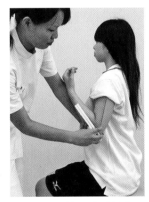 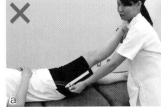 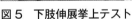

図3 座位での肩関節外転可動域検査　図4 肘関節可動域検査

図5 下肢伸展挙上テスト
a. 足首付近を片手で保持して計測することが多いが，膝関節に過伸展を強制し痛みが生じやすい.
b. 下腿部を肩で保持し，大腿部を手で保持するなど，関節にかかる負担が分散するように工夫する.

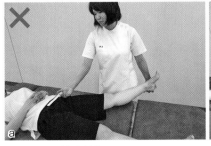 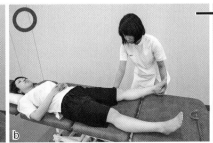 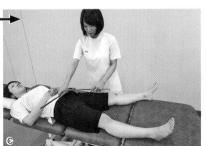

図6 股関節内外転
a. 片手で遠位端を持ち外転させながら角度を測ると，膝関節に外反ストレスや過伸展の力がかかりやすい.
b, c. 股関節内外転角度の測定の際には，一度両手で下肢を移動させ，ベッド上に下肢をおいてから角度を測定する. その際に下肢が移動するようなら片手で大腿遠位部を固定する.

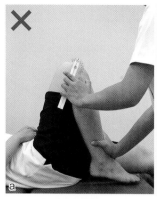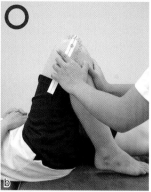

図7 膝関節可動域検査
a. 脛骨遠位端を持って屈曲すると膝に強い負荷がかかりやすい.
b. 膝関節に近い部分を持ち，関節面の動きを確認しながらゆるやかに膝関節を屈曲させる.

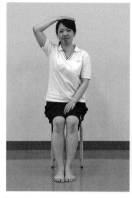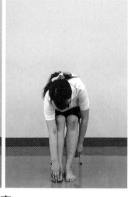

図8 リーチの可動域検査
両手それぞれが後頭部，頭頂部，顔，背中，殿部，つま先など，身体のどこまでリーチできるのかを調べる.

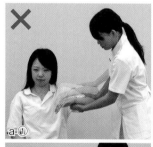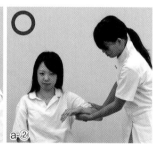
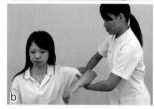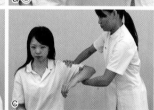

図9 肩関節外転での抵抗運動
a. ①のように被検者が等尺性に固定している関節を押さえ込むのではなく，②のように被検者が力を入れ関節を動かそうとするのを，検者が動かないように抑止するのに必要な力で筋力を判断する.
b. 遠位端に対する抵抗運動
c. 近位端に対する抵抗運動

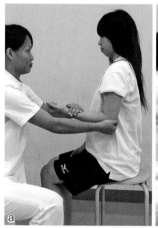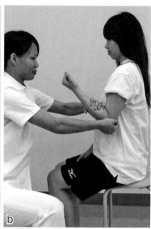

図10 肘関節屈曲での抵抗運動
a. 遠位端に対する抵抗運動
b. 近位端に対する抵抗運動

ここがポイント！
関節リウマチでは日内変動があるため，できるだけ一定の時間帯に計測することが望ましい[1].

MEMO
抑止テスト（brake test）
筋の最もはたらきやすい角度で，検者が被検者の運動を抑制した等尺性収縮の状態で筋力を判定するテスト.

また，関節近位に抵抗をかけたほうが痛みが出にくい場合もあるので，遠位端と近位端での抵抗の差も経験する.

（1）肩関節外転での遠位および近位での抵抗運動
　被検者が，力を入れ関節を動かそうとするのを，抑止するのに必要な力によって筋力を判断する（**図9**）.

（2）肘関節屈曲での遠位および近位での抵抗運動
　肩関節と同様に遠位および近位での抵抗量の差をチェックする（**図10**）.

（3）血圧計のマンシェットを利用した握力測定
　手指の破壊が著しいリウマチ患者では，硬い握力計を握りこむことは困難である.そこで，丸めて少し空気を入れた状態のマンシェットを握らせ，その値から判定する[2]（Lecture 12〈p.125〉参照）.

4）周径測定
　メジャーを用いて，上腕・前腕・大腿・下腿周径を計測する.手指では，全国標準指環番型（リングゲージ）を用い，手指関節の腫脹を計測する（**図11**，Lecture 12〈p.126〉参照）.

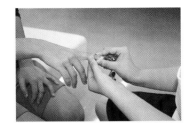

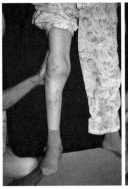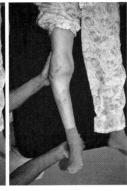

図 11　リングゲージでの手指腫脹計測
リングゲージによる手指の腫脹の検査．手指関節を通過することのできる最小サイズの番号を記録する．

図 14　膝関節側方不安定性のチェック
膝関節伸転位で内外反の力をかけると，不安定性がある場合，右図のような偏位を示す．

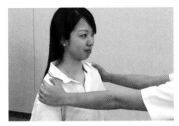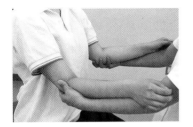

図 12　肩関節周囲の変形チェック　図 13　肘関節周囲の変形チェック

5）四肢長測定

肘や膝関節に屈曲拘縮を生じていることが多いため，上肢長ならば上腕長と前腕長，下肢長ならば大腿長と下腿長も同時に計測するほうがよい．

6）関節変形などのチェック

関節周囲の形状を腫脹や圧痛を含めてチェックする．正常関節の形態を把握しておき，触診により手の感覚から関節の形態を触知する．

（1）肩関節周囲

両手掌で包み込むようにし，形状や腫脹など左右差をみていく（図 12）．

（2）肘関節周囲

肘頭と内外顆の位置（ヒューター線，ヒューター三角）や屈伸に伴う肘関節運動の軌跡などをチェックする（図 13）．

（3）膝関節周囲

関節不安定性や関節液の貯溜，ベーカー嚢腫などを確認する．

（4）膝関節側方不安定性（図 14）

内外反の外力を加え不安定性を触知する．目視で判定できるほどの不安定性がある場合は角度測定も行う．また，同時に痛みが出現しないかも確認する．

7）神経学的検査ほか

環軸椎亜脱臼などの頸椎での障害により頸髄への影響が出てくると，神経学的な検査も必要となる．一般的には，腱反射や知覚検査などの神経学的検査を行う．

2．運動療法

1）リウマチ体操

リウマチ患者では通院自体が苦痛となることが多いため，家庭で行える理学療法が重要となる．そのため一般的に指導されるのが，自動運動による関節可動域維持・増大運動を主とするリウマチ体操である（図 15〜29）．

ただし，施行時の強い疼痛は関節破壊の前兆となるため注意する．特に頸部の疼痛は頸髄や神経根への圧迫の危険があるため，頸部の運動は避ける．

2）関節可動域運動　（図 30〜33）

多くは関節可動域検査の方法に類似する．当該関節に過負荷を与えないように関節近位を把持し，関節端が正しい位置にあるよう留意する．また，周囲関節に悪影響が

MEMO
●ヒューター（Hüter）線
肘関節伸展位では外顆，肘頭，内顆を結ぶ線が一直線となる．この直線の乱れは脱臼や関節破壊の指標となる．

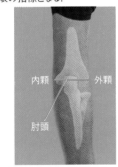
内顆　外顆
肘頭

●ヒューター（Hüter）三角
肘関節屈曲位で外顆，肘頭，内顆を結ぶ線が二等辺三角形を形成する．この三角の乱れはヒューター線同様，脱臼や関節破壊の指標となる．

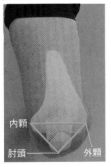
内顆
肘頭　外顆

MEMO
ベーカー嚢腫（Baker's cyst）
膝窩部の滑液包炎でまんじゅうのような腫瘤として触知される．膝窩嚢包，ベーカー嚢包などともよばれる．

LECTURE 13

生じないように注意する．

3）筋力維持・増強トレーニング

（1）マッスルセッティング，挙上運動，抵抗運動

関節可動域運動と同様，関節近位端を把持しながら行う．また，関節の異常可動性があれば抑制し，関節運動に伴う副次的な関節面での動き（構成運動）の減少があればその運動を補助する．

a．マッスルセッティング

膝下にクッションを置き，大腿四頭筋を意識して，膝窩を押しつけるようにする．

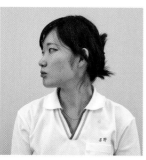
図15 頸部回旋運動
頸部を左右にゆっくり回旋する．

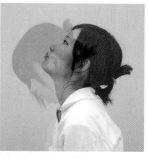
図16 頸部屈伸運動
頸部を前後にゆっくり屈伸する．環軸椎の不安定性がある場合は頸部屈曲で増悪するため，行わない．

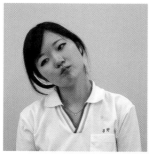
図17 頸部側屈運動
頸部を左右にゆっくり側屈する．

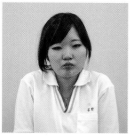
図18 肩甲骨挙上運動
肩をすくめるように上げ下げする．

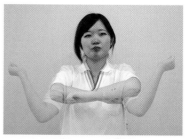
図19 肩関節内外旋運動
肩関節を少し屈曲した状態で，ゆっくりと内外旋する．

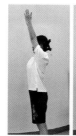
図20 肩関節屈伸運動
肩関節を大きく屈伸する．

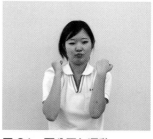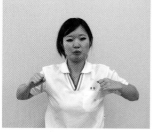
図21 肩分回し運動
曲げた肘先で大きな円を描くように肩を回す．

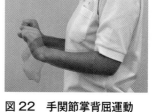
図22 手関節掌背屈運動
手指を軽く握り，掌背屈する．

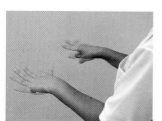
図23 手指屈伸運動

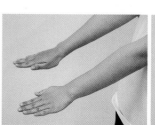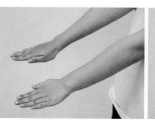
図24 手指内外転運動
手指を伸展させた状態で指をできるだけ大きく開閉する．

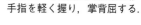

LECTURE
13

足関節を背屈するように意識すると効果的である.

b. 下肢伸展挙上運動（図34）

マッスルセッティングが楽に実施できるようになった後，下肢伸展挙上運動を行う.

一側下肢を伸展したままゆっくり上下させる. 負荷が軽いようなら，重錘やゴムベルトを装着する. 逆にきつく感じるようなら，対側下肢を膝立て位にする.

c. 股関節外転抵抗運動（図35）

ゴムベルトや徒手などで抵抗をかけるときは足首ではなく，大腿骨遠位端に抵抗をかけ，膝関節に負担がかからないようにする.

（2）徒手抵抗運動

徒手抵抗による筋力増強では，抵抗の位置や強度を自由に調整でき，また関節の構

MEMO

マッスルセッティング（muscle setting）
筋を特定の角度で等尺性収縮させること. 一般的には膝伸展位での大腿四頭筋の等尺性収縮をさすことが多い.

MEMO

関節の構成運動
骨運動に伴って起こる関節包内の関節面での動きで，意識して動かすことはできない.「滑り」「転がり」「軸回旋」の3つの運動によって構成されている. 膝関節では完全伸展位から屈曲する際，大腿脛骨関節面で最初は転がり運動から始まり，徐々に滑り運動が中心となっていく.

気をつけよう！

立位で行う体操や歩行練習中では転倒事故が多く，脆弱なために骨折を生じやすい. また腱断裂も生じやすい. 転倒に対しては細心の注意を払うこと.

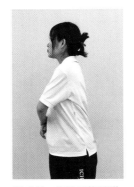

図25 体幹回旋運動

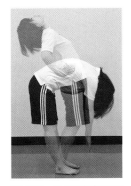

図26 体幹前後屈運動
立位が不安定な場合は座位で行う.

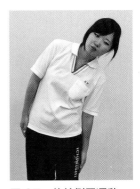

図27 体幹側屈運動

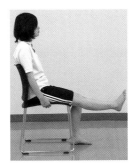

図28 膝関節伸展運動
関節症状が軽度な場合は，足首に軽い重錘をつけてもよい.

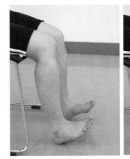

図29 足関節底背屈運動

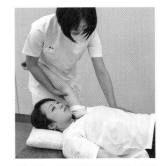

図30 肩関節屈曲可動域運動
肩関節の運動の際には，前腕から上腕骨まで大きく抱え込むようにして把持する.

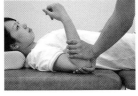

図31 肘関節屈曲可動域運動
肘関節近位を把持し，関節の蝶番様の動きを確認しながらゆっくり可動する.

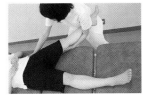

図32 股関節外転可動域運動
脇で下腿を抱え込むようにして，手は大腿骨を支持し，膝関節に負荷がかからないようにする.

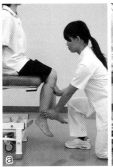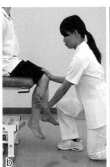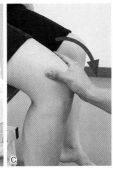

図33 膝関節屈曲可動域運動
a. 遠位端と近位端を同時に把持し屈曲していく.
b, c. 膝蓋骨の滑動性が不良な場合は，膝蓋骨を引き下ろすように介助する.

LECTURE
13

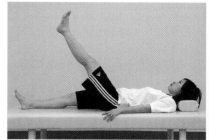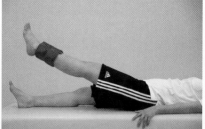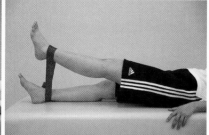

図34　下肢伸展挙上運動

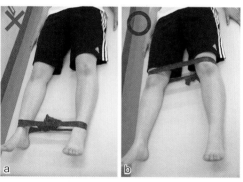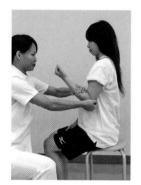

図35　股関節外転抵抗運動
a. 足首に抵抗をかけると膝関節に負荷がかかる．
b. 大腿骨遠位端に抵抗をかけると膝関節への負担はない．

図36　肘関節屈曲徒手抵抗運動

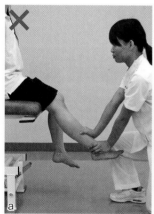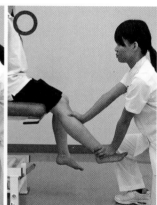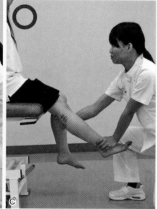

図37　膝関節伸展徒手抵抗運動

成運動を正しく導きやすい．逆に，関節運動学の知識が不十分な場合，かえって運動を阻害してしまうこともあるため注意する．

a. 肘関節屈曲徒手抵抗運動（図36）

抵抗を与えるだけでなく，前腕近位を握り，関節運動を誘導していく．

b. 膝関節伸展徒手抵抗運動（図37）

遠位にのみ抵抗をかけると，脛骨近位に前方引き出しストレスがかかる（図37a）．その場合，脛骨近位を前方から押さえ込みながら行う（図37b）．

逆に脛骨の前方移動が少なくて可動域制限が生じる場合もある．その際には，脛骨近位後面より脛骨の前方への移動を介助する（図37c）．

3. 物理療法

痛みの軽減，筋スパスムの軽減，リラクセーション，炎症の軽減を目的に施行され

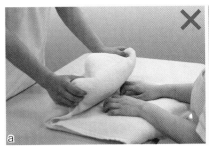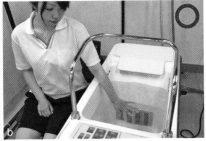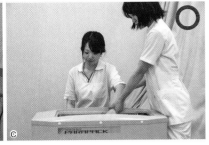

図 38　小関節への温熱療法
a. 小関節へのホットパックは不適，b. 水治療法，c. パラフィン浴.

る．通常，温熱療法を主体に行うが，炎症や筋痙縮が高度の場合には，寒冷療法も用いられる．

1）温熱療法

（1）ホットパック

腰背部や肩・股・膝関節のような大関節ではホットパックを用いる．関節リウマチでは好んで用いられる温熱療法である．

手指のような小さな関節に対するホットパックは，ホットパックの自重により関節に強い負荷がかかる（**図 38a**）．小関節に対しては，水治療法やパラフィン浴などの重量がかからない方法で行う（**図 38b, c**）．

（2）極超短波治療（**図 39**）

極超短波は変形している関節に対しても使用でき，患部に重さもかからないため多用される．

（3）レーザー治療（**図 40**）

レーザー光線もリウマチではよく使われ，疼痛緩和，血流改善，免疫抑制作用がある．

（4）超音波治療（**図 41**）

超音波はヘッドの形状が変形した関節部にうまく適合しない場合がある．その際には水枕（氷嚢）法や水中法を使用する．

2）寒冷療法

アイスマッサージやアイスパックは，炎症が強く熱感・疼痛の強い場合に用いられる．また，筋痙縮の緩和にも用いる．

4．ADL 指導

関節変形や関節破壊を悪化させるような動作を避けることが基本となる．

特に小関節に対する負荷は関節破壊を助長しやすいため，大きな関節で力を受けるように工夫する．また，手指では尺側偏位も生じやすいため，Ⅱ～Ⅴ指の基節骨が尺側方向に偏位するような動作を避ける．

これらの関節保護は早期から開始するほど関節変化を軽減するため，早期からの介入と指導を行う[5]．

1）ぞうきんがけ

ぞうきんがけの際，左右に拭くと尺側偏位をきたしやすい．手掌部でぞうきんを支え前後方向に拭く（**図 42**）．

2）かき混ぜ動作

かき混ぜる際には，手関節が正中位となるようにアライメントを保つ（**図 43**）．

MEMO

温熱療法による循環改善は発痛物質の排出を促す．また，疼痛閾値の上昇や筋弛緩により除痛が行われる．ただし，42℃以上の局所の温度上昇は交感神経を刺激するため，かえって疼痛が増す．逆に，36～39℃では副交感神経が刺激され疼痛の緩和を促す．

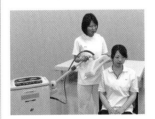

図 39　極超短波治療

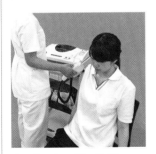

図 40　レーザー治療

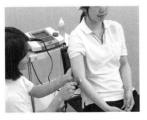

図 41　超音波治療

LECTURE **13**

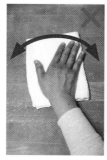
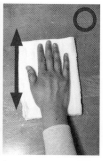
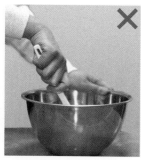
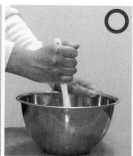

図42　ぞうきんがけ　　　　　図43　かき混ぜ動作

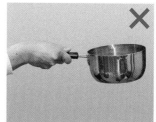
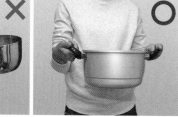
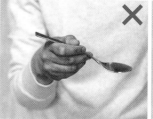
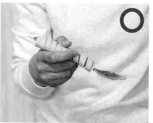

図44　鍋の把持　　　　　　　図45　スプーンの把持

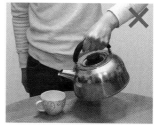
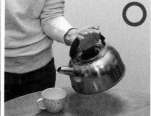
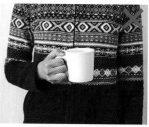
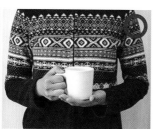

図46　やかんの把持　　　　　図47　コップの把持

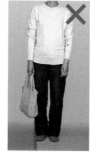
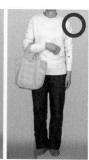
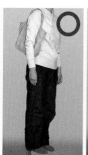
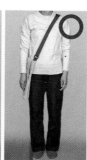

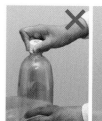
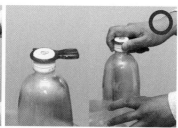

図49　ペットボトルの開封

図48　荷物の持ち方

3) 物の把持

　鍋は手指に負担のかかる片手鍋ではなく，できるだけ両手鍋を使用する．その際に
も手指ではなく，手掌で支える（**図44**）．

　スプーンなどの柄は太いものを使用し，手指への負担を軽減する（**図45**）．やかん
や急須を持つときには，できるだけ手掌面で支える（**図46**）．把っ手付きのコップを
使用する際には，対側の手で底を支えるようにし，手指への負担を軽減する（**図47**）．

　荷物を持つ際には，手で持たず，肘にかけたり，肩からかけられるものを使用する
（**図48**）．

4) キャップ，ふたの開閉

　ペットボトルのキャップを開けるときには，そのままでは手指に強い負荷がかかる
ため，市販の補助具を使用する（**図49**）．

　広口瓶のふたの開閉も手指に負担がかかるため，市販のすべり止めシートを使用

LECTURE
13

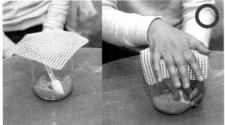

図50　瓶のふたの開閉

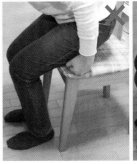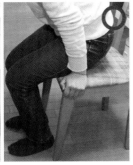

図51　立ち上がり動作

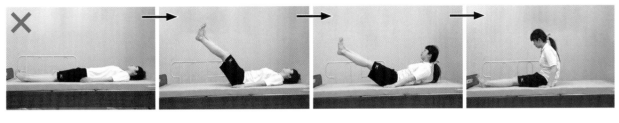

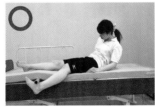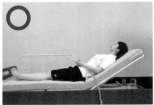

図52　起き上がり動作

し，手掌部で開閉する（図50）．

5）立ち上がり，起き上がり

椅子からの立ち上がりの際，握りこぶしでシートを押さず，手掌で身体を支える（図51）．

ベッドから起き上がる際，下肢を振り上げて降ろす反動で起き上がる人がいるが，頸椎に負担がかかるため避けたほうがよい．起き上がるときには，マットの下に挟んだ棒の先に下腿を引っかけ，そこを支点に起き上がる．あるいは，電動ベッドに変更する（図52）．

■引用文献
1）石田　肇：リハビリテーション（運動療法を中心に）．室田景久ほか編．図説整形外科診断治療講座10関節リウマチ．メジカルビュー社；1990．p.210-25．
2）石原義恕，今野孝彦：これでできるリウマチの作業療法．南江堂；1996．p.43-4．
3）岡崎　健：リウマチ体操―頸椎変化を中心に．総合リハビリテーション 1983；11：105-10．
4）力丸　暘：膝関節リウマチの診断と治療．室田景久ほか編．図説整形外科診断治療講座10 関節リウマチ．メジカルビュー社；1990．p.112-31．
5）佐浦隆一：慢性関節リウマチ患者に対する外来訓練の効果―患者教育による関節破壊の進行予防の試み（II）．リハビリテーション医学 1995；32：889．

LECTURE
13

Step up

1. リウマチ体操の再考

　関節リウマチでは，頸椎において破壊と癒合を高頻度で繰り返すが，従来患者は早期に寝たきりになることが多かったため，その不安定性が問題となることは少なかった．最近では寝たきり患者が減少し，頸部の重さが上部頸椎の前方亜脱臼を生じ，問題となってきた．同様に，荷重関節である脊椎・股・膝・足関節にも負担がかかり，関節が破壊される患者が増えた[1]．頸椎に病変を生じる関節リウマチは 40〜88％といわれており，岡崎はリウマチ体操として頸椎の運動を勧めていない[2]．また，座位や立位での運動も頸部に負担を生じやすいことから，背臥位または背もたれが 60°以下の座位での運動を推奨している[2]（図1〜6）．60°以下の背もたれや背臥位で運動を行うようにしても，枕が大きすぎると頸部の屈曲を招くため注意する．岡崎は頸椎の運動は不安定性を招くため頸椎カラーでの固定を勧めている．また，体幹の運動も椎体の圧迫骨折を招くため前後屈を避け，回旋運動にとどめるべきだとしている．さらに手関節は強直していくため，可動性を無理に保つ運動は伸筋腱の断裂を招くとし，そのため手関節はサポーター固定すべきとしている[2]．

2. ホットパックの重量の利用

　ホットパックはそれ自体にかなりの重量があるため，小関節では負荷がかかりすぎる．しかし，逆にその重さを利用して，拘縮を生じた関節のストレッチを温熱療法と同時に行うことも可能である（図7）．特に肘関節や股・膝関節の屈曲拘縮に対し，その拘縮が軽度であるうちは使用しやすい．

　実際に使用する際には，摩擦でストレッチの際の動きが阻害されないように下にタオルなどを敷き，動きやすくしておく．また肢が横に倒れてストレッチ効果がなくならないよう砂袋などで固定する必要もある．

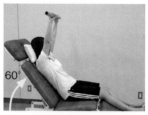

図1　肩関節屈曲
軽い棒を持ち，肘関節を曲げずに棒体操の要領で上肢を挙上する．

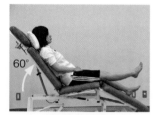

図2　膝関節伸展

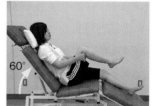

図3　股関節屈曲

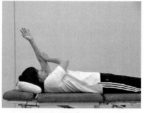

図4　肩関節屈曲
背臥位にて反対側の手で肩関節を屈曲させる．90°を超えると重力が運動を介助する．

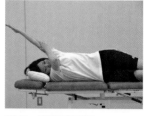

図5　肩関節外転
側臥位にて反対側の手で肩関節を外転させる．これも90°を超えると重力が運動を介助する．

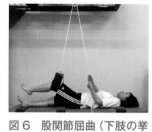

図6　股関節屈曲（下肢の挙上）
下肢伸展挙上運動を行う際，筋力低下のため挙上が困難な場合は，滑車とひもを利用し，手で介助してもよい．

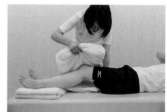

図7　ホットパックの重量の利用

■引用文献

1) 岡崎　健：第31回日本リハビリテーション医学会医師卒後教育研修会―関節リウマチ．リハビリテーション．リハビリテーション医学 1990；27：415-7.
2) 岡崎　健：リウマチ体操―頸椎変化を中心に．総合リハビリテーション 1983；11：105-10.

末梢神経損傷（1）
総論

LECTURE
14

141

1. 末梢神経損傷の病態

✎MEMO

ワーラー（Waller）変性
運動神経は，脊髄の前角細胞から筋の神経終末までの長い距離にわたって神経細胞体の一部が軸索突起となったものであり，知覚神経もまた脊髄後根近傍の神経節細胞につながる長い軸索であるから，切断された部分から末梢は細胞の中枢部と離断されるためにすべて変性に陥る．これをワーラー変性と称する．変性は，神経損傷後1週間前後の期間で進行するため，損傷直後の電気生理学的検査（後述，p.146）の実施は，正常な神経機能と誤診する可能性がある．

末梢神経損傷の病態は，損傷の程度により区分したセドンの分類（**図1**）[1] が用いられることが多い.

1）一過性神経伝導障害（ニューラプラキシア）

セドンは，圧迫や牽引による神経の局所的な伝導ブロックを一過性神経伝導障害（ニューラプラキシア，**図1a**）[1] と命名した．この状態の障害では，軸索の連続性は保たれており，変性もない．したがって，障害部位の遠位で神経に電気刺激を与えると，その神経の末梢の支配筋が収縮する．圧迫部位における伝導ブロックは，その原因が取り除かれた場合，数週から数か月で回復する.

この障害では神経線維に局所的な髄鞘の損傷が起こるが，ワーラー変性には至らず，障害部位は自然に修復される．また，太い神経線維は細い神経線維に比べて易損傷性である．その原因は，圧迫が神経に加わった場合，太い線維がより変形しやすいことによると考えられる．このような理由で，ニューラプラキシアでは神経幹に含まれる神経線維のすべてが必ずしも麻痺するわけではない．よって，運動麻痺が存在しても知覚と自律神経系の機能は保たれていることがある.

2）軸索断裂（アクソノトメーシス）

軸索断裂（アクソノトメーシス）は，神経に対する強い圧迫や牽引により生じる神経障害である．アクソノトメーシスでは軸索の連続性が損なわれワーラー変性に至る（**図1b**）[1]．しかしシュワン管は障害を受けず，神経幹の連続性も保たれている．運動，知覚および自律神経は完全麻痺を呈する．アクソノトメーシスでは，神経再生の

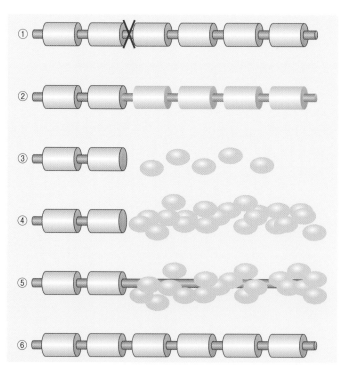

図2 末梢神経損傷からの回復過程
末梢神経損傷が生じると（①），損傷部位より遠位では軸索とミエリン鞘の変性が生じる（ワーラー変性：②），その後周辺のシュワン細胞は未分化な形態をとり増殖を開始する（③④），シュワン細胞で満たされた基底膜（図中では省略）内で再生軸索がすすみ（⑤），最終的にシュワン細胞が分化し再髄鞘化する（⑥）．
（長野　昭編：末梢神経障害の基礎と治療戦略．南江堂；2006. p.18[2]）

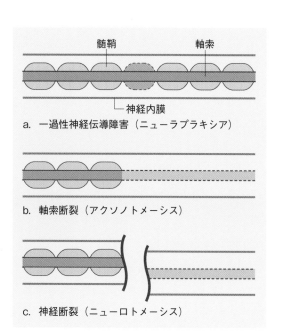

図1 セドンの分類
（長野　昭：最新整形外科学大系1運動器の生物学と生体力学. 中山書店；2008. p.185[1]）

ための経路であるシュワン管が残存しているため，再生神経線維はそれぞれ元の終末
器官に，1日1〜4 mm の速度で到達し，再生する（**図2**）[2]．

3）神経断裂（ニューロトメーシス）

神経断裂（ニューロトメーシス）は，軸索の連続性のみならず，神経上膜，周膜，
内膜を含めた神経幹の連続性が絶たれる状態である（**図1c**）[1]．アクソノトメーシス
と同様に運動，知覚および自律神経の完全麻痺，支配筋の萎縮と変性反応，障害部位
の末梢における神経伝導性の消失を生じる．この障害では自然回復が期待できないた
め，手術による修復が必要である．

2．末梢神経損傷の原因

1）開放創に伴う損傷

代表的な開放創として，切創，裂創，挫滅創，射創がある．

切創は，ガラスや刃物などの鋭利なものによって神経が切断されたもので，診断も
容易であり，早期に断端を縫合することが可能である．皮膚や周囲の組織の裂創に伴
う神経損傷の多くは，通常，汚染されており，その処置のために神経縫合は二次的に
行われることが多い．射創で直接的に銃弾が神経を損傷する場合には，周囲の組織と
ともに，大きな欠損を伴う．しばしば神経移植を必要とする．

2）閉鎖性の損傷

骨折の断端によって神経が損傷されることがある．なかでも上腕骨の斜骨折で橈骨
神経損傷を併発することが多く，また，肩関節の脱臼に伴って，腋窩神経に損傷が加わ
ることがある．身体が激しく放り出されるような事故で，上肢が急激に挙上されたり，
下方に衝撃的に引っ張られることにより，腕神経叢が牽引され軸索断裂を起こしたり，
衝撃が激しい場合には神経根が脊髄から引き抜かれる．また，松葉杖の使用により腋
窩部で神経が圧迫されたり，長時間重い荷物を背負って鎖骨の下で腕神経叢が圧迫さ
れて麻痺を起こす例や，不適当なギプス包帯や副子固定で皮下の浅いところを走る総
腓骨神経などが圧迫され神経麻痺を起こしたり，長時間の手術に際して，手術台の端
部による神経の圧迫で生じたりする医原性のもの，不良肢位による麻痺，出血を止め
る目的で用いた圧迫帯による圧迫麻痺など偶発的なものがある．

そのほか異常な骨隆起，ガングリオン，神経の近傍に発生した腫瘍，動脈瘤などに
よっても神経が圧迫を受け，慢性経過を辿って麻痺が発生する．誤って薬物が神経に
直接またはその近くに注射された場合には激しい疼痛とともに神経麻痺を残す．治療
の目的で行われた放射線照射において，数年後に徐々に麻痺が進行する放射線神経障
害もある．

MEMO
ガングリオン（ganglion cyst）
10〜20歳代の女性に多い．
70〜80％は手部に発生し，特
に手関節部背側に母指頭大の
腫瘤として膨隆してくる．関節包，
靱帯に茎部をもつ袋状の腫瘤の
内部にはゼリー状の粘液様物質
が充満している．発生原因は，
腫瘍説，ヘルニア説，変性説な
どがあるが不明である．治療は穿
刺によって腫瘤内からゼリー状物
質を吸引する．

3．末梢神経損傷の臨床症状

1）運動麻痺

損傷を受けた末梢神経の支配領域の筋肉の随意運動が障害される．完全に切断され
れば筋力消失となる．よって，各筋肉に対する末梢神経の支配一覧表を参照すれば，
損傷された神経を解明できる（**図3，4**）[3]．

2）知覚障害

損傷された神経の支配領域の皮膚に知覚障害が現れる．脊髄神経のデルマトーム
（皮膚知覚帯，**図5**）や末梢神経分布領域を参照して，知覚障害の領域から神経損傷
の部位を推定する．しかし，支配領域が多少重複しているために，実際には分布領域
図よりも狭い範囲に障害領域が出現する．知覚には触覚，痛覚，温冷覚および深部感
覚のほか，骨膜や関節包に存在する知覚神経終末の圧迫や伸張刺激に応じて合成され

MEMO
デルマトーム（dermatome）
皮膚の表面はデルマトーム（皮
膚知覚帯）とよばれる特定の領
域に分かれ，各領域が1つの脊
髄神経根の感覚神経線維によっ
て支配されている．7個の頸椎に
は体の左右に8対の感覚神経
根があり，12個の胸椎，5個の
腰椎，5個の仙椎のそれぞれに
も，体の左右に1つずつ1対の
脊髄神経根がある．またこのほか
に，もう1対，尾骨神経根があ
り，尾骨周囲の皮膚の狭い範囲
を支配している．

LECTURE
14

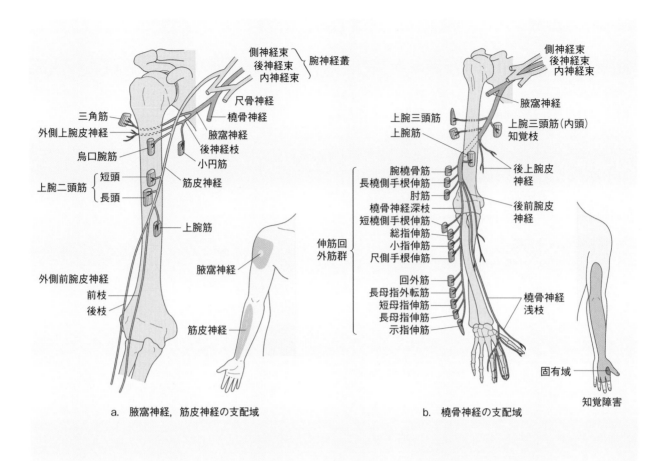

a. 腋窩神経，筋皮神経の支配域

b. 橈骨神経の支配域

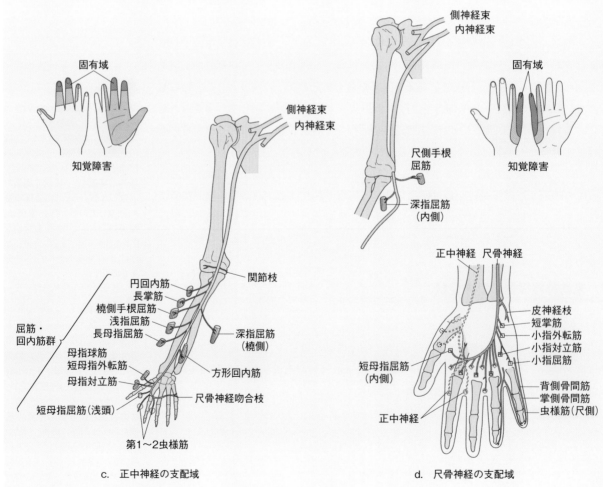

c. 正中神経の支配域

d. 尺骨神経の支配域

図3 主な末梢神経の神経支配（上肢）
（Chusid JG, et al.：Correlative neuroanatomy and functional neurology, 9th ed. Lange Medical Publ.；1958[3]）

LECTURE 14

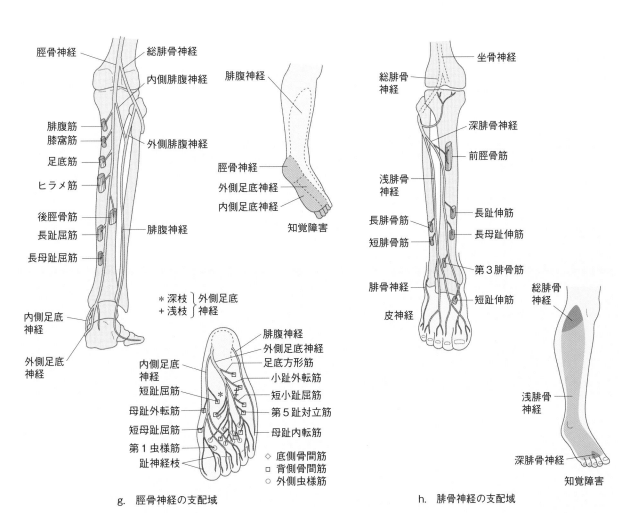

図4　主な末梢神経の神経支配（下肢）
（Chusid JG, et al.：Correlative neuroanatomy and functional neurology, 9th ed. Lange Medical Publ.；1958[3]）

LECTURE
14

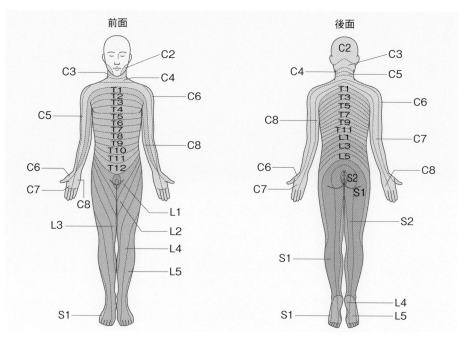

図5　デルマトーム

て生じる四肢の位置感覚がある．完全な末梢神経断裂においては，支配領域の皮膚は痛覚脱失，知（触）覚脱失となる．温度感覚の障害は触覚異常に並行するとみなしてよい．

3）自律神経機能異常

（1）発汗異常

末梢神経には交感神経線維も含まれているため，その伝導障害により皮膚に存在する汗腺からの発汗が停止する．特に手の掌側は湿潤さが失われ，その異常を認めやすい．発汗停止の領域は知覚障害領域と一致する．

しかし，上肢に関しては，腕神経叢を形成する脊髄神経根には交感神経が含まれないため，神経根引き抜き損傷では知覚脱失となっても発汗は障害されない．損傷部を鑑別するのにこの病態を利用して発汗機能検査が行われる．

（2）血管運動障害

末梢神経の切断により交感神経の支配が及ばなくなると，その領域の血管は著しく拡張し，皮膚は紅潮して，皮膚温が上昇する．この現象は神経損傷後に起こるもので，手指などにおいては爪の部分が発赤するかのようにみえ，熱感と同時に，発汗が停止して乾燥する．慢性経過を辿った症例では皮膚は蒼白化し，皮膚温も低下する．

（3）栄養障害

損傷後，数週間が経過すると，皮膚は萎縮し，薄く光沢を帯び，角質層の割合が増えてカサカサになる．手指掌側では，指紋が不明瞭となり，皮下の脂肪組織，結合組織も萎縮する．骨も萎縮し，骨皮質は菲薄化する．特に手根骨，足根骨に著明である．

4．末梢神経損傷の診断

1）画像診断

種々の画像診断も補助診断に有用である．CT，MRI では，神経圧迫の原因となる腫瘍などが描出可能で，超音波検査では，非侵襲かつ迅速に神経とその周囲の軟部組織を検索可能である．

2）電気生理学的検査

（1）針筋電図

筋原性の異常であるか，神経原性の異常であるかを見きわめるとともに，神経の損

🗨 MEMO

手根管症候群における正中神経領域への放散痛（チネル徴候）

アクソノトメーシスの場合，ワーラー変性後，断端近位部より神経線維が再生して末梢側へ成長していく．その先端は機械的刺激にきわめて鋭敏で，そこの部分が軽く叩かれただけで激しい放散痛を感じる．この現象はチネル（tinel）徴候（写真）といわれる．その鋭敏な場所は日ごとに末梢側に移動するので，末梢神経の再生していく速度を推定することができる．

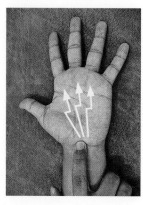

CT（computed tomography；コンピュータ断層撮影）

MRI（magnetic resonance imaging；磁気共鳴画像）

傷範囲，程度を神経支配筋の広がりから診断することが可能である．

（2）誘発筋電図

誘発筋電図は，知覚神経，運動神経誘発電位を導出して伝導速度を測定したり，波形や振幅について検討したりできる．また，損傷部や絞扼部の局在を診断することにも応用できる．

3）運動機能評価

（1）視診

末梢神経損傷それぞれ固有の症状を評価し，筋萎縮の範囲，程度を確かめるのも重要である．

（2）徒手筋力検査

徒手筋力検査は，最も手軽に，個々の骨格筋について半定量的に評価できる．検査の実施にはそれぞれの筋の支配神経，筋の運動方向を理解するとともに，脊髄髄節支配についても理解しておく．

徒手筋力検査（manual muscle test：MMT）

4）感覚機能評価

触覚検査には，一般的に，筆先や細かくちぎった綿を用いるが，神経-受容体の密度を定量できる2点識別テストも用いる．検査では常に健側も測定し，結果を患側と比較することが大切である．また温度覚，痛覚，振動覚などを評価することで，病態への理解を深める．

5）自律神経機能評価

自律神経は皮膚，汗腺などに分布している．運動および感覚神経機能評価テストは，多少患者の協力が必要であるのに対し，自律神経の機能評価は，客観的な神経機能の評価として実施する．

（1）発汗テスト

紙上に指紋などをつけ，皮膚のアミノ酸の存在を試薬にて発色させる．アミノ酸は汗の中に含まれるので自律神経の機能が存在すれば発色する．

（2）しわテスト

神経支配のない皮膚を40℃のお湯に漬けても，しわを生じない．これは特に必要な道具もなく，小児に対しても容易に施行できる．

（3）皮膚および爪の変化

自律神経障害により皮膚の萎縮，潰瘍が生じ，あるいは爪の変形が生じることがある．知覚のフィードバックがないため，皮膚は小外傷により容易に潰瘍を形成する．爪は艶がなくなり，萎縮して小さくなる．このような爪は弾力性に乏しく割れやすく，爪床の感染も増加する．

5. 末梢神経損傷の治療

1）手術療法

（1）神経剥離術

神経が外傷や変形などの原因により癒着している場合の手術療法は，瘢痕組織を切除して神経を周辺から遊離する神経剥離と，手術用顕微鏡下に神経内での神経線維の癒着を除去する神経内剥離術がある．術後の経過は，癒着の程度や期間により数時間後に回復の徴候の現れるものもある．普通は術後1～4か月間で回復するものが多い．

（2）神経縫合術

新鮮外傷時に神経の完全断裂があっても，感染の危険があるため創傷が完全治癒するまでは縫合術を行わない．陳旧性断裂や新鮮断裂後3か月以上が経過し，回復徴候のないものは，神経縫合を行う．最もよい適応の時期は，損傷後3～6か月経たもの

MEMO
2点識別閾値
2点識別の最短距離（2点識別閾値）の大きさは，その刺激を感受する識別性触圧覚の受容器の密度や，大脳皮質感覚野の担当領域の広さによって決まると考えられている．体表面での触点または圧点の密度は，2点識別閾値の大きさに反比例し，指尖や口唇で高く，上腕・下腿・背部などで低い．部位によって大きな差があり，指尖では3～5mm程度であるのに対して，下腿脛骨面での2点識別閾値は40mmである．

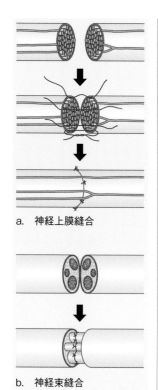

a. 神経上膜縫合

b. 神経束縫合

図6 神経縫合術

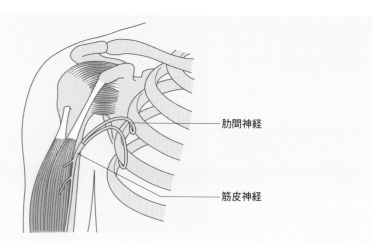

── 肋間神経

── 筋皮神経

図7 神経移行術
肘関節の屈曲再建のため，肋間神経を筋皮神経に縫合する．
(岡崎真人ほか：最新整形外科学大系13 肩関節・肩甲帯．中山書店；2006．p.296[4])

である．この時期以降では再生徴候はみられないため，腱移行術などで代償機能を得る．神経縫合では中枢端と末梢端の瘢痕部や神経腫を鋭利なメスで切除して端々縫合（**図6a**）を行い（神経上膜縫合），4週間は外固定を行う．また，最近では神経幹内での神経束縫合（**図6b**）が行われる．新鮮損傷での手術成績はよいが，陳旧性損傷では種々の因子に左右されて手術成績はよくない．

(3) 神経移行術

正常に末梢神経が支配している部分を犠牲にして，機能の脱落している神経へ移行する方法（**図7**）[4]である．頸椎部神経根引き抜き損傷によりまったく回復の見込みのない症例に対し，肋間神経数本をまとめて筋皮神経に移行・縫合し，上腕二頭筋の機能回復により肘関節の屈曲を可能とさせる手術の成功率は高い．

(4) 機能再建術

神経の機能回復を期待した手術を試みても効果があがらない場合は，麻痺筋に代わって作動できる近傍の筋を移し替えて機能回復を図る．

6. 末梢神経損傷の理学療法

漫然と麻痺の状態を放置すれば，筋の変性が進行し，十分な機能回復が望めなくなる．したがって，神経の損傷された部位から筋までの距離が長い場合は，麻痺の持続するあいだに生じる筋萎縮や，関節拘縮を最小限にすることが重要である．これらに対しては低周波や，関節可動域運動，ストレッチなどを行う．また補装具などの使用も有効である．詳しくは Lecture 15 の Step up（p.159）を参照のこと．

■引用文献

1) 長野　昭：末梢神経損傷の分類．中村利孝ほか編．最新整形外科学大系1 運動器の生物学と生体力学．中山書店；2008．p.185.
2) 長野　昭編：末梢神経障害の基礎と治療戦略．南江堂；2006．p.18.
3) Chusid JG, Mcdonald JJ：Correlative neuroanatomy and functional neurology, 9th edition. Lange Medical Publ：1958.
4) 岡崎真人ほか：腕神経叢麻痺．高岸憲二ほか編．最新整形外科学大系13 肩関節・肩甲帯．中山書店；2006．p.296.

■参考文献

1) 岩崎倫政：末梢神経損傷．井樋栄二ほか編．標準整形外科学．第14版．医学書院；2020．p.862-75.

LECTURE
14

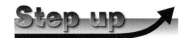

1.　代表的な末梢神経損傷[1]

各末梢神経損傷にみられる理学的診断や症状は，疾患の早期発見や経過観察の際に重要である．

1）腕神経叢麻痺

腕神経叢は第5頸髄神経根から第1胸髄神経根までより成り，これが上・中・下の神経幹に合成されて，さらに鎖骨上窩において再び分岐して外（背）側，後（橈）側，内（尺）側の神経束に移行する．そして背側束は筋皮神経，橈側束は橈骨神経と腋窩神経，尺側束は主に尺骨神経に移行し，また，背側束と尺側束からそれぞれ分枝を出したものが合成されて正中神経を形成する．第5頸髄神経根に近いところで肩甲背神経が分枝を出し，菱形筋を支配する．また，第5〜7頸髄神経根から分岐して合成された長胸神経が下行して，前鋸筋を支配する．

このように特異な解剖学的構成から支配筋の精密な機能検査を行うことによって，断裂している部位を診断することが可能である．特に菱形筋，前鋸筋の筋力テストは重要で，腕神経叢の近位部で障害されていることの判断の手掛かりとなる．

大部分の症例は，上肢の不自然な肢位で投げ飛ばされて衝撃を受けたり，腕神経叢に牽引力が加わって神経が損傷されるものである．原因は圧倒的にオートバイ事故が多いが，異常な肢位が強制された分娩で生まれた児にも発生する．神経根が椎間孔や横突起の所から断裂するものを神経根引き抜き損傷と称し，縫合が不可能で，予後は悲観的である．分娩に伴う腕神経叢の麻痺では，乳幼児期に手術を行うことは困難で，幼児期における機能再建も術後のトレーニングが思うようにはかどらないため，学齢期に至るまで関節拘縮と変形をきたさないように，理学療法および生活指導を続ける．

2）胸郭出口症候群

腕神経叢および鎖骨下動・静脈よりなる神経血管束は，斜角筋三角（前方に前斜角筋，後方に中・後斜角筋）を通り，肋鎖間隙（前方に鎖骨，下方に第一肋骨）を下降し，さらに小胸筋の下を通って上腕部に至る．このような解剖学的に特殊性のあるトンネルを胸郭出口とよぶ．

この部分で，神経血管束が先天性の骨・軟部組織の異常，筋緊張異常，上腕過外転などによって圧迫・絞扼症状

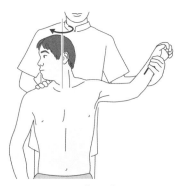

a.　アレン（Allen）テスト

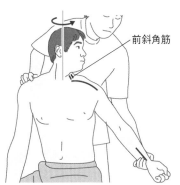

前斜角筋

b.　アドソン（Adson）テスト

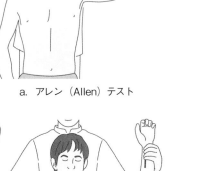

c.　ライト（Wright）テスト

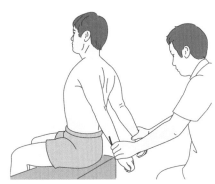

d.　エデン（Eden）テスト

図1　胸郭出口症候群の理学的診断

a.　アレン（Allen）テスト
肩関節90°外転・外旋，肘関節90°屈曲位で頸を健側に回旋させると，橈骨動脈拍動の消失か減弱を認める．

b.　アドソン（Adson）テスト
橈骨動脈を触知しながら，疼痛側へ頭部を頸椎伸展して回旋し，深呼吸を行わせる．橈骨動脈拍動の消失か減弱は前斜角筋による鎖骨下動脈の圧迫を考える．

c.　ライト（Wright）テスト
座位で両肩関節を外転・外旋，肘関節90°屈曲位とする．患側の橈骨動脈拍動の減弱は肋鎖間隙，小胸筋部での圧迫を考える．

d.　エデン（Eden）テスト
座位で姿勢を正し，両上肢を後下方へ引くように肩関節を伸展する．橈骨動脈拍動の減弱は肋鎖間隙での圧迫を考える．

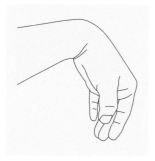

図2　下垂手

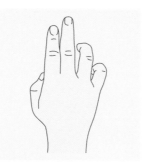

図3　鷲手

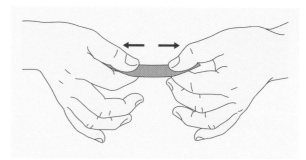

図4　フロマン徴候
患側である左手の母指指節間関節が長母指屈筋の代償で屈曲する.

を生じる疾患を胸郭出口症候群とよぶ（図1）．本症候群は首が長く，なで肩の女性に多い．20歳代に患者数のピークがある.

3) 橈骨神経麻痺

骨折や不自然な姿勢での睡眠などによって麻痺を発症し，下垂手（図2）を認める．その多くは自然回復が認められるため保存的治療を原則とする．神経が断裂されている症例では，神経縫合術が行われるが，その支配筋は比較的近い距離に存在するので，回復までの期間は短く，一般に予後はよい.

4) 尺骨神経麻痺

外傷に伴う麻痺についてはほかの神経と同様の処置を行うが，損傷部位が上肢の近位部であれば，その支配下の手の内在筋までは距離が長いため機能回復は困難である．小児のときの肘関節部の骨折に続発する外反肘が長い期間存在すると，尺骨神経は伸展され，尺骨神経溝から脱転気味となり，摩擦が繰り返され，長年を経てから尺骨神経麻痺をきたすことがある．これを遅発性尺骨神経麻痺という．小指・環指外側のしびれと，虫様筋・骨間筋の麻痺による鷲手変形（中手指節関節伸展，近位指節間関節屈曲，遠位指節間関節屈曲，図3）や母指内転筋の麻痺によりフロマン（Froment）徴候（図4）が徐々に明確になってくる.

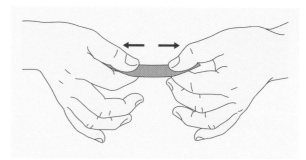

図5　猿手

5) 正中神経麻痺

前腕部においては正中神経が所々で狭い部分を通過するため，それに応じた局所的な麻痺が生じる．例えば円回内筋で圧迫されたり，前骨間神経に分かれてから圧迫されて，長母指屈筋，方形回内筋の筋力低下を示すことがあり，外科的な狭窄部の解除が必要となる．手根管症候群では，母指球筋の萎縮（猿手，図5）など，症状が固定するものに対しては，横手根靱帯を切離して，正中神経への除圧術を行う.

6) 総腓骨神経麻痺

膝関節後外側で，脛骨と腓骨骨頭のあいだを貫き前方に走行する総腓骨神経は，足関節を背屈させる重要な前脛骨筋などを支配しており，この神経の麻痺により下垂足をきたす．また，直接的外傷による神経の損傷以外に，長期の背臥位臥床時にしばしばみられる下肢の不良姿勢（股関節外旋位）により，腓骨頭下を通過する総腓骨神経が圧迫され，麻痺を起こす．この神経の麻痺の多くはニューラプラキシアの病態と考えられるため，自然回復が期待される.

■引用文献

1) 平澤泰介：臨床医のための末梢神経損傷・障害の治療．金原出版；2000. p.74-100.

末梢神経損傷（2）
実習：評価と治療

到達目標

- 末梢神経損傷における理学療法評価の内容とその意味を理解する．
- 末梢神経損傷における理学療法評価を適切に実施できる．
- 末梢神経損傷の治療の目的を理解する．
- 末梢神経損傷に伴う機能障害の予防，治療が実践できる．

この講義を理解するために

　この講義では，末梢神経損傷において理学療法士が行う評価と治療方法について学びます．各神経損傷における症状はさまざまであり，それゆえ評価や治療についてより具体的に知る必要があります．本章では可能な限り，理学療法評価，運動療法の治療実技，装具療法・物理療法の解説を多く取り入れました．それにより病態の理解が深まり，実践すべき理学療法が明確になります．

　　□ 末梢神経走行の解剖を学習しておく．
　　□ 末梢神経損傷の病態を学習しておく．
　　□ 末梢神経の運動・感覚支配領域を学習しておく．
　　□ 徒手筋力検査，関節可動域検査，感覚検査，反射検査を学習しておく．

講義を終えて確認すること

　　□ 末梢神経損傷における理学療法評価の内容とその意味を理解できた．
　　□ 末梢神経損傷における理学療法評価を適切に実施できる．
　　□ 末梢神経損傷の治療の目的を理解できた．
　　□ 末梢神経損傷に伴う治療を実践できる．

1. 末梢神経損傷における理学療法評価

1）問診，視診，触診

末梢神経損傷により生じている機能障害について，疼痛やしびれなどの身体部位や程度を問診し，筋萎縮があるかどうか視診によって評価する．また，感覚障害については，触診によって簡易的な評価を行った後，詳細な評価へ移行する．そこから生じる日常生活動作障害について家屋構造を含めて問診し，目標設定に役立てることが重要である．

2）徒手筋力検査

末梢神経の切断により支配筋の筋力は0になるが，神経の部分的な断裂や一過性神経伝導障害（ニューラプラキシア）では筋力低下にとどまることがある．損傷後，または手術後の再生過程を検討するため，定期的に筋力を評価することは，治療方針の決定や，予後判定に重要である．

評価頻度の高い徒手筋力検査

a．総腓骨神経損傷

● 前脛骨筋の筋力低下（足関節背屈ならびに内がえし，**図1**）

症状としては下垂足である．この場合，深腓骨神経支配である長指伸筋や長母指伸筋，浅腓骨神経支配である長・短腓骨筋などの筋力低下も合併する．

b．尺骨神経損傷

● 第3，4虫様筋（**図2**），骨間筋の筋力低下（手指の中手指節関節屈曲，**図3**）

徒手筋力検査（manual mascle test：MMT）

ニューラプラキシア（neurapraxia）

中手指節（metacarpophalangeal：MP）関節

🖊MEMO
下垂足
腓骨神経麻痺により足関節の自動的背屈が不能の状態．

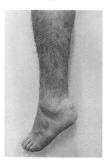

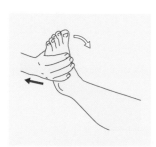

図1　前脛骨筋の評価法
L4，5，深腓骨神経支配．足を背屈，内反させ，検者は足背から抵抗を加えて，その強さをみる．

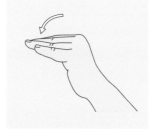

図2　虫様筋の評価法
（C7），C8，T1，正中神経・尺骨神経支配．伸展した手指を，中手指節関節で屈曲できるかどうかをみる．

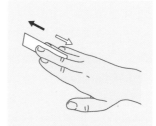

図3　掌側骨間筋の評価法
C8，T1，尺骨神経支配．患者の指のあいだに紙を挟ませ，これを引っぱる．

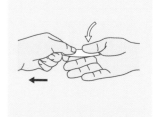

図4　母指内転筋の評価法
C8，T1，尺骨神経支配．手掌と母指のあいだで紙片を挟ませて，紙を引きぬく．このとき母指の爪は手掌面に直角になるようにする．

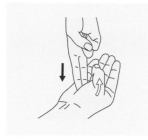

図5　母指対立筋の評価法
C8，T1，正中神経支配．母指尖を小指尖に密着させるようにする．

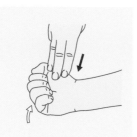

図6　橈側手根屈筋の評価法
C6，7，（8），正中神経支配．手関節を橈側に屈曲させ抵抗を加える．

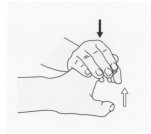

図7　総指伸筋の評価法
C7，（8），橈骨神経支配．指（示指～小指）を中手指節関節で伸展させ抵抗を加える．

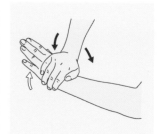

図8　手関節の背屈の評価法
C6～8．長橈側手根伸筋＋尺側手根伸筋：C6～8，橈骨神経支配．指を伸ばしたまま，手関節を検者の外力に抗して，背屈させる．

症状は鷲手（Lecture 14 の Step up 参照）である．この場合，母指内転筋（**図 4**）や尺側手根屈筋などの筋力低下も合併する．

c. 正中神経損傷

● 第 1，2 虫様筋，骨間筋の筋力低下（手指の中手指節関節屈曲）

　症状は，2 指と 3 指は鷲手様になり，猿手（Lecture 14 の Step up 参照）が生じる．この場合，母指対立筋（**図 5**）や長掌筋，橈側手根屈筋（**図 6**）などの筋力低下も合併する．

d. 橈骨神経損傷

● 指伸筋（**図 7**），長・短橈側手根伸筋（**図 8**），尺側手根伸筋の筋力低下（手関節背屈）

　症状は下垂手である．

3）関節可動域検査

　主に運動麻痺に伴う関節不動が関節周囲の軟部組織の短縮，萎縮を引き起こすため，関節可動域制限が生じる．

評価頻度の高い関節可動域検査

a. 総腓骨神経損傷

● 足関節背屈関節可動域検査

　前脛骨筋の筋力低下の結果，背屈運動が制限され底屈位（下垂足）となり，下腿三頭筋の短縮となりやすい．下腿三頭筋に関しては，二関節筋の腓腹筋は膝伸展位，単関節筋のヒラメ筋は膝屈曲位で関節可動域検査を実施し鑑別する．

b. 尺骨神経損傷

● 第 4，5 指節間関節伸展・中手指節関節屈曲，手関節掌屈関節可動域検査

　特に手指屈筋群の筋力低下により背側の長・短橈側手根伸筋の短縮につながる．

c. 正中神経損傷

● 第 2，3 指節間関節伸展・中手指節関節屈曲，手関節掌屈関節可動域検査

　手指屈筋群の筋力低下により背側の長・短橈側手根伸筋に短縮がみられることが多い．

d. 橈骨神経損傷

● 手関節背屈関節可動域検査

　手関節伸展筋群の筋力低下により，伸展運動は制限され掌屈位（下垂手）となり，手指関節屈筋群の短縮となりやすい．

4）感覚検査

　表在感覚の検査として触覚，温度覚，痛覚などを測定できる．

（1）触覚

　柔らかい毛筆を軽く接触させて検査する（**図 9**）．なでるときには，四肢では長軸方向に，体幹では肋骨に平行に，感覚障害領域から正常域へと左右同じ範囲で行う．結果は知覚鈍麻・消失・過敏として記載する．

（2）温度覚

　別々の試験管に 42℃ 前後の温湯と 10℃ 程度の冷水を入れて検査を実施する．温かいか，冷たいかを答えさせる．結果は温度覚鈍麻・消失・過敏として記載する．

（3）痛覚

　ピン車を使用して検査する（**図 10**）．痛覚鈍麻・消失の場合には，障害領域から正常領域へ転がし，痛覚過敏の場合には，正常領域から障害領域に転がして実施する．境界領域は二重支配（オーバーラップ）があるため，障害部位と健常部位との境界は必ずしも明確ではない．特に痛覚領域のオーバーラップは広く，領域中心部で評価する必要があり，逆に触覚のオーバーラップの領域は狭いことを認識しておく．結果は痛覚鈍麻・消失・過敏として記載する．

関節可動域検査（range of motion test：ROM-t）

MEMO
手術後の神経縫合部の緊張は，その神経再生を阻害するという報告がある[1]．よって，縫合した神経が伸張する方向への関節可動域運動も，術後外固定が除去される 3～4 週目から実施したほうがよいとされる．神経上膜縫合よりも神経束縫合（Lecture 14 参照）では強度的に弱く，さらなる注意が必要となる．

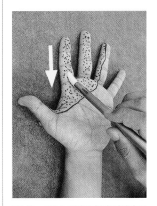

図 9　正中神経麻痺症例での触覚検査
感覚障害領域から正常域へ．

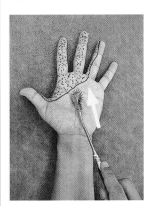

図 10　正中神経損傷例での痛覚検査
感覚正常領域から過敏領域へ．痛覚鈍麻の場合は鈍麻領域から正常方向へ．

LECTURE
15

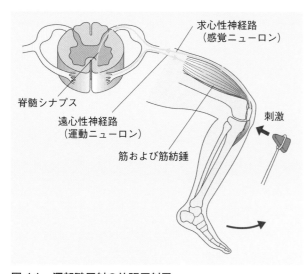

図11 深部腱反射の伸張反射弓

图中标注：
求心性神経路（感覚ニューロン）
刺激
筋および筋紡錘
遠心性神経路（運動ニューロン）
脊髄シナプス

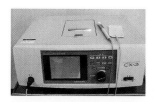

図12 クロナキシーメーター

MEMO

クロナキシーメーター
電気刺激による筋および神経の興奮能力の検査方法である。描画される曲線は、強さ-時間曲線といい、筋収縮に要する電気刺激強度（strength）と刺激の通電時間（duration）の関係を示す。これにより末梢顔面神経麻痺などの早期診断が可能となる。興奮発生に必要な最小の電流を基電流といい、その2倍の強さの電流について興奮発生までの通電時間を求めた値を時値（クロナキシー）という。クロナキシーは組織の興奮性を比較するのに用いられる。

ADL（activities of daily living；日常生活活動）

アクソノトメーシス（axonotmesis）

5）反射検査

末梢神経の障害では、深部腱反射は消失、もしくは減弱する。

深部腱反射については、そのメカニズムを理解する。膝蓋腱反射を例にした場合、膝蓋腱をハンマーで叩打すると、大腿四頭筋が伸張される。大腿四頭筋をはじめ、多くの骨格筋には筋紡錘が含まれており、叩打によってその筋紡錘も伸張され、それが刺激となって筋紡錘から求心性神経路（Ia線維）を介して脊髄シナプスに信号が伝達される。続いて脊髄シナプスから遠心性神経路（α運動ニューロン）に信号が伝達され、大腿四頭筋が収縮する（図11）。末梢神経損傷では、この刺激伝達の経路に障害が生じているので、腱反射が減弱もしくは消失する。

評価頻度の多い深部腱反射は次のとおりである。

①膝蓋腱反射（大腿神経L2～L4）：患者は仰臥位をとり、検者は患者の膝蓋部を少し持ち上げて膝関節を屈曲させる。膝蓋腱部を打つと大腿四頭筋が収縮して膝関節が伸展する脊髄反射である。

②アキレス腱反射（脛骨神経L5～S2）：患者は仰臥位になり、検査するほうの足を他側の下腿前面にのせ、検者は患者の足関節を他動的に背屈させる。アキレス腱を軽く叩打すると足が底屈する脊髄反射である。

③上腕二頭筋反射（筋皮神経C5～C6）：検者は患者の肘をつかみ、母指を患者の上腕二頭筋腱の上に置く。母指上を叩打すると、上腕二頭筋が収縮して肘関節が屈曲運動を起こす脊髄反射である。

④上腕三頭筋反射（橈骨神経C6～Th1）：検者は患者の前腕を軽くつかみ、肘関節を半屈曲位にする。肘頭のすぐ上の上腕三頭筋腱を直接叩打すると、上腕三頭筋の収縮が起こり、肘関節が伸展する脊髄反射である。

⑤腕橈骨筋反射（橈骨神経C5～C6）：検者は患者の前腕を軽くつかみ回内外中間位とし、肘関節を半屈曲位にする。橈骨下端を垂直に叩打すると腕橈骨筋の収縮が起こり、肘関節が屈曲する脊髄反射である。

6）強さ-時間曲線

強さ-時間曲線を描けば、クロナキシーの値をも含んだ検査を実施できる。筋の興奮度が低下すれば、筋を収縮させるに要する電流と時間がそれぞれ増大し、曲線は右上へと変位する（図12）。

ニューラプラキシアにおいては、筋の随意運動が完全に麻痺していても、この曲線に変化を示さないまま回復し、軸索断裂や神経断裂との鑑別に重要である。

この検査法は、被検者の随意収縮を要請する必要のある筋電図とは異なり、患者の協力がなくても脱神経現象を確認できるという利点がある。

2．末梢神経損傷における理学療法

理学療法は初診時より開始できる。その主な目的は、①関節拘縮の防止、②麻痺筋萎縮の防止、③疼痛コントロール、④ADLの改善、である。これらの項目のうち、なにを主体にアプローチするかは、障害の程度や受傷、手術からの期間によって異なる。

治療期間は、ニューラプラキシアの場合は数週間～数か月、軸索断裂（アクソノト

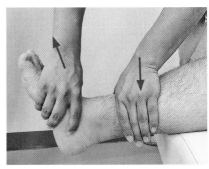
a. 足関節前方向へのストレッチ

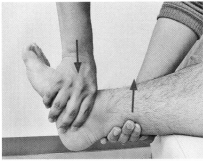
b. 足関節後方向へのストレッチ

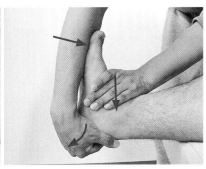
c. 腓腹筋ストレッチ

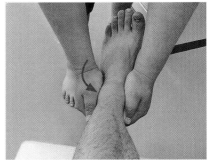
d. 遠位脛腓関節の離開

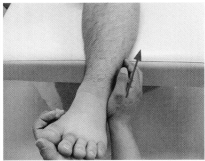
e. 腓骨を長軸方向へ誘導

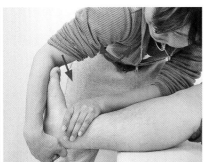
f. 悪い例

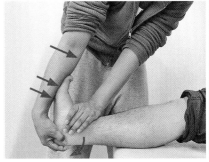
g. 良い例

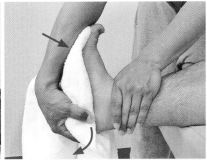
h. 腓腹筋ストレッチ（手が滑るのをタオルで防止）

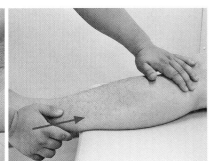
i. 腓骨頭で腓骨の動きを確認

図13　足関節背屈制限への治療手技

メーシス）の場合は数か月以上，また神経断裂（ニューロトメーシス）では数か月から数十か月の長期にわたるため，治療開始時の患者への説明が重要である．

1）末梢神経損傷により拘縮を生じる関節の主な治療

　1日数回の関節可動域運動により，関節拘縮の防止が可能である．また，末梢神経麻痺における副子，装具の使用目的は，麻痺肢の機能的良肢位の保持，麻痺部分の有用な運動を行わせながら，関節の不良肢位拘縮の予防を図る．

（1）足関節背屈制限（総腓骨神経麻痺）への治療

　足関節の背屈制限は頻度が高く，治療技術の習得は必須である．背屈方向へのストレッチの前に，足関節周囲組織に対する治療も併せて行う（**図13**）．

　足関節の可動性の改善に関し，腓骨の動きが制限されると距骨の動きも制限されることに注意する．足関節背屈時には下脛腓関節は開大し，腓骨は長軸の上方向へ回旋しながら挙上する．下脛腓関節の開大には，脛骨を固定し理学療法士の母指球を外果部にあて，前方から脛骨に沿って後内側へ押しこむように誘導する．

（2）手関節背屈制限（橈骨神経麻痺）への治療

　手関節の可動域制限の場合，手関節関節包や靱帯短縮への治療（**図14**）に加え，深指屈筋や浅指屈筋など手指屈筋群短縮に対する治療も併せて行う（**図15**）．神経縫合

ニューロトメーシス（neurotmesis）

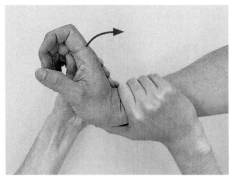 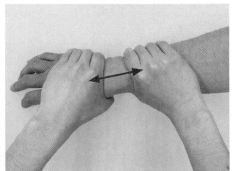

a. 手関節背屈可動域拡大   b. 手関節長軸方向へのストレッチ

図14　手関節背屈可動域拡大トレーニング

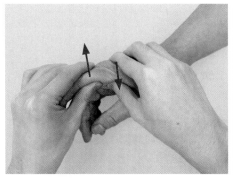 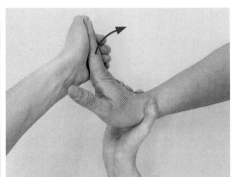

a. 中手指節関節伸展ストレッチ   b. 浅指屈筋・深指屈筋のストレッチ

図15　手指屈筋群のストレッチ

術後の場合には過剰な伸張ストレスに注意する.

　手指の屈筋には，指節間関節を屈曲する深指屈筋と浅指屈筋のほか，中手指節関節を屈曲する虫様筋や骨間筋の存在があることに注意する. 浅指屈筋は肘関節をまたぐ筋のため，より伸張するためには，同時に肘関節を伸展させるのも治療には効果的である. また個別に遠位，近位指節間関節の伸展可動域を拡大するには，浅指屈筋や深指屈筋などの手外筋短縮の影響を除くために，手関節を掌屈させ，それらの筋を弛緩させて指節間関節を伸展しやすくしてから治療する.

　手関節の背屈は，大きく橈骨手根関節と手根中央関節（近位手根骨列と遠位手根骨列とのあいだの関節）によって生じる. 背屈の参考可動域は70°であるが，橈骨手根関節では約30°しか可動しない. よって，手関節の背屈制限がある場合，手根中央関節の可動性をより改善する必要がある. 治療のためには，手根骨をすべて触診する必要がある.

（3）指節間関節伸展制限（正中・尺骨神経麻痺）への治療

　手外在筋群（浅指屈筋や深指屈筋）の影響を除くために，手関節を掌屈位にし，近・遠位指節間関節を伸展，または中手指節関節を屈曲させるように治療する（**図16**）.

▌2）神経・筋再教育

　下位運動ニューロンを障害された筋は，時間の経過とともに萎縮し，放置すると張力の発生が困難となるため，収縮刺激が必要となる.

（1）徒手的筋再教育

　徒手筋力検査で，重力に抗することができる3レベル以上になると，重錘などを利用した抗重力運動によって筋力を強化できる. そのほか，固有受容器神経筋促通手技

近位指節間関節 (proximal interphalangeal：PIP) 関節

指節間 (interphalangeal：IP) 関節

遠位指節間 (distal interphalangeal：DIP) 関節

固有受容器神経筋促通手技 (proprioceptive neuromuscular facilitation：PNF)

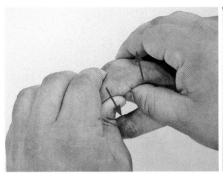

a. 中手指節関節屈曲ストレッチ

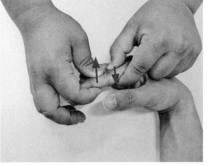

b. 近・遠位指節間関節伸展ストレッチ

図 16　中手指節関節屈曲，近・遠位指節間関節伸展ストレッチ

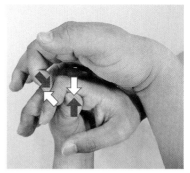

図 17　虫様筋に対する筋力増強トレーニング

赤矢印：検者の力の方向，白矢印：被検者の力の方向．

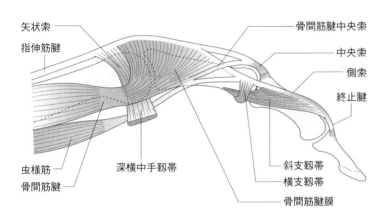

矢状索
指伸筋腱
虫様筋
骨間筋腱
深横中手靱帯
骨間筋腱中央索
中央索
側索
終止腱
斜支靱帯
横支靱帯
骨間筋腱膜

図 18　虫様筋走行図

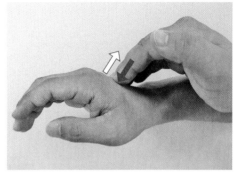

図 19　長・短橈側手根伸筋，尺側手根伸筋に対する筋力増強トレーニング

を用いて筋力を強化する方法もある．以下，固有の筋を促すための注意点を示す．

a.　虫様筋（正中・尺骨神経麻痺）

被検者に中手指節関節を屈曲，指節間・遠位指節間関節を伸展させ，中手指節関節伸展，指節間・遠位指節間関節屈曲方向へ抵抗をかける（図 17，18）．

b.　手関節背屈筋群（橈骨神経麻痺）

被検者に手関節を背屈させ，手関節掌屈方向へ抵抗をかける（図 19）．

(2) 筋電図バイオフィードバック療法

図 20 は，バイオフィードバック回路を示す．入力系は，視覚，聴覚であり，筋電図などを介したこれらの情報が大脳皮質に入力され，筋収縮が期待した標準より小さければさらに大きな随意収縮を引き起こすような指令が大脳皮質より出力される．実施する場合，集中力を維持できる静かな場所を準備し，目的とする筋腹に表面電極をセットする．筋放電による反応は，モニターに筋電図や積分筋電図として表示されたり，音に変換され音量の増減で示され，視覚・聴覚により認識を促す．

麻痺筋を促通する場合や，筋力増強の場合は，積分筋電図の一定の値（閾値）をあらかじめセットし，この閾値よりも大きくなるように指示する．また，筋放電が増大するに従い音量が大きくなる特性を利用し筋電図からの音量が増大するように促す．筋放電がまったくみられないときは，健側に電極をはり，筋放電の視覚・聴覚入力を経験してから再び患側で行う．

治療時間は 1 日 10〜60 分と文献により幅があるが，注意力の低下，麻痺筋の疲労，運動の混乱などを考慮すると 30 分程度の治療時間で行われることが多い．

LECTURE
15

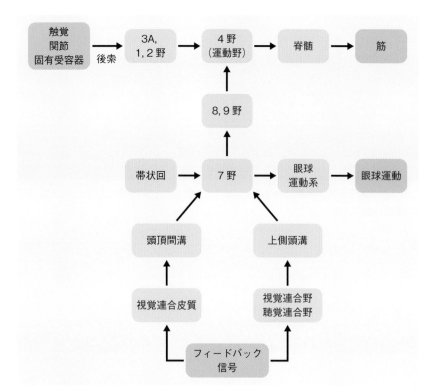

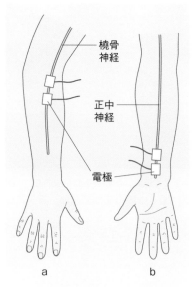

図21　上肢に対する経皮的神経電気刺激部位
a. 前腕背部の痛みへの電極の配置
b. 手部の痛みへの電極の配置

図20　視覚性もしくは聴覚性のフィードバック刺激により賦活されると考えられる神経組織
眼筋と横紋筋は，フィードバック信号が大脳において処理されることにより機能する．これに対して，皮膚感覚，関節，固有受容器からの入力は皮質のレベルで統合され，その結果として運動の変化が生じる[3]．
（嶋田智明ほか：物理療法マニュアル．医歯薬出版；1998．p.167[2]）

経皮的神経電気刺激（transcutaneous electrical nerve stimulation：TENS）

メルザック（Melzack）

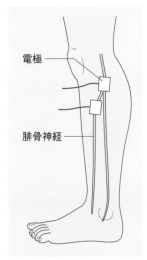

図22　下肢に対する経皮的神経電気刺激部位
足背部の痛みへの電極の配置．

3）疼痛のコントロール：経皮的神経電気刺激

　経皮的神経電気刺激は，神経性の慢性疼痛の緩徐法として試みられてきた（図21，22）．

　疼痛に対する本療法の作用機序はメルザックらの関門制御説，電気刺激による疼痛の閾値の変化，末梢血流の増加などの諸説があるが，定説はない．

　本法における刺激電極は，疼痛部分を挟むように設置する方法が一般的であるが，疼痛をきたしている神経の走行に沿って装着するか，あるいは圧痛点に固定する．手根管症候群に対しては手根管部と腋窩部，橈骨神経麻痺に対しては母指，示指の背側指間部と前腕背側の神経走行に沿って装着する．

　刺激は高周波（100～150 Hz）で40～500 μ秒波幅のものを個々の症例に合わせて調節し，治療時間は30分程度行う．

■引用文献

1) Lee WPA, et al.：Effect of early mobilization on healing of nerve repair：histologic observation in a canine model. Plast Reconstr Surg 1999；104：1718-25.
2) 嶋田智明ほか：物理療法マニュアル．医歯薬出版；1998．p.167．
3) Basmajian JV 編．平井　久監訳．臨床家のためのバイオフィードバック法．医学書院；1988．

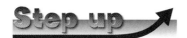

1．末梢神経損傷に対するその他の治療─装具療法

　装具は，ADLを遂行するうえで失われた機能を利用して，より容易にかつ自力で，あるいは最小限の介助で動作が行えるようにするために利用される．特に麻痺によって低下した筋力を補助したり，筋力低下に伴う関節可動域制限から生じる関節拘縮を予防するなど，末梢神経損傷患者にとってADLを補助，代償するために非常に有益なものである．一方，手根管開放術後においては，術後装具などによる長期的な固定よりも，早期からの関節可動域運動を実施したほうが，握力やピンチ力の回復を早めADLを獲得できるという過去の報告もあり，装具の選定，適応時期には注意が必要である．

1）腓骨神経麻痺に対する装具療法

　腓骨神経麻痺では，支配筋である前脛骨筋，長・短腓骨筋が麻痺を生じ下垂足となる．よって足関節の背屈が困難になるため，背屈への誘導と底屈方向を制動するための装具が必要である．これを使用することで，歩行時に足のつま先が床に擦る現象を防ぐことができる（図1）．

2）橈骨神経麻痺に対する装具療法（手関節背屈方向への補助・固定）

　橈骨神経麻痺では，支配筋である総指伸筋，長・短橈側手根伸筋，尺側手根伸筋などが麻痺を生じ下垂手となる．よって，手指の中手指節関節の伸展や手関節の背屈が困難になるため，手指伸展，手関節背屈への誘導と掌屈方向を制動するための装具が必要である．カックアップスプリントは手関節を背屈位にした機能的肢位を保つ（図2）．逆ナックルベンダーは，ゴムの弾性を利用し，中手指節関節の伸展を可能にする装具である（図3）．また，手関節を背屈誘導する装具は，動的誘導を行う板バネタイプや弾性タイプのほか，静的誘導を行う硬性タイプの手関節背屈固定装具（図4）を使用することで，下垂手による機能障害を補う．

3）正中神経麻痺に対する装具療法（中手指節関節屈曲方向への補助・固定）

　正中神経麻痺では，運動障害の結果，短母指屈筋深頭を除く母指球筋の萎縮により，母指球筋の膨隆が消失し猿手が生じる．また，母指の掌側外転や対立運動の障害，小指とのピンチ力低下，示指とのつまみにおいて母指を外旋できずきれいな円を描けないなどの障害がみられる．ナックルベンダーは，ゴムの弾性を利用し，中手指節関節の屈曲を可能にし，つまみ動作などを補助する装具である（図5）．

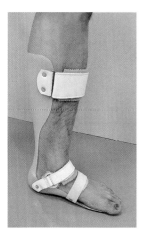

図1　足関節背屈固定装具

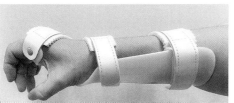

図2　カックアップスプリント

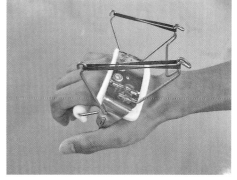

図3　逆ナックルベンダー
中手指節関節伸展を可能にする．

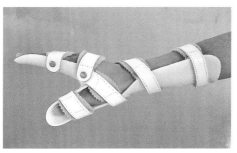

図4　手関節背屈固定装具

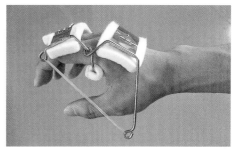

図5　ナックルベンダー
中手指節関節屈曲を可能にする．

2. 末梢神経損傷に対するその他の治療—物理療法

1) 正中神経麻痺に対する物理療法

正中神経麻痺では，支配筋である第1，2虫様筋，骨間筋，母指対立筋などの手内筋の麻痺に加えて，感覚障害が生じる．

正中神経麻痺を生じる手根管症候群では，患者の8～9割にしびれ感や感覚異常（手掌橈側と母指～環指橈側まで）が存在し，約2割に痛みが存在するほか，固有支配領域において感覚神経麻痺やしびれ，疼痛を生じる．

疼痛に対しては経皮的神経電気刺激（図6），筋力増強には中周波装置が有効であり，徒手筋力検査で1～2レベルの段階で有効である．損傷した神経そのものに対する電気刺激療法の治療効果については従来，動物実験レベルでは無効かむしろ悪影響を及ぼすという見解が先行していた．しかし，近年電気刺激強度が再考され，筋萎縮の抑制効果が得られるという報告が出てきている．

2) 橈骨神経麻痺に対するバイオフィードバック療法

徒手筋力テストで2～3レベルになると，徒手抵抗を用いることができる．また，それを補助するものとして，筋電図バイオフィードバック療法によって，代償動作を少なくし，固有の筋収縮を促すことができる（図7）．

3) 機能的電気刺激

機能的電気刺激（functional electrical stimulation：FES）は，電気刺激により発生させた筋収縮から関節運動を起こし，動作に利用させるもので，刺激・制御装置および表面あるいは皮下埋め込み式の電極から構成される．臨床応用としては脊髄損傷患者の歩行を目的としたものや，広義の意味ではペースメーカーもFESの一種といえる．

末梢神経損傷においても腕神経損傷，その他の予後不良例に対して皮下埋め込み式電極を使用したFESがある．多数の筋肉で自由度の大きい運動を遂行している四肢の動作を制御するには，各筋を選択的にしかも低電圧で刺激ができ，ほぼ常に一定の刺激効果を得ることができる埋め込み式電極が適している．埋め込み式電極に関しては，生体の組織反応や神経麻痺の危険性が従来より指摘されている．しかし，近年材質等の研究，開発が進歩してきており，このような問題はほぼ解決されてきている．

現在臨床的には把持動作運動などにおいて表面電極を用いたポータブルの刺激装置を使用し，筋力を補償し，固有感覚入力を増加させることにより運動の促通を図るシステムが多い．

4) 複合性局所疼痛症候群（CRPS）に対する物理療法

体性神経の損傷および骨・筋組織損傷，外傷後などに発症するといわれる複合性局所疼痛症候群（complex regional pain syndrome：CRPS）では，激しい自発痛のため運動療法が思うように進まない場合がある．

よって，関節可動域を拡大するには疼痛の制御が重要である．そのために，電気刺激や交代浴などの物理療法も併用して運動療法を進める必要がある

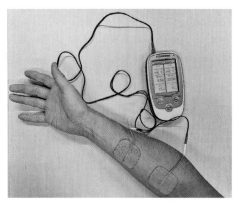
図6 手根管症候群の疼痛緩和（経皮的神経電気刺激）

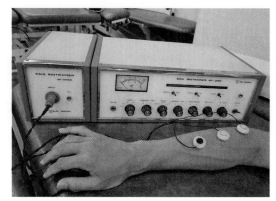
図7 筋電図バイオフィードバック

TEST 試験

到達目標

- 各 Lecture で学んだ知識について，自分自身の理解度や到達度を知る.
- 各 Lecture で学んだ要点について，試験を通じて理解する.
- 試験の結果を再検証するなかで，各 Lecture の内容や解説について再度復習する.

この試験の目的とするもの

これまでの講義では，まず疾患の病態と疾患にかかわる多くの医学的知識を学習し，治療として理学療法が何を担当しているのかを学びました．また，疾患にまつわる医学的知識を学習したのち，引き続き，それを実施できるように実習を行い，より実践的な学習を行いました．

この章は試験問題と解答から成ります．学んだ内容のなかでポイントとなることがらについて問い，末尾に簡単な解説を付記しました．

問題は，Ⅰ：国家試験と同様の5択の選択式問題，Ⅱ：かっこ内に適切な用語を書き込む穴埋め式問題，Ⅲ：記述式問題の3つの形式から成ります．

これまで学んだ内容をどこまで理解しているのか「力試し」として，挑戦してみてください．試験問題で問われていることはどれも，教える側が「ここはポイント，是非とも理解してほしい」と認識している内容です．しかし，試験内容はあくまで膨大な講義内容からの抜粋であり，キーワードを示してはいても，「運動器障害」について網羅しているわけではありません．試験後，解答と照らし合わせ，該当する本文を読み，関連内容を復習することで，系統的な理解を深めて下さい．

試験の結果はどうでしたか？

- □ 自分自身の理解度や到達度を知ることができた.
- □ 復習すべき内容がわかった.
- □ 運動器障害患者に対する理学療法の概要がわかった.
- □ 理学療法を行ううえでどのような情報が重要であるのかがわかった.

---

comment

理学療法士には，この科目だけではなく，たくさんの知識が必要とされます．運動器障害について学んだ内容は，決して運動器障害の患者を診るためだけのものではありません．すべての理学療法の対象患者に接するうえで生かすことができる知識です．運動器障害の理学療法は比較的内容を理解しやすく，ほかの理学療法の基本となる内容が数多く含まれています．これまで学習し，得られた知識を再確認してみましょう．

問題Ⅰ　選択式問題

以下の問いについて，該当するものをそれぞれ2つ選びなさい.

問題1

次の文章のうち，誤っているものはどれか.

1. 炎症を生じている時期には，温熱療法や同部位の循環を高めるような運動が適応となる.
2. C反応性蛋白（CRP）が高値の場合，炎症および組織損傷の存在が疑われる.
3. 複合性局所疼痛症候群（CRPS）は，交感神経の過剰活動に起因する慢性痛，異痛症，痛覚過敏，腫脹などを主徴とする疾患である.
4. 腫脹に対する圧痕テストでは，圧迫除去後10秒以内に皮膚が元に戻れば正常，30秒以上の持続で圧痕ありと評価する.
5. 下腿最小部および前腕最小部周径など，筋腹がない関節付近の周径を測定することで，炎症に伴う腫脹の程度を知ることができる.

問題2

次の文章のうち，正しいものはどれか.

1. らせん骨折は比較的治癒しやすいのに対し，横骨折は骨癒合を得にくく，粉砕骨折は整復が困難なことが多い.
2. 開放骨折は骨折面が開放されているため，骨折部の治療が行いやすく，容易に治癒する.
3. 播種性血管内凝固症候群（DIC）は骨折治療中の安静により，特に下肢に血栓が生じることにより発生する疾患で，死亡率が高い.
4. 骨折治療において，関節運動は自動介助運動→自動運動→他動運動（伸張運動）の順番で行うのが望ましい.
5. 高齢者の代表的な骨折には橈骨遠位端骨折，上腕骨近位端骨折，大腿骨近位部骨折，脊椎圧迫骨折があり，これらは骨粗鬆症を基盤とし，転倒が原因となっているものが多い.

問題3

変形性股関節症について正しいものはどれか.

1. 変形性股関節症では，股関節への負荷を減らすため，荷物は杖と同様に健側に持つとよい.
2. 変形性股関節症でみられる硬性墜下性跛行は，歩行中，脚短縮側の骨盤の挙上を生じる.
3. 寛骨臼回転骨切り術や棚形成術は，臼蓋の被覆率を上げることを目的に前股関節症や進行期初期に行う.
4. 変形性股関節症患者の臨床症状には，疼痛，可動域制限，跛行，関節拘縮，脚短縮，筋力低下，日常生活活動制限などがあり，特に初期からの股関節痛は，廃用症候群を惹起するため問題となる.
5. 股関節を安定させる求心性向上を目的に，股関節内転筋力の強化を行う.

問題4

関節リウマチの生活指導として正しい図はどれか.
1. コップの持ち方（**図1**）
2. 鍋の使用（**図2**）
3. やかんからの湯の注ぎ方（**図3**）
4. 荷物の持ち方（**図4**）
5. 椅子からの立ち上がり時のシートの押さえ方（**図5**）

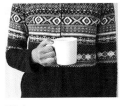
図1
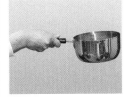
図2
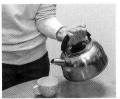
図3
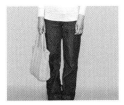
図4
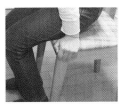
図5

問題Ⅱ　穴埋め式問題

かっこに入る適切な用語は何か答えなさい.

1) 組織修復には2つの過程があり，元の細胞・組織が増殖して欠損した組織が補充される（1.　　　　　　）と，元のものとは異なる組織によって欠損部位が埋められる（2.　　　　　　）である.

2) 炎症に対する物理的な手法にRICE処置があり，それぞれ安静（Rest）・（3.　　　　　　）・圧迫（Compression）・（4.　　　　　　）という処置を表している.

3) 骨折の固定方法は，ギプス固定のように身体の固定を行う外固定と，手術にてスクリューピンや髄内釘で固定する（5.　　　　　　），骨折部の遠位と近位を鋼線やピンで外部から固定する（6.　　　　　　）がある.

4) 肩関節脱臼後の治療において，筋力増強は脱臼方向と（7.　　　　　　）する運動に関与する筋力トレーニングが再脱臼予防になり，動作としては（8.　　　　　　）動作では再脱臼しやすい.

5) 高齢者の上腕骨近位端骨折では多くは不安定性が少ない，それは（9.　　　　　　）が保たれているためである.また骨折の分類としては（10.　　　　　　）がよく使われる.

6) 高齢者の下肢に多い骨折として大腿骨近位部骨折があり，そのうち（11.　　　　　　）骨折は骨癒合しにくく，（12.　　　　　　）骨折は血流が豊富で骨癒合しやすい.

7) 高齢者の上腕骨近位部骨折では関節可動域運動として（13.　　　　　　）より開始することが多く，目的は肩周囲の（14.　　　　　　）である.

8) 変形性関節症は，明らかな原因疾患のない（15.　　　　　　）関節症と他の基礎疾患に起因する（16.　　　　　　）関節症に分類される.

9) 変形性股関節症でよくみられる歩行に，患側の立脚期において，反対側の骨盤が下制する（17.　　　　　　）と上体を患側へ傾斜させるデュシェンヌ跛行があり，どちらも股関節（18.　　　　　　）の筋力低下により生じる.

10) 下肢の人工関節術後の合併症として静脈血栓塞栓症がある.これは下肢の静脈に血栓ができる（19.　　　　　　）と静脈に発生した血栓が遊離・移動し肺動脈を閉塞する肺血栓塞栓症を併せたもので，その予防には間欠的空気圧迫法，抗凝固薬，弾性ストッキングや弾性包帯，脱水予防以外に運動療法として（20.　　　　　　），早期離床あるいは歩行などがある.

11) 人工股関節における脱臼方向と脱臼が生じる肢位は，後方脱臼では股関節の過屈曲の単一肢位または屈曲・（21.　　　　　　）・（22.　　　　　　）の複合肢位である.

12) 関節リウマチの生命にかかわる関節症状として（23.　　　　　　）があり，その症状としてよくみられるものに（24.　　　　　　）がある.

13) 関節リウマチのADL指導で，（25.　　　　　　）への負荷は関節破壊を助長しやすく，また手指では基節骨が（26.　　　　　　）に偏位するような動作を避けたほうがよい.

14) 末梢神経損傷の臨床症状には（27.　　　　　　）と（28.　　　　　　）があり，その他に発汗異常などの自律神経機能異常がある.

15) 上肢の末梢神経麻痺では特有の手の変形を示す.橈骨神経麻痺では下垂手，正中神経麻痺では（29.　　　　　　），尺骨神経麻痺では（30.　　　　　　）となる.

問題Ⅲ　記述式問題

問いに従って答えなさい.

問題 1

炎症の5徴候をあげ，その成因について説明せよ.

問題 2

遷延治癒と偽関節の違いについて説明せよ.

問題 3

末梢神経損傷におけるセドン（Seddon）の分類について，簡単に説明せよ.

解答

I 選択式問題　　　配点：1問（完答）10点　計40点

問題1　1，4

1. 炎症が生じている時期，特にまだ腫脹が消退していないような場合には温熱療法や同部位の循環を高めるような運動は，炎症をより増悪させるために禁忌である．2. C反応性蛋白（CRP）は炎症の程度を知るうえで最もよく使われる指標で，この値が高い場合，炎症および組織損傷の存在が考えられる．3. 複合性局所疼痛症候群（CRPS）は，通常なら疼痛を起こさない程度の刺激で疼痛が生じる異痛症や，弱い刺激でも疼痛が生じる痛覚過敏など交感神経の過剰活動に起因する症状を示す．初期には炎症症状に起因する血管拡張による腫脹も示し，患者の苦痛は高度なものといえる．4. 腫脹に対する圧痕テストは，10秒間の圧迫の後，圧迫を除去し1秒以内に皮膚が戻れば正常，3秒以上の持続で圧痕ありとする．5. 炎症に伴う腫脹は血管透過性の亢進により血漿が血管外に滲出するもので，下腿最小部および前腕最小部周径など，筋腹がない関節付近の周径を測定することで，筋肥大や筋萎縮などと区別することができる．

問題2　4，5

1. 通常，らせん骨折はほかの骨折よりも骨癒合が遅い．横骨折は長管骨に横から直接外力がかかったときに生じやすいが，特に骨癒合が起こりにくいわけではない．粉砕骨折は骨片がバラバラになっているため，整復が困難なことが多い．2. 開放骨折は骨折面が開放されているため，骨折部での汚染や感染を生じやすく，治療が困難なことが多い．3. 播種性血管内凝固症候群（DIC）は，血液凝固反応が全身の血管内で無秩序に起こる症候群で，微小血栓が全身に発生するため，あらゆる場所で微小循環障害を生じる．また，逆に血液凝固因子を多く使うため出血傾向に陥ることもあり，死亡率が高い疾患である．4. 骨折治療において，関節運動は自動介助運動→自動運動→他動運動（伸張運動）の順番で行うほうが，他動運動による過剰な外力からの再骨折を予防できる．5. 高齢者の代表的な骨折である橈骨遠位端骨折，上腕骨近位端骨折，大腿骨近位部骨折，脊椎圧迫骨折は，骨粗鬆症により強度の低下した骨に対し，転倒の際に手をついたり，あるいは手が出せなくて直接大転子部を強打したりすることにより外力が加わり発生する．

問題3　3，4

1. 変形性股関節症の場合，パウエルズ（Pauwels）の原理から，荷物は患側に持つと，支点となる股関節部のより外側に荷物の重さが体重の反対のモーメントとしてはたらくため，股関節への負荷を減らすことができる．2. 変形性股関節症でみられる硬性墜下性跛行は，歩行中に脚短縮側の骨盤の下降を生じる．3. 寛骨臼回転骨切り術や棚形成術は，臼蓋の被覆率を上げることを目的に前股関節症で症状の出ているときや進行期初期に行う．4. 変形性股関節症患者の臨床症状は，疼痛が特に問題で，初期からの股関節痛は運動を抑制し，寝たきりを生じるため，廃用症候群の原因となる．そのほか，変形や筋の短縮による可動域制限，痛みや筋力低下によるデュシェンヌ（Duchenne）跛行やトレンデレンブルグ（Trendelenburg）跛行などを生じる．5. 股関節を安定させるには股関節外転筋（主として中殿筋）筋力が必要で，その収縮は骨頭を臼蓋中心に押しつける効果を生む．

問題4　3，5

関節リウマチの関節保護には，小関節への負荷を避け，大関節で受けるようにする．また，手指では尺側偏位を防止することを考えるとよい．1. 図1のコップの持ち方では尺側偏位が強制されている．2. 図2の片手鍋の片手支持は手指に強い負荷がかかるために避けたほうがよい．3. やかんで湯を注いでいる図3では，やかんの把っ手を手掌で支持しており，望ましい方法である．4. 図4の荷物の持ち方は，荷物を手指で握っており，避けるべき方法といえる．できるだけ肘関節部で持つか，ショルダーバッグなどを用いるほうがよい．5. 図5の立ち上がりの際のシートの支持は手掌面で行っており，望ましい．関節リウマチでよく見かける方法として，握りこぶしで支持していることがあるが，手指への負担が強く，避けるべきである．

Ⅱ　穴埋め式問題　　　配点：1問（完答）1点　計30点

1. 再生　　　　　　　　　　　　　　　　　　　　　Lecture 1 参照
2. 線維化　　　　　　　　　　　　　　　　　　　　Lecture 1 参照
3. 寒冷（Icing）　　　　　　　　　　　　　　　　Lecture 2 参照
4. 挙上（Elevation）　　　　　　　　　　　　　　Lecture 2 参照
5. 内固定　　　　　　　　　　　　　　　　　　　　Lecture 3 参照
6. 創外固定　　　　　　　　　　　　　　　　　　　Lecture 3 参照
7. 相反（同義のものなら他の言葉でも可）　　　　　Lecture 4 参照
8. 投球（あるいは結髪）　　　　　　　　　　　　　Lecture 4 参照
9. 骨膜　　　　　　　　　　　　　　　　　　　　　Lecture 5 参照
10. ニアの分類　　　　　　　　　　　　　　　　　Lecture 5 参照
11. 大腿骨頸部　　　　　　　　　　　　　　　　　Lecture 6 参照
12. 大腿骨転子部および転子間　　　　　　　　　　Lecture 6 参照
13. コッドマン体操　　　　　　　　　　　　　　　Lecture 7 参照
14. リラクセーション　　　　　　　　　　　　　　Lecture 7 参照
15. 一次性　　　　　　　　　　　　　　　　　　　Lecture 8 参照
16. 二次性　　　　　　　　　　　　　　　　　　　Lecture 8 参照
17. トレンデレンブルグ跛行　　　　　　　　　　　Lecture 9 参照
18. 外転筋　　　　　　　　　　　　　　　　　　　Lecture 9 参照
19. 深部静脈血栓症　　　　　　　　　　　　　　　Lecture 10 参照
20. 足関節自動運動　　　　　　　　　　　　　　　Lecture 10 参照
21. 内転（解答 22. と逆でも可）　　　　　　　　Lecture 11 参照
22. 内旋（解答 21. と逆でも可）　　　　　　　　Lecture 11 参照
23. 環軸関節亜脱臼あるいは軸椎垂直亜脱臼　　　　Lecture 12 参照
24. 頸部痛　　　　　　　　　　　　　　　　　　　Lecture 12 参照
25. 小関節　　　　　　　　　　　　　　　　　　　Lecture 13 参照
26. 尺側　　　　　　　　　　　　　　　　　　　　Lecture 13 参照
27. 運動麻痺（解答 28. と逆でも可）　　　　　　Lecture 14 参照
28. 感覚障害（解答 27. と逆でも可）　　　　　　Lecture 14 参照
29. 鷲手　　　　　　　　　　　　　　　　　　　　Lecture 14・15 参照
30. 猿手　　　　　　　　　　　　　　　　　　　　Lecture 14・15 参照

Ⅲ　記述式問題　　　配点：1問（完答）10点　計30点

問題 1

以下の内容をおおむね記載できれば正答とする.

　炎症の5徴候は発赤，腫脹，熱感，疼痛，機能障害である．発赤は，一時的な虚血に続く血管拡張因子の産生から血管が拡張し，血流が増加したことにより生じる．腫脹は，血管透過性の亢進により血漿が血管外に滲出することにより生じる．この際，白血球も同時に滲出し，異物や損傷組織を消化する役割をもつ．熱感は，血流の増加により生じる．このことにより局所の温度が上がり，化学反応である炎症が進行する．疼痛は，発痛物質の作用，腫脹に伴う関節内圧の上昇により生じ，過剰な運動が同部位に生じることを妨げる．機能障害は，腫脹や疼痛の発生に伴い生じる．

問題2

以下の内容をおおむね記載できれば正答とする.

遷延治癒は，本来なら骨癒合の起こる期間が過ぎても癒合がみられないが，癒合しようとする過程が続いている状態である．これに対して偽関節は，もともとは動くはずのない部分，つまり骨折部に異常可動性が生じ，あたかも関節のような動きを示す状態のことをいう．骨癒合は停止した状態であり，骨折端にあるはずの骨髄腔が閉鎖することから瘢痕組織化し，骨癒合ができなくなっている．

問題3

以下の内容をおおむね記載できれば正答とする.

セドン（Seddon）の分類では，末梢神経の損傷は一過性神経伝導障害（ニューラプラキシア），軸索断裂（アクソノトメーシス），神経断裂（ニューロトメーシス）の3つに分類される．ニューラプラキシアは，圧迫や牽引による神経の局所的な伝導ブロックで，軸索の連続性は保たれており，変性もない．その原因が取り除かれた場合，数週から数か月で神経障害は回復する．アクソノトメーシスは，神経に対する強い圧迫や牽引により生じる神経障害で，軸索の連続性が損なわれワーラー（Waller）変性に至る．しかしシュワン（Schwann）管は障害を受けず，神経幹の連続性も保たれている．再生神経線維はそれぞれ元の終末器官に1日1〜4 mmの速度で到達し，再生するといわれている．ニューロトメーシスは，軸索の連続性のみならず，神経幹の連続性が絶たれる状態である．この障害では自然回復が期待できないため，手術による修復が必要である．

索引

中山書店の出版物に関する情報は，小社サポートページを御覧ください．
https://www.nakayamashoten.jp/support.html

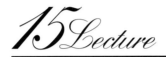　15レクチャーシリーズ

りがくりょうほう
理学療法テキスト
うんどうき しょうがいりがくりょうほうがく　　だい　　はん
運動器障害理学療法学I　第2版

2011 年 9 月 15 日　初　版第 1 刷発行
2013 年 3 月 5 日　　　　第 2 刷発行
2013 年 4 月 15 日　　　　第 3 刷発行
2014 年 2 月 20 日　　　　第 4 刷発行
2014 年 4 月 15 日　　　　第 5 刷発行
2015 年 3 月 5 日　　　　第 6 刷発行
2016 年 10 月 11 日　　　　第 7 刷発行
2018 年 6 月 5 日　　　　第 8 刷発行
2020 年 3 月 3 日　　　　第 9 刷発行
2021 年 8 月 15 日　第 2 版第 1 刷発行 ©〔検印省略〕

いしかわ　あきら
総編集 ‥‥‥‥‥‥石川　朗

かわむらひろゆき
責任編集 ‥‥‥‥‥河村廣幸

発行者 ‥‥‥‥‥‥平田　直

発行所 ‥‥‥‥‥‥株式会社 中山書店
〒 112-0006　東京都文京区小日向 4-2-6
TEL 03-3813-1100（代表）　振替 00130-5-196565
https://www.nakayamashoten.jp/

装丁 ‥‥‥‥‥‥‥‥藤岡雅史

印刷・製本 ‥‥‥‥株式会社　真興社

ISBN978-4-521-74494-0
Published by Nakayama Shoten Co., Ltd.　　　　　　　　　　　　　　　Printed in Japan
落丁・乱丁の場合はお取り替えいたします

"基礎教育"現場の要望に応える 新"教科書シリーズ"!

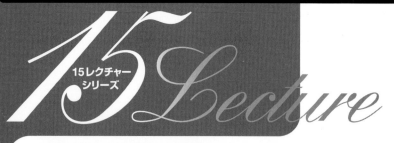

15レクチャー
シリーズ

国家試験への
合格だけでなく
臨床につながる教育を
可能にする

■ **各教科の学習目標が一目瞭然**
各教科の冒頭に「学習主題」「学習目標」「学習項目」を明記したシラバスを掲載.

■ **多くの養成校で採用されているカリキュラム**
"1レクチャー(90分)×15"にのっとった構成
効率的に質の高い講義を可能にするため1レクチャーの情報を吟味.

■ **レクチャーごとに到達目標と確認事項を明記し,**
学生のモチベーションもアップ
学生があらかじめ何を学ぶべきかが明確にわかり,講義後の復習にも効果的.

A4判/並製/2色・4色刷
各巻約170〜240頁
定価(本体 2,400〜2,600 円+税)

シリーズの構成と責任編集

理学療法テキスト　　　　　　　　総編集 石川　朗

■ 理学療法概論	◎浅香　満
■ 内部障害理学療法学　呼吸 第2版	◎玉木　彰
■ 内部障害理学療法学　循環・代謝 第2版	◎木村雅彦
■ 義肢学 第2版	◎永冨史子
■ 装具学 第2版	◎佐竹將宏
■ 運動器障害理学療法学Ⅰ 第2版	◎河村廣幸
■ 運動器障害理学療法学Ⅱ 第2版	◎河村廣幸
■ 神経障害理学療法学Ⅰ 第2版	◎大畑光司
■ 神経障害理学療法学Ⅱ 第2版	◎大畑光司
■ 理学療法評価学Ⅰ	◎森山英樹
■ 理学療法評価学Ⅱ	◎森山英樹
■ 物理療法学・実習	◎日高正巳・玉木　彰
■ 運動療法学	◎解良武士・玉木　彰
■ 理学療法管理学	◎長野　聖
■ 地域理学療法学	◎鈴木英樹
■ 予防理学療法学	◎木村雅彦
■ 小児理学療法学	◎奥田憲一・松田雅弘・三浦利彦

理学療法・作業療法テキスト　　　総編集 石川　朗・種村留美

■ 運動学 第2版	◎小島　悟
■ 臨床運動学	◎小林麻衣・小島　悟
■ 運動学実習	◎小島　悟・小林麻衣
■ ADL・実習	◎長尾　徹・長野　聖

リハビリテーションテキスト　　　総編集 石川　朗・種村留美

■ リハビリテーション統計学	◎対馬栄輝・木村雅彦
■ がんのリハビリテーション	◎立松典篤・玉木　彰

作業療法テキスト　　　　　　　　総編集 石川　朗・種村留美

■ 内部障害作業療法学　呼吸・循環・代謝	◎野田和恵
■ 高次脳機能障害・実習	◎渕　雅子・酒井　宏

中山書店　〒112-0006 東京都文京区小日向4-2-6　TEL 03-3813-1100　FAX 03-3816-1015
https://www.nakayamashoten.jp/